治虚六书

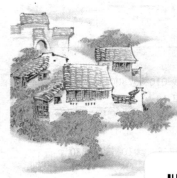

主　编　李成文　刘桂荣
副主编　马艳妮　王军山
编　委　王　振　王润春
　　　　岳　娜　战　璇

U0391658

人民卫生出版社

图书在版编目（CIP）数据

治虚六书/李成文，刘桂荣主编.—北京：人民卫生出版社，2016

ISBN 978-7-117-23677-5

Ⅰ.①治… Ⅱ.①李… ②刘… Ⅲ.①虚劳—研究
Ⅳ.①R255.5

中国版本图书馆 CIP 数据核字（2016）第 300564 号

| 人卫智网 | www.ipmph.com | 医学教育、学术、考试、健康，购书智慧智能综合服务平台 |
| 人卫官网 | www.pmph.com | 人卫官方资讯发布平台 |

治 虚 六 书

主　　编：李成文　刘桂荣
出版发行：人民卫生出版社（中继线 010-59780011）
地　　址：北京市朝阳区潘家园南里 19 号
邮　　编：100021
E - mail：pmph @ pmph. com
购书热线：010-59787592　010-59787584　010-65264830
印　　刷：三河市潮河印业有限公司
经　　销：新华书店
开　　本：850×1168　1/32　印张：14
字　　数：351 千字
版　　次：2016 年 12 月第 1 版　　2018 年 9 月第 1 版第 2 次印刷
标准书号：ISBN 978-7-117-23677-5/R·23678
定　　价：48.00 元

打击盗版举报电话：010-59787491　E-mail：WQ @ pmph. com
（凡属印装质量问题请与本社市场营销中心联系退换）

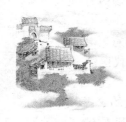

前　言

　　虚劳又称虚损，是由于禀赋薄弱、后天失养及外感内伤等多种原因引起的，以脏腑功能衰退，气血阴阳亏损，日久不复为主要病机，以五脏虚证为主要临床表现的多种慢性虚弱病证的总称。

　　虚劳是气血津液病证中涉及脏腑及表现证候最多的一种病证，临床较为常见。中医药在调理阴阳、补益气血、促进脏腑功能的恢复等方面，积累了丰富的经验。历代医籍对虚劳的论述甚多，如《黄帝内经》在《素问·通评虚实论》中所说的"精气夺则虚"可视为虚证的总纲，同时提出了虚证的分类、治疗方面的纲领；《难经·十四难》论述了"五损"的症状，并提出治疗大法；《金匮要略·血痹虚劳病脉证并治》首先提出了虚劳的病名，治疗方面突出温补脾肾，辨证论治；《诸病源候论》比较详细地论述了虚劳的多种证候及症状，提出了五劳、六极、七伤的名称及具体内容；李东垣在《脾胃论》中对虚劳的理论认识及临床治疗都有较大的发展，重视脾胃，长于甘温补中；朱丹溪重视肝肾，善用滋阴降火；张景岳对虚劳的病因、证候及论治均作了全面的归纳论述，提出了"阴中求阳，阳中求阴"的治则；李中梓强调脾、肾在虚劳论治中的重要性。此后出现了著名的著作，如《理虚元鉴》是虚劳专书，对虚劳的病因、病机、治疗、预防及护理均有较详细的论述，提出了著名的"三本二统"之说；又如《不居集》集历代治虚损之大成，而于理脾阴一法尤为所长，是研究虚劳有价值的参考书。

此外，历史上曾出现的有关虚劳病论治的重要著作，主要有元代著名医学家葛可久的《十药神书》，明代医家龚居中的《红炉点雪》，清代医家沈明宗的《虚劳内伤》、沈灵犀的《虚劳要则》、潘世良的《虚劳秘韫方解》、赵廷玉的《虚劳秘要》，近代著名医家秦伯未的《痨病指南》，以及蔡陆仙的《虚劳问答》等等。

本次主要对《慎柔五书》《理虚元鉴》《虚损启微》《内伤集要》《虚损心传》《虚劳要旨》六部论治虚劳的著作进行了点校，以期为读者提供有价值的参考书，尤其是为当今社会防治亚健康提供较好的参考文献。

《慎柔五书》乃胡慎柔所著，初刊于明崇祯九年（1636）。明末僧人，医家。法名释住想。毗陵（今江苏常州）人。博通经史儒学，因患痨病，经查了吾治愈，即随查了吾习医 10 余年，颇有所获，后由查了吾荐之于名医周慎斋继续深造，留心摘录周慎斋临证经验，归里行医，疗效较著，且好施舍，故而清贫。临终前将手札及生平著述授予石震，由石震订正刊刻，名《慎柔五书》，其内容以内科虚损类疾病为主，兼及其他杂病的证治。其学术思想，本于李东垣，宗于薛立斋。是书有论、有方、有医案，其中不乏作者的独到见解，在对虚劳证治的理法方药上提出了颇多真知灼见，对后世医家影响较大。此次点校以周学海刊本为底本，该书卷帙齐全，刻工精细，错误较少，有很高的文献价值；以中国医学大成本为参校本，以本书之通行本为他校本。

《理虚元鉴》系明代汪绮石多年治疗虚劳经验的总结，是现存第一本虚劳专著。成书年代不详，1725 年柯怀祖购得其书，1771 年校刊传世。汪绮石，明末医家，生平履贯无从考，世称绮石先生。绮石以善治虚劳病名重一时，柯怀祖认为绮石之论虚劳，犹如仲景之论伤寒，其治虚劳之成就不在仲景之下。该书以《黄帝内经》为宗，又兼采诸家之长，尤参李东垣、朱丹溪、薛立斋三家之说，融会贯通，学古而不泥古，并自创一家之言。提出了虚劳六因之说，病机归于阴虚、阳虚两大类，治疗上则强调"三本二统"，兼顾他脏，体现了五脏一体观，以"调"为补是绮石治虚的主导思想。在虚劳病证治领域有较高的学术价值和临床指导意义。本次点校以清乾隆三十六年辛卯（1771）柯怀祖原刻本为底本，以清道光十七年丁酉（1837）柯怀祖重刻本为参校本，以本书之通行本为他校本。

《虚损启微》为清代洪炜撰，为诊治虚损病证的专著，成书于乾隆二十六年辛巳（1761）。洪炜，字缉庵，又字霞城。清季浙江余姚人。因罹瘵疾，遂弃举业，潜心医学，自救以救人。不数年，深得奥赜，于虚劳一证颇具心得。其生平已难详考。其学术思想渊源，一则祖述《黄帝内经》，一则博采诸家之长，尤斟酌于仲景辨证、丹溪养阴、介宾阴阳滋补之间，而神会其中微旨，并搓揉于临床实践。诚若《虚损启微·自序》言："启微之论，发古人之所未发，而其方则仍采诸古，古即不宜于今，斟酌之，增减之，神而明之。"其对虚损辨证详细，用方用药准确，加减变化灵活，力创一家之言，可供临床参考。本次点校以曹炳章先生的《中国医学大成》本为校本，以旁校、本校为主，理校为辅。

《内伤集要》属清代蔡贻绩所著，是一部颇具临床价值的治疗虚劳的专著。本书亦称《虚损失血集要》，成书于1822年。蔡贻绩，字乃庵，攸县人。天姿英敏，慎思博学。初业儒，至壮岁仍不售。以自幼多病，几濒危殆，幸赖名医陈学周多方调理，均获安痊，并力劝习医，传授脉法。遂自补弟子员后，杜意功名，弃儒攻医，精研经旨，博采众方。本书作者认为"病有所因，证随病现，脉必符证，治当如法，此为医家之要"。行医阅50余年，活人无算，从游者众。本书主要学术特点是"创立方法，不外补之以味，调之以甘，惟以培元、养阴为务"。本次点校以清道光二年壬午（1822）翰墨园刻本为底本，以1999年湖南科学技术出版社出版的《湖湘名医典籍精华》中《内伤集要》为校本，个别地方涉及的相关文献为参校本。

《虚劳心传》由何炫（嗣宗）撰写，清光绪十四年（1888）《槐庐丛书》行素草堂出版发行。何炫，字令昭，号自宗，一作嗣宗，江苏奉贤县人。世医出身，为何氏医学第十九世传人。何氏世医源远流长，自南宋迄今，绵延840余年，在中医学史上，独此一家，实属罕见。何炫自幼聪慧善悟，青年时笃学岐黄，师古不泥，颇多新见。医术不凡，全活甚众，名扬于苏、浙、皖等地，"道高望重，四方宗仰"。何炫学验俱丰，著述颇多，尤其对虚劳病论述甚详，卓有发挥；《虚劳心传》便是其学术思想和临证经验的结晶。病因上重视内伤；病机上注重阴虚内热，特别重视肾阴亏虚，相火旺盛；治法上强调补肾阴；遣药方面习用纯甘之味和血肉有情之品峻补真阴。其对虚劳标本传变具有较深的认识，提出了治疗虚劳三要，剖析了治劳七误之由等。其立方遣药，自出机杼，实为临床辨治虚劳之准绳。本次点校以《槐庐丛书》行素草堂版为底本，以民国二十五年（1936）上海大东书局《中国医学大成》本（简称"大成本"）和手抄本（未见年号）作校本。

《虚劳要旨》系民国时期著名中医学家张生甫所著，约1916年成书，1917年刊行。张生甫，字行，又字国华，慈城东郊（今慈溪市）人，著名中医学家。何廉臣称张生甫"本通变之宏才，著《达变》之医学"，与盐山张锡纯、兰溪张山雷"鼎足而成三达"，当时誉之为"海内三张"，足见先生学验可传。早年习儒，由儒通医，尤精虚损之调治，特别重视养生调摄。本书上溯《灵》《素》，下采各家，以五劳、七伤为纲，以虚劳各症为目，并参己见，提出"虚劳，为内伤之重症，以甘温为正治，并须重卫生，静守调养，不然，虽卢扁亦难奏效"，分别从五脏、七情、脉法及临床众多常见疾病等方面论述虚劳证治，举甘温为虚劳正治，推心脾肾为治疗大端，兼以变通。系统论述了虚劳范畴的 27 种病证的辨治，对当时多见的肺痨、淋浊、眩晕等各种虚损病证阐述其病因、脉症，并备载治法、方药。本次点校以 1917 年宁波均和印刷公司代印的线装排印本张仁寿堂藏本为底本，天津科学技术出版社 2009 年出版的《张生甫医书合集》之《虚劳要旨》为校本。

编　者

2016 年 6 月

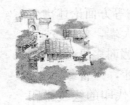

凡 例

本次点校整理，遵循以下原则：

1. 原书所引前人方剂，凡剂量、炮制法、服用法有出入处不作更动，以保持原貌。

2. 点校以对校、本校为主，他校为辅，慎用理校。

3. 凡底本文字不误，一律不改动原文；校本虽有异文但不碍文意者，不出校记。

4. 凡底本与校本有异，而文义均通者，则悉仍底本，不出校记；若校本义长者，则保留原文，出注说明。

5. 凡底本中的古字，后世仍通行者不改不校，后世已不通行者，参照异体字处理。

6. 底本未载之个别字、词、句，无关宏旨者，均不补入，以保持该书的原貌。生僻难明之词语、典故，出注说明其出处。

7. 将原本的繁体字、避讳字、异体字等均改作中国大陆通行的规范汉字；书中"藏（音 zàng）""府"，表示脏腑之义者，一律改为"脏""腑"，不出校记；"黏"与"粘"字的处理原则为，在发"nián"音时一律用"黏"字，不出校记；作为表示器具的"磁"一律改为"瓷"，不出校记；假借字、古今字、同义字，或底本特殊用字，则视情分别处理。

8. 底本中个别目录与正文不一致者，据具体情况作了补正。

9. 凡底本有脱、讹、衍、倒之处，均出注说明。

10. 书中药物名与今行之名用字不同者（如"山查"作"山楂""别甲"作"鳖甲"等），今径改作通用名。书中药物名与今行之名不同者（如"猩绛"作"茜草"等），均出校记。

11. 因版式变更，原书中"右""左"方向性词，一律改为"上""下"，不出校记。

由于校注者水平有限，疏漏纰缪之处在所难免，敬请同道指正。

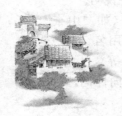

总　目

慎柔五书

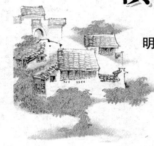

明　胡慎柔　撰

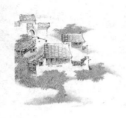

内 容 提 要

　　《慎柔五书》系明末毗陵人胡慎柔所著，初刊于明崇祯九年（1636）。全书五卷，卷一师训，述录查了吾先生遗论及周慎斋先生学术源流；卷二医劳历例，多为临证体会和经验之谈；卷三、卷四分论虚损和痨瘵证治；卷五为慎柔治验病案。其内容以内科虚损类疾病为主，兼及其他杂病证治。胡慎柔的学术思想，宗于李东垣，承于薛立斋。是书有论、有方、有医案，其中不乏作者的独到见解，指出凡治诸症，皆以保护脾胃为主；对虚劳证治提出了颇多真知灼见，可为老人虚人调养指南，对后世医家影响较大。本书具有较高的临床价值，适合广大中医临床工作者和爱好者阅读。

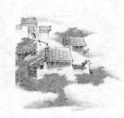

顾　序

　　士生于叔叶[1]，不能希志轩冕[2]，又不能遂邱樊[3]，其或隐身以利物，混俗以宏道，往往以技显于时。史家列方伎，日者[4]、仓公并传；刘歆较[5]中秘书[6]，占候[7]医方并载《七略》。一则定犹豫于几微[8]，一则救艰危于呼吸[9]。学医乎？学卜乎？吾学医矣。予自壬午逮乙酉间，连岁作客，几罹兵革者数矣。乃退而悬壶市上，予岂妄诞哉？

　　吾友石氏瑞章为之依表也，然予之知瑞章，繇[10]于先知有胡氏慎柔，以医隐于僧，物故[11]者十年矣。予交之在二十年之前，先是吾师熊鱼山先生夫人，得奇恙，随宦游，遍叩青

---

　　〔1〕叔叶：即叔世，此指末世将乱的年代。
　　〔2〕轩冕：指官位爵禄。
　　〔3〕邱樊：邱，邱濬，字仲深、琼山，号深庵、玉峰，别号海山老人，明代人，官至礼部尚书、文渊阁大学士。樊，樊逊，字孝谦，北齐文学家。
　　〔4〕日者：古时以占候卜筮为业的人，也叫天官。
　　〔5〕较：通“校”。考校。
　　〔6〕中秘书：宫廷藏书。
　　〔7〕占候：古代星占家视天象变化以附会人事，预言吉凶。
　　〔8〕几微：细微；细小。
　　〔9〕呼吸：一息之间；俄顷。
　　〔10〕繇（yóu 油）：通“由”。
　　〔11〕物故：亡故；去世。

囊，终无济者。予推毂[1]慎柔，竟以六剂奏效，再数剂全瘳。自是予与慎柔同客于先生松陵治所者一年，既得朝夕领绪益，又尽收其枕匣之秘，得抄本盈尺。辛未年，予北游太学，携之簏[2]中，会[3]鱼山先生以黄门[4]罢归，思慎柔不可得见，欲尽索其书。

　　予不敢私，而紫编丹笈，自吴入燕者，又自燕入楚矣。寻[5]又遭寇獗猖，先生挈家迁播，闻其书已久没兵火中，乃慎柔即有另本，亦已星散[6]不可问。比年来，予以瑞章友善，每与促席研究医旨，兼诸家之长，深望洋之叹，青过前人，元成奥帙，然终于不忘所自，思慎柔不少辍，而虚怯一门，尤推独步，遂出其遗书，即予向所授受者也，予为庆幸及感慨者久之，瑞章遂谋之枣梨，盖传其学、传其人。

　　起膏肓于未形，驱府俞之沉患，瑞章之业广矣，瑞章之庆长矣。瑞章齿[7]少于予，其学窥渊海，宿儒不能也。刀圭入口，僵者立苏，所在户外层满，所着述甚博，丽名诸生，身故在隐显之间，予则灰心，将以越人老矣，惟瑞章有以导予。

夐尹顾元交书

<hr>

　　[1]推毂（gǔ 古）：推动车轮轴使车前进，此处比喻荐举人才。毂：车轮的中心部分，有圆孔，可以插轴。
　　[2]簏（lù 路）：用竹子、柳条或藤条编成的盛物器，形状不一。
　　[3]会：恰巧；适逢。
　　[4]黄门：官署名，黄门侍郎的简称。
　　[5]寻：不久；旋即。
　　[6]星散：四散。
　　[7]齿：指年龄。

后 跋

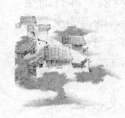

　　程瘦樵每以旧医书饷予，前岁得睹王太仆《元和纪用经》及白飞霞《韩氏医通》，既抄录而珍袭之矣，今夏复以《慎柔五书》示予。予观其书，凡治诸症，皆以保护脾胃为主，渊源本于东垣，而化裁宗诸薛氏，其于虚劳之症，截然两分，治法不混，更发前人所未发，洵为医家可宝之书也。手为抄录，不惮烦暑，亦以见老年嗜好云尔！

乾隆丙午秋七月后学王陈梁识

时年六十有五

慎柔师小传

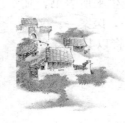

　　师毗陵[1]人，胡姓，本儒家子，生而敏慧，稚年寄育僧舍，长寻剃发，法名住想，字慎柔。性喜读书，凡一切宗乘，以及儒书经、史、子诸编，无不究览。心血耗疲，得瘵疾几不起。时查了吾先生寓医荆溪，师往求治，岁余获瘥。了吾先生泾县人，为太平周慎斋先生高座。师颖悟沉静，了吾先生深器之，欲授以己学，师繇是执贽，事先生十余年。

　　先生惧其学识过己，乃令往从慎斋先生，与薛理还偕行。理还亦毗陵人。予于己卯春，曾识荆[2]于嘉水，时年已逾七十。因出了吾生平所验案及禁方赠予，予自此益尽窥了吾之学。慎斋先生名满海内，从游弟子日众，师随侍，每得其口授语，辄笔之。先生初无著述，今有语录数种行世，多师所诠次也。

　　师自是归里，治病辄应，履日盈户外，然性好施，虽日入不下数金，而贫如昔。岁庚午，吴江宰熊鱼山先生夫人，抱奇恙六七年矣。延师至，以六剂奏效，一时荐绅士大夫，咸服其神明，因往来吴、会间，里居之日少。岁壬申，予时习岐黄家十余年，雅慕师，每相过从，谈论辄达曙忘倦，师每忾生平所学，嗣者寥寥，言之惋然。然窃谓师貌古神暗，当得永年。亡

---

[1] 毗陵：即今常州。
[2] 识荆：初次见面或结识。

何[1]，丙子仲夏，忽示疾，以手札招予，授生平所著书，凡虚损一，痨瘵一，所札记师训一，治病历例一，医案一。又数日竟脱然去，年六十五。距今又十年矣！予将以其书寿之于梓，因为之传。

石震撰

———

[1]亡何：无何，犹言无可奈何。

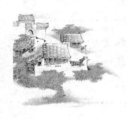

目　录

师训

师训者，查了吾先生麈头之言[1]，而慎柔述之者也。刻《慎柔五书》，而先之以师训者，志所自也。应酬驳剧，随感随发，非著撰也。晨昏风雨，随闻随述，非笺疏[2]也。故其言多直率而不文，其词章多琐屑而无脊，然正如道家之丹源，禅家之宗旨，得其单词片语，即可该贯万理，今又错综原文，依类连举，稍加序秩，无伦次而有伦次，庶几学者，便于观览焉。是编出，不但慎柔祖述了吾之言在是，而慎斋先生之源流，亦可窥豹一斑矣。

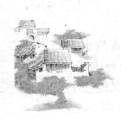

卷 一

师训第一

夫地黄丸，为肾家之主剂。盖肾水枯，则肝木不荣；木不荣，则枯木生心火（周学海注：五行字面，乃医家循例之词，读者当随文而各求其义。此所谓肾水即津液也，肝木即血汁也，心火即亢燥之热气也。津不濡血而血滞且干矣。血不涵气而气亢愈悍矣。故曰：枯木生心火）。故用熟地以滋肾，用泽

---

〔1〕麈（zhǔ 主）头之言：指师长的高谈雅论。麈：古书上指鹿一类的动物，尾巴可以做拂尘。
〔2〕笺疏：笺注。

泻以去肾家之邪，则地黄成滋肾之功。肾所恶者土也，脾家有湿热，则能克肾水，故用山药补脾，用茯苓以去脾家之湿，则山药成补脾之功。木枯则耗水，以山茱萸敛火以润肝；火炽亦能涸水，以丹皮泻心火而补心。心足则火不妄起，且下降与肾交，而补肾之功愈成矣。此即《难经》东方实，西方虚，泻南方，补北方之义；又《素问》亢害承制之道也。

凡两手俱数，大便燥者，八物汤。洪大有力，地黄汤；无力，大补汤。脾燥加山药；脉弦，加芍药；右关浮无力，加丁香；沉无力，加干姜。

内伤，寸脉大于尺脉，此阳盛脉也，宜用保元汤加归、芍引下，则大脉去，而阳气亦内收矣，此从阳引至阴分之法（周学海注：用意甚是，而药不合，芪升胃阳，归升肝阳，非能降也。凡引下法有三：有直用清肃，有从下滋填，有从下温补，更有宣其上而大气自降者，各因其病本也）。

内伤，右尺弦弱，不宜用寒凉，以命门火虚故也。

右关缓有力，缓则为湿，又寸尺弱者，用补中汤加赤茯、苡仁。盖补中补寸弱，赤茯、苡仁行中焦湿，又能使中焦之气下行，而尺脉自和。

右关缓无力，用参苓白术散加黄芪，以补上而益下。凡在右，以四君子汤加减。欲上，用黄芪；欲下，赤苓、苡仁。在左，以四物汤调理。若左寸洪有力，加木通、黄连、赤苓之类。盖木通泻小肠火，小肠为心之府，黄连泻心，赤苓者，赤入丙丁也。

左关浮，用羌活、防风。左关沉有力，用山栀、柴胡、知、柏之类。左尺有力，加柏以泻其有余。盖左有泻而无补，右有补而无泻，则命门火重矣（周学海注：此谬语也。左右俱有水火，太过俱宜泻，不及俱宜补。即如本文左尺有力，加柏以泻有余，何尝不是泻火？倘右尺太过，岂可复补之？）。

凡内伤发热、口干，乃下焦虚寒，火不归元，阳气在上故耳。须温下焦，使阳气下降，则口干自愈（周学海注：此即所谓从下温补也，是下焦虚寒，格阳于上。所以然者，下焦之气不续升，气无所接引，不得顺降，久结于上，化为燥火）。

凡内伤，火在上，水在下，故发咳嗽而喘，此皆滋阴降火所致也。初用桂制白芍、吴茱萸少许，及甘草、人参、五味、半夏、破故纸[1]、杜仲。一温则火下行，水上升。如或作泻，则阳下行，而胃中所积宿食水谷行动矣（周学海注：因滋阴降火而发咳喘，乃阳为阴抑，水上火下之咎也。用辛温拨其阴而伸其阳，生气勃发，而败气败津举无所容矣，故或汗或泻也。内郁热甚者，略佐清降，恐郁火之发太骤为患也，曾屡见之）。

凡虚损，肺脉大，气喘，下部脉弦细弱微，此皆阳上越而不降，内寒外热，上热下寒之症，用人参一钱，桂制白芍一钱，干姜三分，半夏一钱，五味子十五粒，甘草生炙二分。使温中内收，阳气降下（周学海注：虚损气喘，有气痹，有气越。气痹有清湿外侵，有卫阳内陷；气越有内寒格热，有阴虚阳泛。阳陷寸脉短弱，而邪侵反弦紧；阳泛寸脉浮散，而格热反洪实，以纯虚与夹实之故。纯虚可任补敛，夹实有温宣、温降诸法，未可专任补敛，其吉凶全视尺脉有根、无根、相称、不相称以决之。何者？纯虚肺气弱，夹实肺气困，补敛固以振弱，亦以增困，上焦气闭，三焦大气举为其所吸摄，不得运转顺降，所谓宗气反聚也。气化不通，升降不续，喘逼反甚，故治法须有以开为敛、以降为补之妙用）。

凡久病服寒凉克伐过多，以致三阳气衰，致痰凝气滞，以调元之剂治之。阳气一动，则少阳先升，少阳欲先出，前有太

---

〔1〕破故纸：补骨脂之别名。又名故脂、胡韭子、婆固脂、补骨鸱、黑故子、胡故子、吉固子、川故子、破故子、固子、固脂、破固脂、故纸、反古纸、破故芷、破胡纸、婆固纸、破故脂等。

阳，后有阳明，遏截不能伸，少阳之气至太阳，太阳与之并则寒，与阳明并则热，遂成寒热疟状，非真疟也。其太阳气达，遂有伤风之状，鼻塞、恶风寒之症见矣。阳明气达，则有作泻之症。此时正当调脾补元，分头施治，则旧病尽脱矣（周学海注：此条开人神智不少）。

凡服寒凉克伐之过，遂成血凝气滞，用温补之剂，其瘀决行，脉气渐和，须预言将来或有凝血少许。此乃通经，气壮而血行也（周学海注：此可悟叶天士久病通络之义）。

凡脉细数，肾虚；弦数，肝虚；短数，肺虚。此为病重之脉，有胃气则生，无胃气则死。散数则为心虚。诸数之中，尚有舒徐和缓之意者，是云有胃气也（周学海注：来高去深，旋转不躁，是为舒缓）。

凡虚损脉数十数至，尚不细短，按之有一条者，可服独参汤一二两，然后调理（周学海注：此脉率因下寒格阳不能归窟，宜附子加龟板以招安之）。

凡脾脉细弦而涩，则中气虚寒，宜温。直用温药则火起，须益智温之，更用山药以养脾，则益智之温，退居下焦，补命门，火生土，遂成连珠之补，而火不起矣（周学海注：直用温药则火起，血虚不能涵之也。宜介类，如龟板、鳖甲、牡蛎之属同用，非益智所能为功。能任益智者，其阴虚犹未甚）。

虚损大便燥者，用杏仁、枳壳、苏梗，则能去宿粪。

尝诊一人，脉右关浮大，乃阳气浮上，症当中寒，果然肚疼作泻，宜用建中汤，收阳入内，而中温矣。

凡持斋人，所食之物渗淡，所食之油皆属火。渗淡泻阳，阳虚则火起。此东垣云，持斋之人多胃虚（周学海注：渗淡泻阳四字极是。故风湿在表、寒湿在里者，均不可率利小便也。阳虚火起，亦有理而欠发明。盖火性宣发，遂其宣发之性，即不见火矣，故《内经》五脏苦欲补泻之义最宜讲究）。

凡久病，用补脾、补命门之药，皆燥剂，须用当归身以润肝，恐燥能起肝火故也（周学海注：主意极是，而以当归为能润肝燥，贻误非浅，其辛温正起肝火也。血分虚寒宜之，虚燥者复与燥剂同用，必致头眩、肋胀，不若鳖甲、牡蛎，介类潜阳而又清灵不腻）。

一痰症，曾有人病痴，寸脉不起，脚冷，关脉沉洪，此阳气为痰所闭，宜升、宜降、宜开。用紫苏、陈皮、半夏、赤芍、赤苓、枳壳、干葛、石菖蒲、远志、人参之类。其病欲言而讷，但手指冷（周学海注："冷"字疑误，或是"物"字，或是"空"字。此心系、脑络、脊髓之间有瘀痹之脉，阻其神机不能灵转也。属血，加桃仁、丹参；属痰，加如下方）。此乃痰闭阳气之病，治宜归脾汤去枣仁、圆眼、黄芪，加石菖蒲、远志、半夏，一补一开一行，后用全料归脾汤，久自愈。

病人久虚，内有宿积旧痰，用参、术补之，久乃吐出臭痰，或绿色痰，当不治。盖积之久，而脾胃虚极不运，故郁臭耳（周学海注：此症有因蛮补而然者，或可治，或不治，须别视见证决之）。

一人常梦遗，诊其脉，关中有动脉如大豆圆，此痰凝中焦，幸梦遗，免鼓症（周学海注：梦遗之道甚多，而总归于心肝二气之下陷。但有下虚而陷者，有脾虚而陷者，有心肝自虚而陷者，有外感遏制肺与膀胱之气而陷者，有痰涎遏制脾胃之气而陷者，各以其脉与兼证别之。关动如豆，胃有死血也。曾见梦泄人，舌心如钱大光滑无苔，即同此诊）。且寸尺俱不起，补中加茯苓、半夏、石菖蒲，亦一升一降之道也。

一人久悲郁，先前五、六月倦甚，寻得痴症，只以手空指。人问为何？曰：我欲言而不能也（周学海注：欲言属心，不能属脑，脑络有痹而然）。诊其脉，二尺微而不起，二关洪缓，此阳郁而不能升不能降也。用二陈汤加人参，以开痰助脾，益以升、柴助阳，石菖蒲、远志、赤茯苓以利湿、降痰、降火，四剂即安，后服丸剂而愈。

吐血症，初六脉俱洪数，须用茯苓补心汤。盖白茯苓能守五脏真气，能泄肾中伏火，能泻脾湿以健脾。二三剂后，数脉稍退，尚洪，以地黄丸纳气；洪稍减，至弱，以四君子加减，补脾生肺，肺生水之义。如或见血，加丹皮、熟地。右关有火，加山药；左关有火，加山茱萸；左关左尺有火，加茯苓、泽泻、熟地。

一人吐血后，右关、尺洪，大便燥，口干，用白芍、甘草、人参、苏梗、归身各五分，枳壳五分，杏仁四粒，黄柏二分。二剂，下即润，诸症即退。

凡欲止吐血，须炒黑干姜、五味子二物。以干姜性温，且血见黑即止；五味子味酸，能收逆气。

一人头面俱痛，服寒凉药多，其脾胃脉细涩，左尺亦涩，左寸、关洪，此下焦寒而火邪逆上之故也。用羌活五分，酒炒防风五分，酒连一分，酒芩三分，白茯苓一钱，人参二钱，甘草五分，半夏一钱，破故纸一钱，枸杞子一钱。二服，脉即粗而不细，而头痛亦除。

治梅核气，用四七汤加人参一钱、干姜三分、细辛二分、桂芍一钱、半夏一钱，此皆下气散痰、温中升阳之剂。非细辛之升阳，上焦无阳，则痰气焉能得动（周学海注：此证因忧郁而成者，因禀赋不足、伤于房室与劳倦而成者，十居八九，与痰何涉？即以为痰，亦是燥痰，未可用辛燥也。此非喉中多一物，乃其处无血温养，木而不仁，遂如有别物附之。由于任脉血虚不周于上，督脉气虚不交于前，气血两脱于上也。下焦燥盛者，龟、鹿大剂急施，久服或可挽回，兼溏泄者万无生理）。

凡瘰疬[1]病，须用金银藤叶煎汤药。如肺虚，加保元、五味子；心脾虚，归脾汤。六脉俱有火而虚，八珍；脾肺虚，补中；肾脉洪大，地黄汤。

---

[1] 瘰疬：瘰疬的别称。

　　凡病久呕，用补脾下气之药，其中须用当归钱许，以润下枯。盖气在上，久而不下，下无津液，故用润之。然脾胃虚而呕者，又忌当归（周学海注：肝热与中焦湿热为患者并忌之）。

　　五月火月，六月湿月，火旺则生湿，二者相并，肺金受克，则热伤气，而痿倦之疾作矣，故设清暑益气之法。黄芪助肺，人参助元气，甘草泻心火，则元气复而肺气清；湿热盛而胃气不清，故加苍术；湿热在中而饮食不化，故加陈皮、青皮以开胸膈，加神曲以助消饮食；小便赤涩，加泽泻以去下焦之湿；口渴，加葛根以解肌热，又能接胃家津液上润；胃家湿热盛，则肾水受克，加黄柏以救肾水；湿热盛，则阳道遏而身热，加升麻以升阳，又走表以益阳；而门冬清心，五味敛肺，恐湿热伤肺故耳。

　　五苓散为四、五、六月时令之药（周学海注：五苓散非可常服之药，今人畏发散而喜利小便，其祸甚大。盖人之病，从毛窍来者十九，即从呼吸入者，亦借发散之功以鼓动阳气，俾得吐故纳新。若利小便，必病从下而上、及饮酒饮水得之者可耳！过用即伤膀胱元气，三焦下陷，不可复元矣，曾屡见之）。盖湿热盛，则三焦气不清，上咳、中满、下泻等症作矣。猪苓清上焦，茯苓清中焦，泽泻清下焦，恐湿热盛而不化，故用白术以健脾。然阳气不到，则湿不去，譬如日所不照处，地不易干，用官桂之辛升至表，引表之阳气入里，里得阳气，而湿即行矣。此方可升、可降、可吐。欲吐，先煎前散冷服，次饮热汤一碗，即吐；欲利小便，温饮；欲发汗，热饮。

　　时至初秋，阳气下坠，因夏初之湿热，尚在胸中，而有痞满不宽之症，须用不换金正气散以去湿，湿去则金清，金清则降下之令复，譬如主人久不在家，家中秽污所塞，须扫除秽污以俟主人回之意。

　　截疟方，用白术五钱，当归三钱，陈皮二钱，雄丁香五枚，乌梅三枚，母丁香四枚。水一大碗，浸露一宿，五更，去渣取汁温服。盖凡久疟则内伤，五脏俱虚，内起火，发热，火所畏者水也，以水浸药，略温服之，则火见水而火退矣，火退则诸药皆能成功。白术补脾，当归润肝，陈皮消痰，丁香温胃，乌梅敛肺润下，其病痊矣。露一宿以收清阳之气，五更服者，子一阳生，至寅三阳足矣（周学海注：久疟可用，初疟再加散邪之药）。

凡右关浮缓，此阳气在上，中已虚寒，主肚疼之疾，秋来主有疟痢。盖内已虚寒，受邪已深，至秋，阳气下降入腹，而正气已旺，宿邪不能容，故发此二疾。邪轻则疟，重则痢，皆正旺而邪退故也。

疟疾，二尺细，此下焦寒也，温下则疟可以去矣。不然，亦成胀。

凡豁大脉，久病按下尚浑浑一条，此阴阳未漓〔1〕，犹可治之。若下无一条，开在两边，此阴阳已离，法不可治。此脉常主作泻，盖豁大阳虚不能固下，而阴与阳不相合，故下不禁而作泻也（周学海注：卧病日久，不宜此脉，若带病作劳，身燥、气促而脉散者，未可径汗之）。

凡久病人，脉大小、洪细、沉浮、弦滑，或寸浮尺沉，或尺浮寸沉，但有病脉，反属可知。如久病浮中沉俱和缓，体倦者决死，且看其面色光润，此精神皆发于面，决难疗矣（周学海注：此条论死脉极验，"体倦"二字着眼，此时大率神清音朗而长卧不能反侧也）。

凡肝脉细，余脉和缓，周慎斋用补中汤加枸杞即愈，以枸杞补肝故也。

凡寸脉大，阳邪胜，则病者乱而言神；阴脉〔2〕胜，则病者乱而言鬼。病重药宜轻宜少，只以固中剂三四味，渐渐取效

---

〔1〕漓：疑是"离"字之误。
〔2〕脉：疑应作"邪"。

（周学海注：只言阳邪阴邪未晰，气在血上多言神，亢吉散凶；血在气上多言鬼，郁吉陷凶。亢、郁可治，散、陷脱也）。

大抵吐极难医，泻极难医。

凡久病，左尺浮大，宜补肺气，须保元加白芍、白茯苓之类，盖金能生水之义。

大抵病在上，宜求之下；在下，宜求之上。

凡用药，有用味留气者，须热饮为妙。倘有畏服热药者，以水洒药面上，即气收在内，是留气也。

凡四时之令，皆有寒热温凉，有及时来者，谓之正令。譬如春宜温而反寒，谓之不及；春宜温而先热，谓之太过。宜温而寒，用香苏散解之。如当春得正令，夏初反复嶛峭[1]，其春初之令未除也，犹宜香苏散解之。倘春遇极温，即为太过，则口渴、舌燥之症见矣。第发热而不恶寒者，谓之温病。此温令之过，治有温病条说具。四时各有时令之病，各有时令之药，咸以此类推之。

若夏时四、五、六月正当夏令，而寒凛凛犹春初之意，香苏犹不免耳。若当时小便赤、口渴等症见，此时令症也，宜五苓、清暑益气、十味香薷之类治之。若当时不热，至秋七、八月天气暑热，人患前症，仍以前汤治之。是治其不及之症，而调其不及之候也。

譬如春天正令，三月温和，偶或风寒大作，即有感冒伤风寒之症。若五、六月正令大热，偶或大雨，遍地尘热之气，为寒雨逼入人家，即为受暑之症，宜清暑益气汤解之。

凡诊老人及病人，六脉俱和缓而浮，二三年间当有大病或死，何也？脉浮则无根，乃阳气发外而内尽阴火也（周学海注：阳衰于外，阴竭于内，即洪缓而按之无一条者也，最忌喘

---

〔1〕嶛（liáo 辽）峭：犹料峭，形容微寒（多指春寒）。嶛：高峻之义。

促、泻利与彻夜不眠、饮食日减、四肢无力等证）。急用保元或建中服之，则阳气收于内，即反见虚脉，或弦或涩，此真脉也，宜照脉用保元助脾之剂，脉气待和，病亦寻愈，寿有不可知者（周学海注：此条说得好，尝见老人冬月体倦、少食、畏寒、右寸短、左关陷、两尺缓长或左尺微陷，立春加病，春分死，未有能延至立夏者，金败水枯，木无所生也，两尺缓长，所谓缓临水官也）。

大凡内伤症，下俱虚寒。

凡病，肺脉浮大，即喘，用温脾敛肺之药，敛不下则成胀，既敛下，肺脉犹大则成疟。若遍身发疮，浮大无妨矣。右关浮大则肚疼，建中敛之，敛不下则成痢，皆内伤之症。

历例题辞

语云：百闻不如一见。固有著书盈栋而见之施行，则胶瑟罔效。宋义谭[1]兵，非不娓娓，而一用辄蹶[2]，曾不如一小卒之久于行间者，迹所睹闻，恒为七书韬略所未经道，此无他，其所阅历然耳。慎柔之学，既深入慎斋、了吾两先生之室，则于虚劳两症，宜为专家，所谓得诀回来，千书万轴，数言可了，更为躬行体验，要语无多，发前人之未发，开后人之津梁，慎柔固有功于今古哉！故为列虚劳历例，次于师训云。

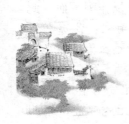

卷　二

医劳历例第二

尝治虚损，脉缓五六至，但咳嗽、发热，无恶寒、喉痛、喉梗等症，以为可治。服保元、四君之类十余剂，咳嗽略可，热亦微退。至二十剂外，咳嗽反甚，热又如故，而身反不能展侧，两足渐无力，至不能行而足蜷，此何也？缘下焦肾气衰惫，而百骸间无津液涵溉，且阳气不能四达，脾肺之气不能下输（周学海注：数语实括尽虚损机关，但保元、四君、八味、

---

〔1〕谭：同"谈"。
〔2〕蹶：跌倒。比喻失败或受挫折。

补中，断难治此大症，偶有治愈者，必其血分犹未甚虚甚痹也）。故足无力而蜷，虽药有效，病虽暂减，终不治也。

尝治虚损，六脉俱数，有神和缓，虽数至十余至，不妨可治，初用四君加黄芪、五味子，十数剂后，数脉渐减，仍带和缓意，可治之。若退出，细如丝，尚数，决不可治。又有退出如丝而不数，此犹有胃气，无肚疼作泻（周学海注：肚疼为血死，作泻为气脱）。而饮食如常，亦可保元、参、术调理，二三年愈。然所云服药后数脉渐减，和缓有神为可治者，亦须三月见功，年半方全愈。又须看年力之衰壮，及精神脾胃之强弱也。若服药后，脉虽和缓，而腿足渐无力，如前所述，且痰嗽不止，脉虽缓，治之无益焉。然或如前症，足虽无力，而热已退，嗽减，饮食如平人，此脾气尚强，犹可迁延岁月。又有如前症，六脉俱和缓，服前剂，热退而脉渐弦，反作泻下血，此平时经络留血，为火热煎熬而成者也（周学海注：此凉药遏血，伏阳灼而败之，即仲景《平脉篇》热气所过血为痈脓义）。脉下半月或十日五日自愈。下血时，能饮食，不死；不能饮食，精神倦怠，死可立待。其用药，健脾保元气为主。腹痛、脉弦，理中汤；恶心、饮食少，六君子汤。无此二症，用四君、保元治之。盖下血者，邪气从下窍而出也；又有变作伤风状者，邪气从上窍而出也，宜温肺助脾之药，亦得半月而愈。又有六脉俱和缓，数八九至，服前剂，先右三脉退去二三至，左脉尚数不退，是右表先退，左里未退也。至数脉尽退，病将痊愈，左脉犹比右脉多一至，足见表退而里未和耳。《难知》云：伤寒以左为表，右为里；杂病以右为表，左为里。信然。（周学海注：看元气之存亡在左，看邪气之轻重在右，百不爽一）。

慎斋师尝云：凡病求汗不出者，不治。虚损，六脉俱数，服滋阴降火之品，不及四五十剂者，犹可治之。如服至数十剂及百剂者，真元耗尽，虽脉大洪缓，中已无神，因用补剂即退去，洪缓变为细数，即渐痿困不起而毙矣。戴人：年少不妄服药，易治。正此谓也。又或服寒凉未多，用保元、四君加生姜一二钱，一二十剂。求汗不出，而洪缓之脉不退，亦属难救，或虽无汗，而洪缓渐减，病亦渐去，且能饮食，则无妨矣。如此脉，大抵秋冬易治，春夏难疗也。

凡虚损，三四月，脉虽数，尚和缓，六七至。若逢春夏火令，津液枯槁，肾水正行死绝之乡，肺绝脾燥，无有不死者。若秋冬，火令已退，金水正旺，脉虽数，可治也。然使病者，骨立、喉哑、喉痛、寒热、脉细数、肚疼作泻，亦不治。如前症求治，初用补剂，病当反重，何也？病已延至三四月，服药已多，其不效者，必过用寒凉，病者五脏愈虚，邪火愈炽，初用补剂，或数帖，或一二十帖，邪火一退，反觉头眩、恶心、骨疼、脚酸、神气昏懒、不思饮食（周学海注：亦有宣肺疏肝、健脾滋肾反见火大者，初为凉剂遏其真阳下伏，接用振阳安阴法即愈，以根气尚稳也）。倘脉不细数，而带和缓，急用保元、四君大剂连服之，便安寝半日或一日，睡觉即精神顿爽。再一剂，再寝，饮食渐增，则可治矣。倘脉细如丝，肚饱昏愦，即属难治。

凡虚损病久，脉虽和缓，未可决其必疗。盖久病之人，元气虚弱，脉气和缓者，假气也（周学海注：真气涣散，不能鼓动而怠缓也）。过七、八月，间服补剂，病得渐减，此生机也。或延至十一月，一阳初动，阳气渐升，内气空虚，无以助升发之机，则变憎寒壮热（周学海注：久病忽见寒热如新感者，乃生死关头也。得微汗而体轻气旺，为阳气振；或微汗，或不汗热退而体重气弱，为阳气脱；或肢困不能反侧，或胸痹饮食日减，是皆奇经已败之绝证）。服补药十余帖，寒热渐退，犹可延挨[1]，调理至二三月不变，得生矣，否则不治。缘春木

---

〔1〕挨：拖延。

旺，脾肺久病气衰，不能敌时令矣。

尝医新病，或痢或杂病，初时有邪，脉浮数。用按脉病药数剂，数脉即退，病亦向安。再数剂，即倦，脉反觉浮数，此时不可谓尚有邪也。盖邪退而神气初转，故浮，只宜保元汤养元气。浮数之脉，得微汗而退，此乃阳气升，元神足，而邪自退之法也。倘不识此，仍以祛邪之药治之。精神日损，肌肉日消，久之变为虚劳矣。

凡病遇时节则变换不定，或又加者。盖遇时节，则天地之气或升或降，而人身之气亦应之，病者精气尚充，犹能与时令相应。若元气久虚之人，无以助升降之气，上升则头眩、呕哕，下降则足热、身寒，反为气候所牵，而身不能为主矣（周学海注：病随节气而动者，气败也；随月之盈亏而动者，血败也。故重病朔望有加即不治。本文是专指升降太过，更有当升不得升，当降不得降，身气与天地参差者，其实亦只一般机括）。

脾胃病，十分虚，死于初春，亦有望春而死者；八分虚，死于孟春；五六分虚，死仲春。及医之不得其当者，虽原无死道，而业已医坏，至季春不能挨矣，清明前后二三日，尤为不爽。

肺肾病，起于春。十分虚，死于初夏，亦有望夏而死者；八分虚，死于仲夏；六分虚，死于季夏。

凡久病，服药后六脉俱和，偶一日诊之，或细加数，或虚弱，或变怪异常，即当细问起居之故，或有一晚不睡而变者，或因劳碌恼怒，或感冒风寒，各随其感而治之。治之而脉终不和，此为难治。一晚不睡或劳伤者，则用补中助元；伤饮食，则用盐汤探吐，后以二陈加减消食之品佐之。若房劳者，脉虽变而病不变者，犹可以平日调补治之。倘病与脉俱变，调之不和，决难救矣。秋冬尚可冀幸，春夏万不可为。若伤暑者，宜少撤帷闭，以治暑法治之。若冒风寒，以温肺加风药散之，一二剂即和，乃可；若不转，亦不治。大抵易于秋冬，而难于春夏，亦观人脾胃元气而消息之，不可轻忽，妄许人以易治。

尝治一产后妇人，素有劳症，一年前，以八物汤愈，然连连绵绵，未为全去。次年得产，正癸亥，属戊癸化火之年，天气炎甚，时医虽用人参，仍以山楂能解参毒间之，致寒热作泻。余诊之，脉数九至，尚不短，用保元加干姜、熟附一分，四剂，数脉退减。再清晨诊之，按下浮缓，但去著骨，指下细弦如丝，数脉如故（周学海注：此又以浮缓中有一条为败脉矣，可知前卷一条之说，只是脉中之脊，非别一条也，神理全不同）。予曰：不可为矣。彼恳求不已，用桂制白芍五分，炙草五分，参、芪各五分，作建中汤之意，服至八剂，数脉退，几六至。又四剂，几五至。彼以为愈矣，遂止药，此四、五、六月后，脉转弦细而殁，此案有裨前论，故附之。

（周学海注：凡诊虚损，无不留心生死关头者。然生死在脉，死之迟速在证，其中颇有难决者。以脉言之，一则两寸短弱，两尺软长，起伏如一，极似无病，而两旁边际萧条，与肌肉不相入也；二则右寸短弱，左关沉陷，右尺细长，左尺软长，极似有根也；三则午前脉和似无病，午后硬大似病重，而其证无甚增减也。以证言之，一则体重不能反侧，或两肋支满，或起动汗出而神清音朗也；二则胸痹似结，痰不能出，饮食日减，而亦有不减也；三则忽发寒热如新感，旋即热退，更加体倦气弱，语声拖曳也。至于脉之细数芤散革牢，先数忽缓，先硬忽软，先细忽大；证之喑哑哕噫，更无不知其逆者，欲以此决其死之何日何时，终难灼见。曾诊两人，一壮年冬月寒伤于足，以麻黄发其上，气逆足胕〔1〕，稍动即喘，不能饮食，正月诸症稍减。诊之，脉久不来，来如雀啄，仅在皮毛，五七啄后，即盘旋于皮毛之上而不能去，去又如弦之绝，从中分断，不能返入，两手并诊，又彼此相避，来去不齐，此元气已断，危在旦夕。因饮食步履未改，决在立夏，

〔1〕胕（fú扶）：水肿。

竟延夏至何也？一老年平日气弱音低，忽增胸痹、体倦、行步乏力，饮食日减，夜不成眠，脉来雀啄，参伍不调，模糊无力，但不盘旋，不中断，不两手相避，其歇在已去之后，而不能来耳。亦无寒热，时方冬月，用温补大剂，保肾安肝，兼行痰血，并于饮食加意调摄。脉旋转正，犹虑肾涸木枯，及春生发之令，难免摧折。乃至次年冬月，脉又结代，复以法调之，至今四年安健，此又何也？元气退而药食进之，其势必有相及者，特其机微而难喻耳。究竟死期迟速，总不外脏气、天时、五行互克，即不十全，不失八九。《内经》曰：别于阳者，知病处也；别于阴者，知死生之期。阳脉知病，阴脉知死，阴阳之脉，岂可不别乎?）

虚损门题辞

"虚劳"两字，世皆优侗[1]言之，不知证有不同，治有相反。予幼年初闻慎柔之教，辄云损病自上而下，劳病自下而上；损病传至脾至肾者不治，劳病传至脾至肺者不治。以劳法治损，多转泄泻；以损法治劳，必致喘促。于此之泾渭不明，而懵焉以怯病该之，其能免于南辕北辙之相左乎？丹溪立相火之旨，惟以四物滋阴，阴阳久为晦塞。《内经》益火壮水，分别之理，岂好为多事哉？嘉隆[2]间，薛立斋先生出而医学于丹溪，方得一变；慎斋先生嗣出，而医学乃得再变。至我慎柔，乃为集先贤之法，及授受之源流，以虚损劳瘵，截然分为两门，而金箆[3]家始煌[4]然再添一炬矣。夫近代《原气论》一书，以先后天分阴阳，即以先后天立治法。余窃谓先天固有损者，非后天损之，无以致病。后天既损之矣，而先天又何能无损？治先天者，治后天耳。岂能舍后天而治先天，愈玄愈奥，总缘作者非真实生平得手，说玄说奥何益也。简而备，明而确，其在此编乎？

---

〔1〕优（lǒng垄）侗：同"笼统"。
〔2〕嘉隆：指明代嘉靖、隆庆。
〔3〕金箆：即"金镙（鎞）"，古代治眼病的工具。此指医生。
〔4〕煌：光明；光亮。

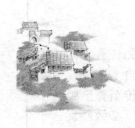

卷 三

虚损第三

脉法

《脉经》曰：脉来软者为虚，缓者为虚，微者为虚，弱者为虚，弦者为虚，细而微者血气俱虚，小者血气俱少。

仲景《要略》曰：脉芤者血虚，沉而迟者脱气。又曰：血虚脉大，如葱管。又曰：脉大而芤者脱血。

慎斋先生云：浮大脉，见于右尺，为假火。假火按内伤施治。

凡损病脉数，为胃气不足。若转缓弱，即胃家生发之兆矣。左脉微细不起，右尺带数或浮大，调治非二三年不愈也。

紧数之脉，表里俱虚。紧为寒伤卫，数为血不足。脉紧则肺气不足，不能卫皮毛而畏风寒；脉数则阴虚火动。脉紧犹有胃气，脉数则无胃气（周学海注：以脉紧为有胃气，真见到之言，然亦须审有无伏阳在内，若紧而孤即凶）。

内伤作泻，而肺脉豁大者，难治。

病久而脉弦者，转疟方愈；脉缓者，转痢方愈。盖久病得气血活动，故转病也。脉数不得汗，即生肿毒方愈。

两尺无脉，是浊阴在上，痰凝气闭，肺不下降，金不能生

28

水，而成痰厥（周学海注：此吾所谓吸摄也，肺气上闭，如王启玄云：虚管溉满，捻上倒悬，而其下滴水不能漏）。经曰：上部有脉，下部无脉，其人当吐。吐则浊痰涌出，上部疏通，肺气下降于肾，少阴上升于巅，而有生发之机矣。

仲景云：阳脉涩，阴脉弦，当腹中急痛。尺为阴，寸为阳。阴脉弦，水挟木势而侮土也。阳脉涩者，涩为气有余，是气分有伏火也。火郁在上，水盛在下，故腹急痛。

寸口脉微，尺脉紧，其人虚损多汗，此阳弱也。卫气弱，名曰㦦[1]；荣气弱，名曰卑。㦦卑相搏，名曰损。

寸口脉微而涩，微者卫气衰，涩者荣气不足，卫气衰则面色黄，荣气衰则面色青。荣为根，卫为叶，枝叶枯槁，而寒栗咳逆，唾腥、吐涎沫也。

跌阳脉浮而芤，浮者卫气衰，芤者荣气伤，其身体瘦，肌肉甲错，浮芤相搏，宗气衰微，四属断绝。

寸口脉微而缓，微者卫气疏，疏则其肤空；缓者胃实，实则谷消而水化也。谷入于卫，脉道乃行；水入于经，其血乃成。荣盛则其肤必疏，三焦绝经，名曰血崩。

跌阳脉微而紧，紧为寒，微为虚，微紧相搏，则为短气（周学海注：以上数条所称微脉，皆谓起伏短小，非形细亦非力弱也。故主卫气）。

少阴脉弱而涩，弱者微烦，涩者厥逆。

跌阳脉不出，脾不上下，身冷肤硬。

少阴脉不至，肾气微，少精血，奔气促迫，上入胸膈，宗气反聚，血结心下，阳气退下，热归阴股，与阴相动，令身不仁，此为尸厥，当刺期门、巨阙。

脉见短数，则无胃气，细数、紧数，俱非吉兆。

洪大，按之下者，虚损之脉（周学海注："下"下似当有

---

[1] 㦦（dié 碟）：恐惧，害怕；惊恐的样子。

"空"字)。

凡虚损之脉,命门火旺,肾水不足,心火克金,木燥土干,五火交炽,若用知、柏之品滋阴降火,是犹干锅红烈之中,倾一杯之水,反激火怒,立地[1]碎裂矣。若脉带缓,是胃气未绝,犹可调理,用四君加山药,引入脾经,单补脾阴,再随所兼之症治之。土能生金,金能生水,水生火自降矣。

虚损,肺脉豁大者,须防作泻。

江篁南云:得之好内[2]者,其脉尢而驶[3],真阴损,热内生也。缓而弱者,重伤于苦寒剂也。

汪石山云:凡见数脉,难治;病久脉数,尤非所宜。脉或浮涩而驶,或沉弱而缓者,脉之不常,虚之故也。虚损,转潮热、泄泻、脉短数者,不治。

损脉致病次序

扁鹊曰:损脉之为病若何?一损损于皮毛,皮聚而毛落;二损损于血脉,血虚不能荣于脏腑;三损损于肌肉,肌肉消瘦,饮食不能为肌肤;四损损于筋,筋缓不能自收持;五损损于骨,骨痿不能起于床。反此者,至脉为病也。从上下者,骨痿不能起于床者死;从下上者,皮聚而毛落者死。

损脉损症

扁鹊曰:一呼二至,一呼一至,名曰损。人虽能行,独未著床,血气皆不足矣。再呼一至,再吸一至,名曰无魂,无魂者当死。人虽能行,名曰行尸。

治损法

扁鹊曰:治损之法若何?损其肺者益其气,损其心者调其

---

〔1〕立地:立刻;即时。
〔2〕好内:贪恋妻妾姬侍。指房事过度。
〔3〕驶:(车马等)飞快地跑。泛指迅速。

荣卫，损其脾者调其饮食、适其寒温，损其肝者缓其中，损其肾者益其精气。

五脏逆传致病诀

汪石山云：余治一人，年二十余，病咳嗽、呕血、盗汗，或肠鸣作泄，午后发热。诊其脉，细数无伦次。语之曰：《难经》云：七传者，逆经传也。初因肾水涸竭，是肾病矣。肾邪传之于心，故发热而夜重；心邪传之于肺，故咳嗽而汗泄；肺邪传之于肝，故胁痛而气壅；肝邪传之于脾，故肠鸣而作泄；脾邪复传之于肾，而肾不能再受邪矣。今病兼此数者，死不出旬日之外，果期而殁。所云邪者因自病之极，不能自安而侵凌于上也（周学海注：随笔承制生化论；自虚为人所乘其势顺，自病而反能乘人其势逆，即此义）。

虚损死证

经曰：肉脱热甚者死，嗽而加汗者死，嗽而下泄、上喘者死，嗽而左不得眠者肝胀，嗽而右不得眠者肺胀，俱为死症（周学海注：当云：胀在胁上近腋属肺，胁下近腰属肝。上下俱胀，气血俱痹）。

《灵枢》云：皮寒热，不可附席，毛发焦，鼻槁，腊〔1〕不得汗，取三阳之络，以补手太阳。肌寒热者，肌肉毛发焦，而唇槁，腊不得汗，取三阳于下，以去其血者，补足太阴，以出其汗。骨寒热者，病无所安，汗注不休，齿未槁，取其少阴于阴股之络；齿已槁，死不治，厥亦然。

刘河间曰：虚损之疾，寒热因虚而感也。感寒则损阳，阳虚则阴盛，损自上而下，治之宜以辛甘淡，过于胃则不可治也；感热则损阴，阴虚则阳盛，故损自下而上，治之宜以苦酸

---

〔1〕腊（xī西）：皮肤皲裂。

咸，过于脾则不可治也。自上而下者，繇肺而心而胃；自下而上者，繇肾而肝而脾。论曰：心肺损而色敝[1]，肾肝损而形痿。谷不能化而脾损，渐渍[2]之深，皆为虚劳。

寒热论

汪石山论寒热互发者，盖气少不能运行，而滞于血分，故发热；血少不能流利，而滞于气分，故发寒。仲景云：阳入于阴则热，阴入于阳则寒，是也。寒则战栗鼓颔者，阴邪入于阳分也；热则咳痰不已者，阳邪入于阴分也。此则阴阳两虚，故相交并而然也。

慎斋云：伤寒寒热往来，系邪在半表半里；内伤寒热，系气血两虚。气虚则发热，血虚则发寒。

凡肌表发热，皆邪阳胜，正阳虚也。用黄芪、附子，所以助阳。盖阳气既虚，黄芪性缓，不能到表，须得附子雄壮之气，引芪直走于表，助之成功也。

五脏致伤

《灵枢》云：神伤于思虑，则肉脱；意伤于忧愁，则肢废；魂伤于悲哀，则筋挛；魄伤于喜乐，则皮槁；志伤于盛怒，则腰脊难以俯仰也。

虚损致病之由

褚先生《精血篇》云：男子精未通，而御女以通其精，则五体有不满之处，异日有难状之疾。阴已痿，而思色以降其精，则精不出而内败，小便道涩而为淋；精已耗而复竭之，则大小便道牵痛，愈疼则愈欲小便，愈便则愈疼。又云：女人天

[1] 敝：败坏；衰败。
[2] 渍：浸。

32

癸既至，逾十年无男子合，则不调；未逾十年，思男子合，亦不调。不调则旧血不出，新血误行，或溃而入骨，或变而之肿，或虽合而难子。合男子多，则沥枯虚人；乳产众，则血枯杀人。观其精血，思过半矣。

立斋先生云：夫月水之为物，乃手太阳、手少阴二经主之。此二经相为表里，上为乳汁，下为月水，为经络之余气。苟外无六淫所侵，内无七情所伤，脾胃之气壮，则冲任之气盛，故月水适时而至。然有面色萎黄，四肢消瘦，发热口干，月水过期且少。乃阴血不足，非有余瘀闭之证，宜以滋血气之剂徐培之，使经气盛，水自依时而下。

又云：凡放出宫人，及少年孀妇，年逾三十，两胯作痛，而肤不肿，色不变，或大小便作痛如淋，登厕尤痛，此瘀血渍入隧道为患，乃男女失合之证也（周学海注：若渍入肠胃，即为血臌。经云：腹裹大，脓血在肠胃之外，小便涩而奇痛，不可作水利之）。

丹溪云：肾主闭藏，肝主疏泄。二脏俱有相火，而其系上属于心，心为君火，为物所感则易动。心动则相火翕然而随，虽不交合，其精暗耗矣。

亢则害承乃制论

慎斋先生云：在上益下谓之济，以下犯上谓之亢。水火济制，则无病而多寿。譬若火生亢拒，则金气受伤，而金之子为水，水能克火，子报母仇，而火反受其制矣。盖造化之常，生则必克，克则必生，不能以无亢，亦不能以无制焉耳。故又曰：制则生化。所以有病久自愈者，亦亢而自制，剥生复〔1〕也。苟亢而不能自制，则汤液、针石、导引之法以为之助。譬

---

〔1〕剥生复：剥复，《周易》二卦名。坤下艮上为剥，表示阴盛阳衰。震下坤上为复，表示阴极而阳复。剥生复，即剥尽复来，物极必反。

如水固能制火，而肾水本涸之人，岂能以涓滴救其燎原哉?! 明乎此理，而补泻运用之妙，自超越于寻常之外矣。又云：人之一身，生死系乎脾胃。凡伤寒、杂病一七后，只当于脾胃求之，始免杀人之咎。东垣云：补肾不若补脾，此之谓也。然调理脾胃之法，须明五行化气制克之理，譬如木乃水生，独水不能生木，水为木之母，克水者土，则土为木之父，水土相兼，则少阳木生，此河洛生成之义也。若脾土衰耗之人，金失所养，水枯火炽，木且成灰矣。

河洛生成之图

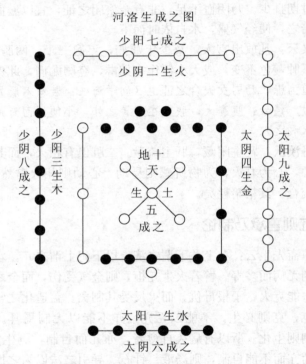

凡补泻法，泻其有余，因不足者泻之；补其不足，因有余者补之。譬如木盛，因于肺亏，当泻南方以制肝，使火无相克，则肺自清。金衰因于火盛，火盛则水亏，当补脾以养金，则水自长。盖土常不足，最无有余。气血贵于中和，偏胜者乃邪伤也。泻其有余，是泻邪也；补其不足，是补正也。气有余者，非气也，火也。初因气不足，渐化为火，烧烁真阴，为害滋大。人之一身，以血为主，血以气为先（周学海注：二语似平淡而超卓千古，前人重气不重血，西人知血不知气。人之百骸五脏，由血长养，而气所以运化夫血以遂其长养也。悟此乃能养生，乃能制病）。当补血中之气，四物加肉桂；补气中之血，保元汤加减。治病不可忘血，亦不可忘气。忘血则四肢不能用，忘气则体无管摄。平和之药，气血疏畅，宜多不宜少；寒热之药，不过却病，宜少不宜多，多则大伤脾胃。虚中有实，正虚生实邪；实中有虚，实邪由虚致。实以泻为补，虚以补为泻。言不能尽，学者研究之可也。东垣《脾胃论·盛衰用药禁论》，岂可不熟读乎？

虚损误药之辨

凡得劳心、嗜欲、七情、饮食、纵酒、饥饱过度，此内伤也。初不自觉，久则成患，以致身热、头痛、恶寒，或因微热，脱换衣服，腠理不密，易感风寒，症类伤寒，实非伤寒。医不明此，骤用麻黄、紫苏、荆芥大发其汗，热未退，仍以寒凉泻火之剂，下陷清气，浊气转升，故食下腹满，又大下之，故中愈不足，以致汗多亡阳，下多亡阴，阴阳耗散，死不旋踵，实医杀之耳！

伤寒发表，汗透而愈。内伤寒热，间作不齐，发热而微汗至颈或脐而还（周学海注：脐字误。仲景：剂颈而还。剂，际也。谓汗仅在头，齐颈而下无汗也）。口不知味，似疟非疟，或兼泄泻，医与诸伤寒药，不愈。如是者，名曰内伤。杂病多端，汗而又热，热而又汗，亦头痛发热，或自语烦躁，不思饮食，遍身骨痛者，用补中益气加羌活；或泄泻而热不退，此阳虚也，补中加附子；头痛甚，加蔓荆子、川芎；或无汗而热不退，亦补中；或咳嗽痰中带红，亦补中。此病里虚不足，反用汗下清利，死可待矣。内伤病中，有泄泻、呕吐、腹胀疼痛、咳嗽、清涕，四君加和中散，无有不效。

元气藏于肾中，静则为水，动则化而为火。肾者肝之母也，元气足则肝子足以承乎心。心为主，神明出焉，元气不足，心神失养，相火抗拒，脾土受亏，金衰木旺，诸脏皆病矣。惟胃气不绝，用药力以培之，庶可冀幸万一。生脉散用参、芪或保元之类是也。但见潮热，宜补中。火炽，宜发，用升阳散火汤。虚而不泻，宜血分中补气，保元加滋阴。若泻发困热，宜气分中补血，保元、四君加芍药。泻则加松花。如自汗，乃阳气虚，加附子。内似火烁，胸中嘈痛，白术一钱，黄连一分，陈皮二分，神曲为丸细小。临卧时嚼碎，津咽下三十丸，三日愈，则止。久泻伤肾，用保元兼四神丸。或腹胀，和中散并补中。脉见平和，而病不愈，乃药力未至，不可改换。倘不愈，又脉见细数、紧数，皆邪脉变异，更兼呕吐，不祥之兆也。又口失滋味，不思饮食，不可误作胃绝，是内有虚火，当滋生元气，不可以燥剂动火。盖总以脾胃为主，脾胃四季皆扰，常自不足，伤寒言阳明有余，因火邪郁于胃中，故泻胃中之火耳。

虚损由于内伤证，与外感相似。外感头疼、发热、恶寒，其脉浮紧有力，宜汗解而愈，从表入里，脉洪大，大便燥，宜和解通利之。内伤亦头痛、发热、恶寒，其脉紧数无力，宜补中加羌、防。元气一足，邪气自散，羌活领太阳经而出，前证俱退矣；不效，再一剂，自然见汗，乃愈。庸医不知此理，仍用发表，汗至颈而还，一旦发似疟，作疟治之，又似痢，作痢治之，更加发热，庸医无措手处矣。伤寒脉洪大有力，内伤豁大，似洪而无力，亦大便结燥，仍用清凉汗下解散之法，大伤脾胃，则肺已亏矣。咳嗽吐痰，或吐红痰，又作阴虚火动治之。脾土一损，杂病多端，潮热似痢似疟，且脾虚不能统血，而吐血之症成矣。若因火盛，脾阴不足，血枯之症，亦不可用滋阴剂，当用救阴之法。阴从阳生，阳从阴长之义。人参、白术、莲子、五味、甘草、白茯苓之类是也。恶心，加干姜；不思饮食，加砂仁；胸中气滞，加陈皮；泄泻，去陈皮；汗多，加白术、黄芪；恶寒，加肉桂；吐红，去桂。若泄泻而诸药不愈，胃虚而难受药者，陈腊肉骨灰、陈米锅焦，共三分，炒松花一分，米糊丸，人参看轻重虚实用之，煎汤送下六七十丸。此法活人多矣。

虚损秘诀

虚损之起，或久遇劳碌，损伤阳气，遂发热，渐至咳嗽，或伤风失治，或治之不当，亦成此症，或伤寒汗下失宜，久之遂成寒热之症，或饥饿伤脾，饱食伤胃，治之不妥，亦成此症。是皆阳气虚弱，倒入于内，便化而为火，而发热也。须用保元或四君加黄芪，再加干葛以开肌，紫苏以开皮毛，病未多日者，服十五六剂，则自然汗来。譬如夏天郁蒸一二日或三四日，遂大雨方凉，阴阳和而后雨泽降也；又如秋冬阳气降入地中，则井水温暖，至春夏阳升，则天地和暖，万物生化，井中水冷彻骨矣。何内热之有？损病初发，十数日间，未经寒凉药，可用火郁汤、升阳散火汤及补中益气汤，若久之，则火郁汤不宜用矣。保元、四君继之，此为第二关。盖元气已虚，只助阳气，不宜散火，误以当归、地黄补血，并黄柏、知母苦寒，有形重味，反伤无形阳气。阳气愈弱，愈不升发，阳绝则阴亦随之而绝，损病之死，职此故也。

损病六脉俱数，声哑，口中生疮，昼夜发热无间，经云数则脾气虚，此真阴虚也，此第三关矣。则前保元、四君等剂，皆投之不应，须用四君加黄芪、山药、莲肉、白芍、五味子、麦冬，煎去头煎不用，止服第二煎、第三煎，此为养脾阴秘法也。服十余日，发热渐退，口疮渐好，方用丸剂，如参苓白术散，亦去头煎，晒干为末，陈米锅焦打糊为丸，如菉豆大，每日服二钱，或上午一钱，百沸汤下。盖煮去头煎，则燥气尽，遂成甘淡之味。淡养胃气，微甘养脾阴。师师相授之语，无轻忽焉。

损病汤药加减法

有汗，用黄芪蜜炙；无汗，煨用；胃虚，米泔水炒用；表畏寒，酒炒；嘈杂，乳汁制；表虚，芪多。泻火，生甘草；热盛，芪、草多；无汗，加干葛、防风、升麻、柴胡；久病热不退，去表药，只用保元；血虚，加当归；脾虚，加白术；渴，加麦冬、五味；虚烦，亦加；不睡，加酸枣仁；头痛，宜补中益气加川芎、蔓荆；小水不利，加牛膝、茯苓；心神不安，加茯苓、远志、酸枣仁；退火，多用参、芪；虚而动火，少加炒黄柏；小便不通，或赤或白，用黄柏、知母酒浸炒各一两，肉桂一钱，为末，开水为丸，空心服百丸，小便下异物为验。腰痛，姜汁炒杜仲；恶寒，加官桂；恶心，加干姜；自汗虚寒，加附子。内伤发热不退，莫如补中益气加附子，芪、草倍之，甘温除大热故也。腹胀，恐成中满，补中加附子、姜、桂、吴萸、青皮、麦芽、神曲、枳壳之类，随手用之；湿痰，加羌活、防风、茯苓，风能胜湿故也。去病之药，不可多服，恐泄真气，人无气不生。气常有余，血常不足，前药皆补血中之气，血无气不行，须用保元。独阴不生，独阳不长，保元者，保血之元气耳。

人禀天地之气，犹恐阳陷于阴分，常使胃气有春夏之令，故宜大升大举，使清阳发腠理，浊阴走五脏是也。盖人以血为主，胃乃生血之源，若元气不足，陷于阴分，则通身化为虚火，变异无常，人死莫知其故，何也？人天庭属阳，下体属阴，天庭一倒，其死即速者，上阳不生而阴气绝也。故天之阳气上升，即地之阴气不绝；人之阳气升举，即血之阳布于四肢，何病之有？倘阳一不升，则气凝涩，诸病生焉，圣人固不过升降浮沉之法耳。

虚损诸病，久之皆属脾虚，脾虚则肺先受之。肺病，不能管摄一身；脾病，则四肢不能为用。谨养脾气，惟以保元气为主，或前从疟、痢、吐泻变症，总从脾胃治。则保元兼温脾，勿用血药。盖纵有杂症，火起不必去火，有痰不治痰，宜参苓白术散加减。腹痛，加干姜；腰痛，益智、吴茱萸少许；小腹疼痛亦宜；胃不思食，加砂仁、木香；嗳气，神曲；腹胀，和中散加六君子。久病以温补为主，病急则缓治，攻则散离。书曰：大毒治病，十去一二；中毒治病，十去其五；无毒治病，十去八九。

慎斋先生内伤治法，凡邪火逆行，上乘脾位，用吴茱萸炒黄连者，以黄连泻火，归于其位，所以木沉则火降。凡内伤，清气下陷，阴火在上者，若用寒药，则阳愈陷，火愈炽，火寻窍出，虚者受之，或目痛，或耳聋，或齿痛，从其虚而攻之也（周学海注：此所以寒遏于上、阳陷于下，而反不免有上焦热证也。肺闭则中下之气为所摄，胃闭则上下之气为所格，真阳失道，久郁尽化为阴火，甚有令人心孔鼻窍日夜如烟熏难受者）。

损病主治汤方门

保元汤　人参一钱　黄芪炙，一钱五分　甘草炙，一钱；生，三分

加煨姜三片、黑枣二枚（去核）。水二茶钟，煎八分，空心服。

四君子汤　人参一钱　白术一钱五分　白茯苓一钱　甘草炙，八分

异功散　即四君加陈皮。

六君子汤　即四君加陈皮一钱、半夏汤泡五次，晒干，切片，

一钱。

补中益气汤　人参五分，补气之血　黄芪一钱，炙，补气中之气　甘草炙，七分　当归三分　陈皮五分　白术七分　升麻二分　小柴胡三分

七味白术散　治中气亏损，津液短少，口舌干渴，或口舌生疮，不喜饮冷，或吐泻后口干，最宜服。

人参　白术　木香　甘草　藿香　白茯苓各五分　干葛一钱

四物汤　当归　川芎　白芍　熟地

八珍汤　一名八物汤。即四君四物合。

十全大补汤　即八珍加黄芪一钱、肉桂一钱。

和中散　治中寒腹痛，或寒泻青水，或饮食伤，嗳馊气，或久痢寒虚。

干姜三两，炒黑，脾家药　肉桂一两五钱，肾家药　吴茱萸五钱，盐水炒过，肝家药

俱用苦烈好大酒，顿半热一杯，调下五分。

生脉散孙真人制　麦冬五分，去心　北五味三分　人参一钱

升阳败火散　甘草生，二钱；炙，三钱　防风二钱五分　柴胡八钱　升麻　葛根　白芍　羌活　独活　人参各五钱

每服五钱，水三盏，煎至一盏，去渣热服，忌寒冷物及冷水月余。东垣云：阴覆其阳，火不能伸，宜汗之。经云：体若燔炭，汗出而散，是也。脉弦而数，此阴气也，风药升阳，以发火郁，则脉数峻退矣。凡治此证，脉数者，当用黄柏，少加川黄连、柴胡、苍术、黄芪、甘草，更加升麻，得汗出则脉必下，乃火郁则达之也。

柴胡升阳汤　治男妇四肢发热，筋痹热，骨髓中阳郁，因热如火燎，扪之烙手，四肢热者，属脾土，热伏地中，此病多因血虚而得也；亦有胃虚，过食冷物冰水，郁遏阳气于脾土之中，经曰火郁则发之。

升麻　葛根　独活各三两　防风二钱五分　生甘草二钱　柴胡二钱　炙甘草二钱　人参五钱　白芍五钱

上㕮咀，每服半两，水两大盏，煎至一盏，去渣温服，忌食寒冷。

东垣火郁汤　治五心烦热，心火下陷，郁于脾土。

升麻　葛根　防风　柴胡根　炙草　白芍各五钱

上㕮咀，每服三钱，或四钱，水二大盏，入连须葱白三寸，煎至一盏，去渣温服。

已上三方，宜于初发热之时，未服药之前，元气未伤，服之若神；若已经服过寒冷，已伤元气，火气亦馁者，服此反祸，于人无益也。盖虚损初时，可以发之，故劳证内以上三方不与焉。

痨瘵门题辞

慎柔师所谓自下而上者，劳症多系水枯火燥，故特举其大凡，而内有命门真阳衰者，未尝不仍用壮火之法。惟真阳衰，故虚火旺，其源未尝不合，自在按脉识病者，临时之善别，而读书明理者，平日之善会耳。至险怪之症，于痨瘵乃备，既为一门之专牒，不可不竟其详，虽世人不恒犯而适有犯者，岂可无法以待之？此先圣贤已创于前，而慎柔之婆心，固不厌繁委〔1〕，次第以备全览。夫著书之难，古今通患，千虑一失，熟能无之，在学者，谅其创始之苦心，而踵事增华〔2〕，自所望于高明君子耳。予与顾子，特仍其旧闻，稍加删润，未敢以意为补窜也。

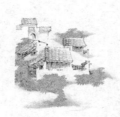

卷　　四

痨　瘵　第　四

脉法

痨瘵脉，酉、戌时洪盛，寅、卯时细弱者，阳气虚陷也，忌服苦寒，损其阳气，当以助阳之剂，复其寅卯之位，微加泻

---

〔1〕繁委：繁复琐碎。
〔2〕踵事增华：指继承前人事业，使它更美好完善。

阴火而已。若服寒凉，证虽大减，脉反加数者，阳郁也（周学海注：朝暮异脉，而朝细暮洪者，振阳分之阳，滋阴分之阴；朝洪暮细者，敛阳分之阴，温阴分之阳）。

右脉大，用保元汤；左脉大，用六味汤。不减，若燥者，以瓜蒌、生甘草散润之。

久病咳嗽、气喘，若脉洪数，不可即用补药。如服之，虚火一退，多令人痿倦不起（周学海注：以上下文意测之，"补药"二字，当作"泻火"，此证本不宜泻火，肺体已痿，一泻不返，治法不外宣阳纳阴。阳郁由于湿痹，阴浮由于血虚及燥热，宜以龟板、牡蛎清滋。又有下寒上冲而然者，是实邪也，以法逐之化之）。须先用独参汤以接其气，数日后，数脉渐退，方与调理为是。

总论

夫痨者劳也，非一端可尽，或苦心竭其心脾之神志，或酒色竭其肝肾之阴精，或久痢、久疟、伤寒、伤暑诸证，治之不当，损其气血，伤其脾胃，五脏干枯而火起，以致发热，则金受克，大肠先结燥，而水之源先涸矣，宜见脉见症，用药果当，无不愈者。若初热未甚，继以治法之非，久之即成蒸病。蒸病者，如甑〔1〕之蒸，热之极也。然使初病，元气尚强，脉气尚旺，照古方用五蒸汤加减二十三蒸之法，亦无不验。治蒸法服之，病稍退，又当察症清心，参用痨病治方，不可造次。蒸或病十日、半月热极，致骨中血凝，便化为虫，张仲景立祛血之法，不使凝血化虫，䗪虫丸、百劳丸是也。倘治之不得其序，不能祛血，血化为虫，是时病人脉气尚充，精神尚旺，犹可救也。如声哑、喉痛、寒热大作、脉细而数、不思饮食、精神视听俱不能支，皆属不治。又有火郁、痰凝、气滞、咳嗽、

---

〔1〕甑（zèng 赠）：古代蒸饭的一种瓦器。

发热、气喘，葛先生保和汤、保真汤次序用之。火散痰开热退，总归八珍汤调理。又有吐红、咳嗽，脉虽数，有神，不致于蒸极作虫者。脉洪、脉数，虚虚实实，通变在乎心灵矣。

骨蒸由气虚不能化血，血干则火自沸腾，内如针刺，骨热烦疼，或五心俱热，或两肋如火，或子、午相应。或昼微恶寒，而夜反大热，虽肾经所主，传变不常，蒸上则喘咳、痰血、舌黑、耳鸣、目眩等症，蒸下则见梦遗、淋浊、泄泻、腰疼、脚疼等症，蒸中则见腹胀、胁痛、四肢倦怠等症。

不问阴病阳病，日久皆能传变，男子自肾传心、肺、肝、脾，女子自心传肺、肝、脾、肾，五脏复传六腑死矣。有始终只传一经者，有专着心肾而不传者，大要以脉为证验。

凡气血劳倦不运，则凝滞疏漏，邪气得以相乘，又饮食劳倦所伤，则上焦不行，下脘不通，热极蒸胸中，而内热生矣。凡颈上有核，肠中有块，或当脐冰冷，或无力言动，皆痰涎结聚，气血凝滞之所致，故以开关启胃为先。盖关脉闭，则气血干竭；胃气弱，则药无由行。但阳虚不可偏用辛、香、丁、附之类，阴虚不可用苦寒，古方有开关定胃散，今亦难用，窃其意推之。

虫为气血凝滞瘀血化成，但平补气血为主，加以乌梅、青蒿、朱砂之类，而虫自亡矣。紫河车丹、紫河车丸、青蒿膏、蛤蚧散选用，惟度其虚实为主。

凡体虚者，宜先用补法，补其元气，然后用王道之药，佐之以杀虫之剂，如化虫丸、使君子丸之类。或追虫后，而继以温补亦可，不然则虫去而元气亦散。

传尸之说，不必深泥，历观痨瘵，半因酒色之类，损伤心血，以致虚火妄动，医者不分阴阳用药，病者不思疾由自取，往往归咎前因，甚者疑及房室、器皿、坟墓及冤业、飞尸，递相传痊。古人云：痨瘵三十六种，惟阴德可以断之。不幸患此疾者，或入山林，或居静室，清心戒欲，专意保养，庶乎病可除根。不然，即服药不效。

痨虫须分五脏，常居肺间，正所谓膏之上、肓之下，针之不得，药之不行，只宜早灸膏肓、四花为佳。若蚀肺系，则咯血、吐痰、声嘶、思食无厌。病恚至此，未易疗治。当参究古法九虫及一十八种虫名之异，并紫庭取虫诸法。

昼热，行阳二十五度，大抵柴胡饮子；夜热，行阴二十五度，四顺饮子；平旦发热，热在行阳之分，肺气主之，故用白虎汤，以泻气中之火；日晡潮热，热在行阴之分，肾气主之，故用地骨皮散，以泻血中之火。

肝症发热，肉下骨上，寅、卯尤甚，泻青丸、人中白散；心症发热，在血脉，日中则甚，单泻心汤、导赤散、朱砂安神丸；脾症发热，在肌肉，遇夜尤甚，泻黄散、三白汤；肺症发热，在皮毛，日西则甚，泻白散，甚者凉膈散；肾症发热，在骨，亥、子尤甚，两手足心如火，滋肾丸。

尸注一症，予尝治之，先癸亥夜二更，六神[1]皆聚之时，灸腰眼穴七壮，然后用药，倘不能待，先用药亦可。注病亦似劳症，但两足无力，行则痿疲是也，其治法：六脉洪数，八物汤；脾肺不足，补中益气汤；睡不稳，归脾汤；不思食，六君子汤，随症推类。但煎剂中，须加忍冬叶三钱同煎，《本草》以其叶能治尸注也。

凡治劳症，或男或妇，若淫火不退者，虽治不治。

骨蒸劳

夫骨蒸劳者，由于积热附于骨而名也。亦曰传尸、殗殜[2]、复连、无辜，其名不一，此病皆由肺胃亏损所致。其

---

〔1〕六神：道教指心、肺、肝、肾、脾、胆所藏之神。

〔2〕殗（yè页）殜（tì替）：古病名。指传尸之初期不甚者。见《外台秘要·传尸方》："传尸，亦名转注，以其初得，半卧半起，号为殗殜。"

形羸瘦、泄痢、肢体无力。传于肾，则盗汗不止，腰膝痛，梦鬼交侵，小便赤黄；传于心，则心神怯悸，喜怒不时，颊唇赤色，乍热乍寒；传于肺，则胸满短气，咳嗽吐痰，皮肤甲错；传于肝，则两目昏暗，胁下妨痛，闭户忿怒，五脏既病，则难治疗。立斋云：前症多因经行胎产，或饮食七情而伤脾胃之所致，又或病后失于调摄而成也。

东垣云：发热之症，肺热者轻手乃得，微按全无，日西尤甚。其证咳嗽、寒热，轻者用泻白散，重者凉膈散、白虎汤、地骨皮散。心热者，微按之皮肤之下，肌肉之上，在血脉也，日中大甚；其症心烦心痛，掌中热而哕，用黄连泻心汤、导赤散、朱砂安神丸。脾热者，轻手扪之不热，重手按至筋骨又不热，不轻不重，在轻重之间，在肌肉也，遇夜尤甚；其症怠惰嗜卧，四肢不收，无气以动，用泻黄散。肝热者，按之肌肉之下，至骨之上，寅卯时为甚；其症四肢满闷，便难转筋，多怒，多惊，筋痿不能起于床，用泻青柴胡汤饮。肾热者，按至骨分，甚热蒸手；其症骨酥如虫蚀，困热不能起于床，用滋阴丸。此治实热之法也（周学海注：蒸无实热，即郁极化实，亦宜宣清滋化并用，诸方未可专恃）。

薛立斋云：肺经虚热者，用人参补肺汤；脾虚不能生肺者，用六君子汤；脾热移于肺者，用三黄丸；心经虚热者，用补心汤；命门火衰不能生土者，用八味丸；肝虚不能生心者，用补肝散；肾克心者，用附子理中汤；脾经虚热者，用人参黄芪散；土克水者，用承气汤；肾虚不能培肝者，俱用六味丸。

血风劳

（周学海注：风言燥也，血虚气无所维，阴虚阳无所附，化为燥火，走注于经脉之间，上下无常，忽寒忽热，刺痛昏厥，而成风象）

血风劳症，因气血素虚，或产后劳伤，外邪所乘，或内有宿冷，以致腹中疼痛，四肢酸倦，发热自汗，及妇人月水不调，面黄肌瘦，当调肝脾气血为主。

东垣云：喜怒不节，起居不时，有所劳伤，皆损其气，气衰则火旺，火旺则乘其脾土，脾主四肢，故困热懒言，动作喘乏，表热自汗，心烦不安，当病之时，宜安静存养，以甘寒泻其热气，以酸味收其散气，以甘温补其中气。经言：劳者温之，损者温之。《要略》云：平人脉大为劳，以黄芪建中汤治之。

冷劳

（周学海注：此血虚而痰水渍于筋骨之间也，痰盛则冷。亦有寒湿所伤者，血虚甚即见拘挛转筋）

冷劳者，气血不足，脏腑虚寒，以致脐下疼痛，手足时寒，妇人月水失常，饮食不消，或时呕吐，恶寒发热，骨节酸疼，肌肤羸瘦，面色萎黄也。

立斋曰：前证有内外真寒，有内外真热，亦有内真寒而外假热，内真热而外假寒。若饮食难化，大便不实，肠鸣腰痛，饮食畏寒，手足逆冷，面黄呕吐，恶见风寒，此内外真寒之症也，宜用附子理中汤以回阳，八味地黄丸以壮火。若饮食如常，大便坚实，胸腹痞胀，饮食喜冷，手足烦热，面赤呕吐，不畏风寒，此内外真热之症也，宜用黄连解毒汤以滋阴，六味丸以壮水。若饮食如常，大便坚实，胸腹痞胀，而饮食喜寒，手足逆冷，面黄呕吐，畏见风寒，此内真热而外假寒也，亦用解毒汤、六味丸，而宜于热服。若饮食少思，大便不实，吞酸嗳气，而手足烦热，面赤呕吐，不畏风寒，此内真寒而外虚热也，亦用附子理中及八味丸，而不妨温饮。经曰：益火之原，以消阴翳；壮水之主，以制阳光。使不知真水火之不足，泛以寒热药投之，则旧病不去，新病复生矣。火之原者，阳气之根，即心是也；水之主者，阴气之根，即肾是也。非谓火为心，原为肝，水为肾，主为肺也。或者亦以命门为火原，未为非是，故用八味丸以益命门耳！

热劳

（周学海注：此津液不足而血滞于经脉之间也，血盛则热，亦有风暑内灼者，其证兼见昏厥）

热劳由心肺壅热，伤于气血，以致心神烦躁，颊赤头疼，眼涩唇干，口舌生疮，神思困倦，四肢壮热，饮食无味，肢体酸痛，怔忡盗汗，肌肤作疼，或寒热往来，当审其所因，其症自减。

立斋云：前症乃壮火食气，煎熬真阴所致也。王太仆云：如大寒而甚，热之不热，是无火也，当治其心；大热而甚，寒之不寒，是无水也，当助其肾。心盛则生热，肾盛则生寒。然心虚则热收于内，肾虚则虚寒动于中。窃谓前症，若肝脾血虚，四物、参、术；肝脾郁热，小柴胡合四物；脾胃气虚，补中益气汤；肝经血虚，加味逍遥散；肝经风热，小柴胡汤；心经血虚，加味四物汤。午前热，属气分，清心莲子饮；午后热，属血分，四物、参、术、丹皮。热从左边起，肝火也，实则四物、龙胆、山栀，虚则四物、参、术、黄芪；热从脐下起，阴火也，四物、参、术、酒拌炒黑黄柏、知母、五味、麦冬、肉桂，如不应，急用加减八味丸。不时面热，或无定处，或从脚心起，此无根虚火也，用加减八味丸及十全大补加麦冬、五味子主之。已上多出自立斋《妇人良方》峡中，但男女五脏相同，间有少异，其为劳则一也。

痨瘵各疰论

夫骨蒸殗殜，半卧半起之谓复连，内传五脏之谓尸疰、劳疰、虫疰、热疰、冷疰、食疰、鬼疰。疰者，注也。自上注下，与前人相似，故曰注（周学海注：注、疰，皆蛀也，如虫之蛀，即谷飞为虫之义也。注易之说本于巢氏）。言其变有二十二种，或三十六种，或九十八种，令人沉沉默默，寒热盗汗，梦与鬼交，遗泄白浊，或腹中有块，或脑后两边有结核，咳嗽脓血，下痢羸瘦，死而传注，甚至灭门。更有飞尸、遁尸、寒尸、丧尸、尸疰[1]，谓之五尸。人为其疰者，不自知所苦，虽有狸骨、獭肝、天灵盖等方，未尝效也。惟崔氏灸法，早用有济。

若寒热自汗，面白目干，口苦，神昏，善恐，不能独卧，传在肝也。若寒热面黑，鼻燥，善忘，大便秘泻，口舌生疮，传在心也。若寒热面青，唇黄，舌本硬强，言语不出，饮食无味，羸瘦吐涎，传在脾也。若寒热面赤，鼻白，干燥毛折，咯嗽喘急，吐涎脓血，传在肺也。若寒热面黄，耳焦，脚胻酸痛，小便白浊遗沥，腹痛，传在肾也。已上陈临川先生，未有治法。

立斋云：前证诚然有之，故葛仙翁用獭肝一具，阴干，杵末，水下，方寸匕，日三服，未愈，再服。宋宣和间，一法师善考讯鬼怪，时一妇以疾投状，既而如有鬼祟所附曰：非我为患，乃病人命自衰耳。渠今已成虫食肺，故令吐血、声嘶。又屡讯彼所畏何物，云以獭爪为末，酒服之，则去矣。患家如其言，则愈。獭爪即獭肝之类与？元珠云：虫瘵多有互相传染，甚至绝户，此乃冤业相缠及风水所致，虽有符文法水下虫之方，虫去而人亦亡。但能平素保养，或可希免。《救生微旨》云：益气补肺，益精补肾，皆资其化源也。盖人之精血常不足，加之数夺其精，资化失常，则胃气不固，精气滑脱，不能上接阳气，故头重，或气弱食少，元气下陷，脉微外散欲绝而虚洪，或见损脉，总属元气不足，非有外感贼邪之证也。

立斋尝治一妇，素勤苦，因丧子肺病，饮食少思脾病，忽

---

〔1〕尸疰：亦作"尸注"。古代传染病的一种。

吐血甚多心病而自止，此后每劳则吐数口。瘵症已具，形体甚倦。午前以补中益气汤滋其脾肺，午后以归脾汤养其心脾，送地黄丸滋肾而愈。

又一女子患前症，反其唇，视有白点，此虫蚀肺也。余曰：急寻獭肝治之。不相信，果咯脓而殁。后闻其兄弟三人皆夭于此症。大凡久嗽，当视其两唇，若上唇有点，虫蚀上部，下唇有点，虫蚀下部。

尸厥

夫飞尸者，游走皮肤，穿行脏腑，每发刺痛，变作无常。遁尸者，附骨入肉，攻通血脉，见尸丧、闻哀哭便发。风尸者，淫濯四肢，痛而昏沉，遇风雪便发。沉尸者，缠骨结脏，内肿心胁，发则绞痛，遇寒冷便发。注尸者，举身沉重，精神错杂，时觉昏愦，每至节气便发。已上并宜苏合香丸治之。

按丹溪云：凡人手足逆冷，肤粟，头面青黑，精神恍惚，或错言妄语，或牙关紧急，或昏眛倒仆，吊死问丧，入庙登墓，多有此病，先以苏合香丸灌之，次服调气平胃散。《玉机微义》云：卒厥、飞尸、客忤、鬼击口噤，用麻黄汤。寒厥，表热里寒，则下利清谷，食下则吐，脉沉，手足冷，用四逆汤。热厥，腹满身重难转，面垢，谵语，遗尿，手足冷，自汗，脉沉滑，用白虎汤。若人身忽然不动，目闭口噤，恶声闻响，眩冒，顷时方寤，此由出汗过多，气并于血，阳独上而不下，气壅塞而不行耳。气过血还，阴阳复通，移时方寤，名曰郁冒，亦名血厥，宜白薇汤、仓公散。

人病尸厥，呼之不应者死。脉当大，反小者死。

锦衣杨永兴举家避眚[1]，有仆沉醉失避者，既而神思昏

---

[1] 避眚（shěng 省）：旧时的一种风俗，于死者回煞之期，死者家属举家外出以避。

昧，遍身青伤，煎金银藤汤灌之，即愈。

一妇人忽昏愦发谵语，两脚踝、膝、臀处皆青肿，痛不可忍，口称苦楚，次日方苏，痛尚不止，用金银藤两许，水煎服愈。

一妇人入古冢，患前症，以紫金锭灌之，即愈。

劳病主治汤方门

人参养荣汤 治男子血虚，有汗潮热（周学海注：以下诸方皆甘温加辛散，有略佐苦降酸敛者。有汗潮热，无汗潮热，皆以气血不能相维，腠理膜络痿缓弛纵，开合升降失其常度也。治法以补血强筋为主，行气行血佐之。强筋即补气固气兼到，而又无壅满之虞，桂、附、参、芪恒多流弊）。

人参 白术 茯苓 甘草 川归 黄芪 肉桂 陈皮 远志 熟地 五味子

姜，水煎。

补中益气汤 治气虚，有汗，潮热。

见虚损门。

茯苓补心汤 治血虚，无汗，潮热。

人参 茯苓 陈皮 桔梗 枳壳 前胡 川芎 地黄 川归 白芍 甘草 半夏 紫苏 干葛

姜、枣，水煎。

人参清肌散 治气虚，无汗，潮热。

人参 白术 茯苓 赤芍 当归 柴胡 葛根 甘草 半夏曲

姜、枣，水煎。

八物汤 治女子血虚，有汗，潮热。

见虚损门。

人参柴胡散 治气虚，无汗，潮热。

白术 葛根 半夏 柴胡 白茯苓 人参 赤芍 当归

甘草

姜、枣、水煎。

逍遥散 治气血两虚，无汗，潮热。

白术　茯苓　甘草　白芍　归身　柴胡

姜、枣，水煎。

人参五味子散 治咳嗽，咯血（周学海注：咳嗽由于阳明冲任上虚，血不温养；咯血由于络血为邪气吸摄，不能匀布。《内经》所谓：真邪相攻，乱而相引也）。

人参　五味子　桑白皮　白术　黄芪　白茯苓　地骨皮
熟地　柴胡　归身　前胡　陈皮　甘草　枳壳　桔梗

渴，加乌梅半个；热，加青蒿、知母。

葛氏保和汤 治吐血后咳嗽（周学海注：此系任脉上虚，肺失温养，方中多用清肺，未合）。

知母　贝母　天冬　麦冬　款冬花　天花粉　苡仁　杏仁
五味子　甘草　兜铃　紫菀　百合　桔梗　阿胶　当归　生地
紫苏　薄荷

姜煎，入饴糖一匙，日三服。血盛，加蒲黄、茜根、藕节、大蓟、小蓟、茅花。痰，加南星、半夏、橘红、茯苓、枳壳、枳实、瓜蒌仁。喘盛，加桑白皮、陈皮、大腹皮、莱菔子、葶苈子、苏子。热盛，加山栀、黄连、黄柏、连翘。风盛，加防风、荆芥穗、金沸草、甘菊、细辛、香附。寒盛，加人参、芍药、桂枝、五味子、白蜡。

五蒸汤 治骨蒸。

人参　黄芩　知母　地黄　葛根　煅石膏　粳米　麦冬
甘草　浮小麦—撮

水煎。

二十四种蒸病用药法。已下方法，俱从五蒸汤见症加减。

所谓劳蒸者，毛折发焦，肌肤甲错，其蒸在皮。又症舌白唾血。加石膏、桑白皮。

外热内寒，身振肉，其蒸在肉。又症食无味而呕，烦躁不安。加芍药。

发焦，鼻衄，或复尿血，其蒸在血。加生地、当归、童子小便。

身热烦躁，痛如针刺，其蒸在脉。又症唾白，浪语[1]，脉络乱，缓急不调。加生地、当归、童便（周学海注：痛如针刺，血滞而散，不能融活故也）。

爪甲焦枯，眼黑胁痛，其蒸在髓。又症髓沸骨中热。加天门冬、当归、生地。

头眩，热闷，涩浊，眵泪，其蒸在脑。加生地、防风。

男子失精，女子白淫，其蒸在玉房。加知母、黄柏、当归、芍药。

乍寒乍热，中脘烦闷，其蒸在三焦。加竹叶、石膏。

小便赤黄，凝浊如胶，其蒸在膀胱。又症右耳焦。加泽泻、滑石。

大便秘泄，腹中雷鸣，其蒸在小腹。又症下唇焦。加赤茯苓、木通、生地。

大腹阴痛，口舌干疼，其蒸在大肠。又症右鼻孔干痛。加大黄、芒硝。

口鼻干燥，腹胀自汗，睡卧不安，其蒸在胃。又症舌下痛。加石膏、粳米、大黄、芒硝、干葛。

口苦耳聋，两胁下痛，其蒸在胆。又症眼色白。加柴胡、瓜蒌。

里急后重，肛门闭涩，其蒸在广肠。加缺[2]

小腹疼痛，筋脉纵缓，阴器自强，其蒸在宗筋。加缺

眩晕下泪，躁怒不常，其蒸在肝。又症眼黑。加川芎、当

---

[1] 浪语：妄说；乱说。
[2] 缺：底本如此。加味的药缺如，后面同此。

归、前胡。

舌黑气短，烦闷洒淅，其蒸在心。又症舌干。加黄连、生地、当归。

唇干口疮，胸腹胀满，畏寒不食，其蒸在脾。加芍药、木瓜、苦参。

咳嗽喘满，咯痰吐血，声嘶音哑，其蒸在肺。又症鼻干。加天冬，桔梗、紫菀、乌梅肉。

耳轮焦枯，脚气酸痛，其蒸在肾。加生姜、石膏、知母、寒水石、藁本。

情想不宁，精物时下，其蒸在右肾。加^缺

心膈噎塞，攻击疼痛，俯仰烦冤，其蒸在膈。加^缺

上气喘促，鼻干，身热不安，其蒸在气。加人参、黄芩、栀子。

以上共二十三种加减，系立斋先生引《医林集》。

胞蒸，小便赤。用泽泻、茯苓、生地、沉香、滑石。

膀胱蒸，右耳焦。用泽泻、滑石。

骨蒸，齿黑腹痛，足胫瘦。用鳖甲、地骨皮、丹皮、当归、生地。

臀蒸，腿细，肢肿，腑脏俱热。用石膏、滑石。

肤蒸，肌肉热。用牡丹皮。实热，加黄芩、黄连、黄柏、大黄。虚热，加乌梅、柴胡、蛤蚧、青蒿、鳖甲、丹皮。

以上出《体仁汇编》。

薛立斋云：凡此诸症，虚劳热病，皆由食肉与油腻、房劳、饮酒而成者，久蒸不除，变为疳症，即死。亦有疟久不愈，以致咳嗽失治，渐成骨蒸劳瘵，当推标本而治之。

按薛立斋云：蒸病二十四种，止简[1]得二十三种。《体仁汇编》言蒸病亦二十三种，且蒸病各异，各蒸下注，或有或

---

〔1〕简：检查。

无。可见病之险难，人罕传师，所以阙漏无凭，前后不一，俟博观者补之。

海藏云：以上诸蒸，或脏病，或腑病，或腑脏俱病，脉络气血，交经相属，用药皆当合而用之。君臣佐使，上下奇偶，表里虚实，逆从通塞，汗下补吐，咸在其中。

凡蒸病不已，骨节间阴有干血，用行血丸。

（周学海注：凡血实能令肌肉实肿，血虚亦能令腠理膜络虚肿。肿则升降开合失常不能循环接济，而遗溺滑精诸证先见，久则枯萎挛缩幻证迭出，故治虚劳以补血强筋为主，而补必兼通络，强筋必兼消肿。肿者筋急而气以结胀也，消肿即是缓中，缓中者内膜筋舒，气活而无胀急也，静参大黄䗪虫丸当有悟入）

大黄䗪虫丸　治一切劳伤，内有干血，肌肤甲错，两目黯黑，缓中补虚。

大黄十分，蒸　黄芩二两　甘草三两　桃仁一升　杏仁一升　芍药四两　干地黄十两　干漆一两，烧令烟尽　虻虫一升　水蛭百枚　蛴螬一升　䗪虫半升

炼蜜丸小豆大。酒饮服五丸，日三服。

仲景百劳丸　治一切劳瘵积滞，未经药坏症者。

当归炒　乳香　没药　人参各一钱　虻虫十四个，去翅足　水蛭十四个，炒　桃仁十四粒，去皮尖　大黄四钱

蜜丸如桐子大，都作一服，可百丸，五更用百劳水下，取恶物为度，服白粥十日。百劳水者，杓扬百遍，即甘澜水也。

立斋先生止述獭爪治虫，不及言古治虫之方，今具于此，有心者究焉。

肝痨热，生长虫，在肝，令人畏恐不安，眼中赤壅，治以**五凤丸**。

乌鸡卵去黄，五枚　吴萸东行根，三升　黄蜡三两　干漆四两　粳米粉半升

　　同入锅内，火炼至可丸，即丸如小豆大。隔宿不食，清晨米饮下百二十丸，虫即烂尽。

　　心痨热，有虫长尺余，名蛊虫，贯心即死，治以**雷公丸**。

　　雷丸五枚　陈皮　桃仁各一两一钱半　贯众　芜荑　青葙子　干漆各一两　乱发一团　僵蚕十四枚

　　为末，蜜丸小豆大。每二十丸，空心温酒下。

　　脾劳热，内有白虫在脾，令人好呕，而胸中咳吐不出，治以**吴萸根汤**。

　　吴茱萸东行根，一钱　火麻子八钱　陈皮一两五钱

　　水煎服，或下虫，或下黄汁。

　　肺劳热，瘦损，有虫在肺，令人咳逆气喘，所谓忧忿气膈寒热，皆膏肓之症，针灸不到，治以**五膈下气丸**。

　　麦冬五两　蜀椒一两　远志　防风　细辛　生姜　甘草各五钱　百部　人参　白术　黄芪各七钱五分　桂心二钱五分　杏仁二十四粒

　　上为末，蜜丸弹子大。每服一丸，含化，忌生冷肥腻。

　　肾痨热，蛲虫生肾中，令人四肢肿急，治以**千金散**。

　　贯众三两　干漆二两　芜荑　胡粉　槐白皮各一两　吴萸五十粒　杏仁四十五粒

　　上为末，平旦井水调服方寸匕，渐加，病瘥即止。

　　传尸痨虫一十八种。传尸自上注下，病与前人相似，故又曰注。化精血归于元阳之内（周学海注：句似有误）。变幻种类，最多古怪。

　　第一代，虫如婴儿，或如鬼，或如蛤蟆，遇丙丁日食起，醉归心俞。

　　第二代，虫如乱发，或如守宫，或如蜈蚣，或如虾，遇庚辛日食起，醉归肺俞。

　　第三代，虫如蚊如蚁，或如蛂蜋，或如刺猬，遇庚辛日食起，醉归厥阴。

第四代，虫如乱丝，或如猪肝，或如蚯蚓、如蛇，遇戊己日食起，醉归脾俞。

第五代，虫如鳖、鱼，或有头无足，或有足无头，或如鼠，或如精血，遇甲乙日食起，醉归肝俞。

第六代，虫如马尾，有两条，一雌一雄，或如鳖有头足尾，或如烂面，或长或短，遇癸亥日食起，醉归肾俞。

古又有九虫：一曰伏虫，长四寸许，为诸虫之长；二曰蛔虫，长尺许，贯心即杀人；三曰白虫，长一寸，母子相生，其形转大而长，亦能杀人；四曰肉虫，状如烂杏，令人心烦满闷；五曰肺虫，其状如蚕，令人咳嗽；六曰猬虫，状如蛤蟆，令人呕吐呃逆，喜呕，嘈杂，爱食泥炭、生米、茶、盐、姜、椒等物；七曰膈虫，如瓜瓣，令人多唾；八曰赤虫，状如生肉，令人肠鸣；九曰蛲虫，状如菜虫，形至细微，居广肠，多则为痔，剧则为癞，痈疽疥癣，多虫之害。

大抵诸虫，皆因饮食不节，或饥饱失宜，或过飡腥脍炙煿，或鳖、苋同食，以致中脘气血不运而成积，积久成热，湿热熏蒸，与瘀血凝结，随五行之气变化，而为诸般奇怪之形，若腐草为萤是也。

凡虫症，眼眶上下青黑，面色痿黄，脸上有几条血丝，如蟹爪分明，饮食不进，肌肉不生，沉重寒热。若不早治，相生不已，贯心杀人。

又有山涧蛇虺[1]、水蛭遗精，误饮其水，或草木果实虫聚，误食以致心腹刺痛，或引腰胁，时作时止，诸药不效，乃虫症也。**雄砂丸**主之。

鹤虱　芜荑　干漆　僵蚕各三钱　贯众　石榴皮各五钱　朱砂　雄黄　雷丸　甘遂各一钱五分

上为末，米粉煮糊，为丸，麻子大。每十丸，五更时粥饮

---

[1] 蛇虺（huǐ 毁）：泛指蛇类。

下。善杀诸虫，或加麝香尤妙。

又方，单用雄黄末酒调下亦可。

追虫方

凡取劳虫，依五脏方选用，必俟其大醉日，方可取之。取后随补各脏，如取脾虫后，则补脾；取肾虫后，则补肾。若病甚者，不分脏腑，只用追病丹以断其根。又有轻者，用鳗鱼煮食，或紫河车。单阳虚者，金液丹最妙。

取虫法，先令病家以皮纸糊一密室，不留罅[1]隙，择一老成人过递，以安息水洒其过递之人身，以雄黄、雌黄涂耳、目、口、鼻上。备铁钳一把，布巾一幅，用香油二斤，入锅微煎令沸，仍用高桶一只，置石灰在内，生布巾盖桶口。俟月初虫头向上，却服取虫药，五更初一服，五更三点时一服。服后腹中疼痛，如刀斧擘，总不妨也。至巳时，必须下虫，或取臭秽如胶漆，或吐泻脓血块，皆于灰桶中，其虫或从汗出，如紫蚕苗状，或从耳、鼻、口中出，或小便出，怪形不一，或青黑，或黄红。大者即用铁钳取入油中煎，当日将油纸裹入瓦瓶内，石灰填实，埋于深山远僻处，以杜传染。其患人衣被席床，尽皆弃之。医者付药远避，其取下虫色白者，食脏腑脂膏可三十日，服药补之。色黄赤者，食血肉可六十日，服药补之。色紫黑者，食精髓，病传至肾，可谓极矣。冀其万一，或为子孙除患则可。又虫白头者亦难治，此危氏说也。丹溪云：不必深泥。

紫河车丸 河车一具，焙干 龙胆草 甘草各二钱 鳖甲五钱 大黄 苦参 黄柏 知母 贝母 败鼓皮 人中白各二钱半 桔梗 胡黄连二钱半 犀角[2] 莪术 芒硝各钱半 辰砂

---

〔1〕罅（xià下）隙：缝隙；裂缝。
〔2〕犀角：现为禁用药。

一两

为末，蜜丸梧子大，辰砂末为衣。每服念〔1〕丸至三十丸。腹热食前温酒下，膈热食后温酒下。传尸痨瘵俱可下，其余劳怯，一月平复。

天灵散　天灵盖二指大　槟榔五个　麝香　阿魏　甘遂　安息香各三钱　朱砂一钱

上为末，每服三钱。用薤白、葱白各十四茎，青蒿二把，甘草、桃枝、柳枝各五寸，桑白皮、石榴根皮各一片，以童便四大碗，于瓷器内文武火煎，至一碗，去渣，分作三盏，调前药末，五更初服。男患女煎，女患男煎，服药后知觉欲吐，即用白梅含之，五更尽，须下虫及恶物黄水黑粪。如未下，良久又进一服，天明更进一服。如泻不止，用龙骨、黄连等分为末，白水调下，及白梅粥补之。

白薇汤　白薇　当归各一两　人参　甘草〔2〕

每服五钱，水煎。

仓公散　治卒中鬼击，心腹如刺，下血不省，及卧魇唬脚指不觉，并诸毒等症。

皂荚　藜芦　雄黄研　矾煅研，各等分

每用少许，吹入鼻中，未嚏再吹，以得嚏为度。

内鼻散　治尸厥脉动乱而若死。

用石菖蒲末纳鼻中，仍以桂末安于舌上，苏合香丸亦可。

硫黄散　治尸厥不省，四肢逆冷，腹中如雷鸣，或痰气不降。

焰硝半两　硫黄一两

各为细末，每服三分，酒调灌之，良久再服即苏。

（周学海注：慎柔以劳损劈分两病，用意甚是，命名殊非。

----

〔1〕念："廿"的大写。二十。
〔2〕底本中人参与甘草无剂量。

前人虚劳损极，只以病之深浅立名，损上损下举赅，其中何者阳自上熄，外感之伤必先内亏，阴自下滴，内亏之久必兼外感。其治法固有初中不同，究无专攻，亦无蛮补，阴阳之际，微有偏重，兼顾之辨而已。至于痨瘵，别是一病，内夹奇邪，前人别以杀虫毒药加补药治之，似本草所谓鬼注、蛊毒，西医所谓长虫、细虫、扁虫及遗传诸证。虽其本必由正虚，究与虚损之病，由于六淫七情迥异，本是两病，不待剖析。慎柔以损上损下为劳损之辨，是一病分二；又以瘵病为损下之劳，是二病混一。独其论治虚损，以出汗、见血为转关，实为扼要中肯，与张石顽虚损各案吻合，直接仲景真传，迥非专主阴柔温润可比，世固有见汗、见血而速死者。仲景所谓卫气前通、阴气前通绝证也。此系真气充周，血脉流畅，荣卫交通。

劳也者，过勤之谓也。《内经》曰：四时阴阳生病，常起于过用，或过于劳心，或过于劳力，或过于房室，或过于饥饱，而其机尤在过用之后重感于邪，使劳气不得休养。如劳力之后，汗出而外扑风寒，口渴而内伤生冷，腠理外闭，经络内凝。其逼迫离位之气血为所吸摄，不得反其故道，经络气血俱困，谓之虚劳。此时急治得法，犹可一拨即转，以其机尚灵也。迁延误治，机钝势折，阴阳开合，举失其枢，所谓真邪相攻，乱而相引也，脏腑肌肉俱减，谓之劳损。复连、淹瘵之名，即由于此。以其困而又困，不能振新也。五脏真气不能相济，四时更代，阴阳竭绝，骨萎髓枯，形脱色坏，穷无复之矣，谓之劳极。此时惟专由邪伤药误，而禀赋素强，根气尚伏，肉脱未尽，尺脉尚能紧而不断者，犹可挽救，治之须知五行生化，展转相资之义，脏气、天气循环相应以缓待之。若大势日下，不及展转，庸有几乎，凡体倦困卧不能反侧，及寒热似疟而无汗，溏泄腹痛而面赤，胸痹气阻而无呕吐，皆上下内外断绝不续之极，阴阳俱竭也。治法当气血初困之时，行气为主，行血佐之，或微加酸敛，或微加苦坚。东垣甘温除热、升阳散火诸法，可用于此时。及肌肉已减，当用血肉之品，补血为主，行气行血佐之，苦酸坚敛，皆在所后。逮至劳极，法不外此，而饮食之调，起居之慎，导引之勤，尤不可忽。人身为血肉之体，虚劳以积久而成，决非草木所能效灵，旦夕所能奏效。此中进退消息，有不在形迹间者。当转关时，气化将通未通，往往有冲突格拒之象，如胸痹气阻，中满食减，头眩心烦，咳嗽多痰，筋骨胀疼，肌肤胕肿，鼻塞声瓮，寒热往来等象，屡转屡变，进退无常。即至见汗、见血，机已大转，仍不免时时发动，发动愈勤，转关愈速，全在病家细心体察，以静参之。彼以血肉为腻而戒之，或用之不得其法以致困者，是悖也。证减即喜，转变即忧，毫无真见，用药反时时错过好机会者，益悖也。天下万病，情形之变幻，治法之微妙，未有甚于虚劳者。痨瘵一门，证虽奇险，尚无许多变化，其治法尚无许多曲折也。读书临证，悉心揣摩，其难易当默喻〔1〕之)

〔1〕喻：通晓；了解。

医案

　　夫医病者，无一定之治，然不可无一定之学。譬如同一病也，有主于扶阳之说者，以扶阳之法治之，而其病愈；有主于滋阴之说者，以滋阴之法治之，而其病亦愈。盖学识既定，殊途同归。《内经》云：医之治病也，一病而治各不同，亦此意也。乃浅夫窥其一隅，遂欲执此非彼，岂穷本达原之论乎？今按慎柔之医案，合之慎柔之学，若左券〔1〕焉？固无所不验也。若欲执慎柔之医，以概天下之医，则予岂敢？至欲执天下之医，以非慎柔之医，则此书既付梨枣〔2〕，公之海内，传之千百世，其间自有识者定论，予不必赘。夫慎柔往矣，慎柔之书烬矣，今复不能终秘，而炳〔3〕诸日星，此亦有天也，非人也，予又何功焉？

---

　　〔1〕左券：古代契约分为左右两联，双方各执其一；左券即左联，常用为索偿的凭证。比喻很有把握。

　　〔2〕梨枣：古代印书多用梨木或枣木刻版，故以"梨枣"代指出版印刷。

　　〔3〕炳：光明；显著。

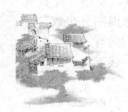

卷 五

医案第五

风例

金坛孝廉蔡长卿令堂，年六十余。六脉俱数八至，按之中沉则滑而实，惟肝、肾二脉洪大而虚。经曰：数则为热，滑则气有余而血不足（周学海注：此阴虚阳陷，菀极而暴乱者也）。外证则唇欠目劄，手撦身摇，面色红白不时，遍身热火攻刺，自言心中昏闷，四肢浮肿硬坚，此皆风火摇动之象，阴虚阳亢之症。正经所谓热胜则肿，风胜则动也。宜滋阴抑阳，用四物汤以养血为君，加山药以扶中气为臣，佐山萸以助阴养肝，使黑柏二分以引经，陈皮理胃气为俾佐。服二剂，诊之，数脉退去一至。又服四剂，又退一至，而昔日之虚洪，稍收敛有神矣。外证四肢肿硬渐平，攻刺亦无，心中不言昏闷。又四剂，前之硬滑，俱已空软，数亦更减，然真阳未复，邪火未尽退也。以六味丸料四两作一剂，顿服之，肾经洪大脉全敛而火退矣。复因夜间取凉太过，至下午觉身寒，唇昏紫黑，此邪火退而阴阳俱虚。急用人参三钱，白术一钱，甘草三分，白茯二钱，当归二钱，附子一钱八分，官桂二分。服至一茶盏（周学海注：前方已非全合，此方更非针对，其愈者，幸也，本人体壮，非药之功）。觉身大热，口干，时索水饮，发热，此真气虚不相合，和降不下故也。至初更诊之，六脉俱细急短数，略无和气，余甚危之。至明日再诊，则有神气，尚有六至余，此阴阳未全克复，元气未充耳。教以朝服六味一钱五分，间日服补中汤，数十剂而愈。

刘某夫人，年及三十，禀体元弱。未病十日前，身如舟中行，后忽遍身痛，脐下痛，牙关紧不言，目瞪汗出，大小便不通，身热（周学海注：此下寒上冲，血随气逆，相搏而不得降也）。延余视之，诊其脉俱浮细，来往不定，一息十余至，重按则无。退而思之，外证皆属阳虚，脉又无神，脐下痛甚，目瞪至死而醒，阳和之气欲绝，而胃气虚，升降失司，故大小便不通。且东垣云：里虚则急。以此思之，则内外俱虚，宜先建中，将四君去茯苓，加归、芪各二钱，熟附二分，午时服一贴，遍身痛稍缓，而小便溺矣。申时又进前剂，汗止，遍身痛已，大便亦通，但脐下痛不减，及两胁痛，此阳虚也，寒甚也。又加附子五分，脐痛止矣。但大便了而不了，有欲出而不出之状，正东垣所谓血虚，加当归身，一贴而愈。

李子才，年四十余。素性暴，忽因怒卒晕倒（周学海注：必怒未得泄），脉浮中无沉，按数六至。此阳虚陷入阴中之证，以补中益气加六味丸料少许，四贴而愈。

一少年，忽不思食，恶心，偶逢文期，强作文一日，晚即头晕作呕。余脉之，二寸洪缓，以为劳碌而动心火，遂以加味逍遥散二剂，呕不食，病亦不减。其年正、二、三、四月淫雨，此湿胜而然也（周学海注：此湿从上受，遏其清阳）。以太无神术散一剂，即不呕恶，第头晕未除，二寸脉犹如故，其脉状有焰焰欲发之意，用前剂加紫苏、防风取微汗。头晕除，脉亦退，第不思食耳，六君子一剂，饮食如常。

周近庵令爱，年十九。左耳下红肿，发热作痛，脉之，六部俱数，八至无神，且素弱，经水不调。予曰：此运气病也。

以小柴胡合四物加牛蒡子，内黄芩用酒炒，四剂而愈（周学海
注：此病曾治之，轻者此方恰合）。

　　近庵令子室，年二十余。两耳下俱红肿，痛甚发热，其状
可畏。医者以大黄行数次，又用敷药，反觉坐卧不安，亦运气
病也。诊之六脉俱细数少力，恶心不食。先以人参败毒散一剂
以发之，又用甘桔加牛蒡、射干、陈皮、半夏含漱之，次将小
柴胡汤内加牛蒡，六剂而肿消，饮食犹未贪，异功散加牛蒡，
四五剂，脾胃健而全愈。

　　马山徐云所，六月受热受劳，又饮酒，忽上膈不宽如刺
痛，头晕且重。自以过食，曾以指探吐，即枕不得，惟坐而
已。予诊之，二寸俱洪缓有力，关尺俱弱带弦，此湿热上干清
阳之分，故头晕重，胸膈痛，此时症耳。用平胃加半夏、黄
芩、紫苏、木香，取微汗，此症即退，就枕平复。

　　淮安客，年三旬外，季夏患瘅疟，单热不寒，连日发于午
后，热躁谵语，至次日天明才退。数日后，忽腹痛，昼夜无
间，勺水不进，呼号欲绝，遇疟发时，即厥去。延医治之，投
药皆不效。求余诊，脉弦细而濡。余谓：弦细为虚为暑，而濡
为湿。盖暑邪为疟，湿热乘虚内陷而腹痛。用酒炒白芍、炙草
五分，水煎，调下天水散五钱。服后腹痛如失，次日疟亦不发
（周学海注：此案看似寻常，实非老手不办，论证用药，均极
坚实。第痛厥皆属血滞，似宜酌加桃仁、丹参）。

痢例

　　甲辰闰九月间，天气寒热不时，痢者甚众。予四弟永穆，
年二十七岁。忽患痢下红，腹痛后重，已三日矣。来取药，付
以芍药汤一帖，香连丸二服。不止，反增心口如刀劊[1]，当

---

　　〔1〕劊（lí 离）：割，劈。

脐腹痛，肛门痛亦剧，声撼四邻，自分[1]必死，告母决别，因整囊往乡视之，昼夜不得卧，次数难定，日下红血一桶，痛不可忍，发热流汗不食。脉之，六部皆豁大，浮中沉无力，四至。予曰：虽痛，虽发热，脉无力，已虚寒矣。古人云：脱血益气，此证正宜。遂用异功散加升麻三分、木香五分、炒干姜五分。一剂，去后觉疏，痛亦可忍，至五更，腹痛如前。予曰：此药力尽也。急煎一剂与之，比前愈疏，痛亦减七八，即酣睡至日中方醒，云不甚好过。予又曰：此药只能支持一觉，再煎与之，遂安寝至晚，痛止，后重亦可，还服前剂而愈。一二日后，因吃鸡肉，仍前腹痛、肛肿，秒下不止。第三日，病势笃极，复报予诊之。脉三至余，浮无沉，按之则大，脾命脉微，与补中益气汤不应。此虚脱之甚，加御米壳一钱，亦不应，下如洞泄，流汗发躁，尺脉渐欲收敛，予亦慌急，令人二更后往城取参，至早归，补中益气加人参二钱服之，下咽觉愦（周学海注：参能令人愦，湿热内盛者尤甚，历试验之）。此正气欲复，邪气欲退也，顷之，精神顿增，痢稍缓，恐再作，又一剂。下注、昏愦、发热、躁诸症渐缓，脉亦有神，短脉退。寻思久之，古人云：久泄久痢，汤剂不如丸、散。即合参苓白术散与服，觉疏下，至下午复躁热。予再脉之，左尺洪如火射状，此阴虚火动之象。与加减八味丸至六十丸，精神觉爽，顷之，又下八九十丸，睡至天明，病去十七。方信立斋师加减八味丸治水涸之症。即令朝暮服此丸，复合参苓白术散，渐愈，觉小便痛，想动色事故耳，服以逍遥散、门冬、五味子而平（周学海注：此病动色而不死，必体实而邪气仍非深重者，前叙证似未协。细审尺脉收缩，当是血去痰生，痰伏下焦；尺脉洪射，当是下阳乍复与痰相激也）。

王春元二令郎，年甫七岁。久患赤痢，消导削积之剂已服

---

[1] 分：料想。

过多，后转下白如涕，浑无粪。诊之，浮中沉六脉俱虚无神，三五不调；外症手足俱冷且硬，面浮，齿白，懒语，此阳气虚寒之症。宜温补脾胃以生肺金，用补中益气加炮姜、官桂各二分，其间人参止用三分，且陈腐不堪。服四剂，手足略软，言语亦健，第未温耳，其下白仍不减，亦虚寒滑脱危症，宜补、宜涩、宜温，复用前药加好参五分、大附二分半、御米壳一分。服一剂，则足已温，大便即有粪，白退十八，自兹手足俱温软，泄自全止，还服前方，去御米壳、附子二味。予归，属以如身中已温暖，姜、桂亦去，后服参苓白术散以培中气。使来岁乙巳厥阴风木之气不能制，饮食尤宜慎之。

　　予友薛理还仆，速行忍饥，又相殴脱力，时五月初，遂发热谵语，以补中益气及五苓数剂不效。延予诊之，六脉俱无，乍有则甚细，其外症则面赤、谵语、口碎。一友曰：阳症见阴脉，证在死例。予曰：当以阳虚从脉舍症治之，遂下附子理中汤冷服。二贴，脉稍见；四贴则脉有神，而口碎愈矣；六贴则脉如常，但谵语未已。予曰：脉气已完复，而谵语不休者，胃有燥粪，宜以胆导导之，果下燥结，谵语遂平（周学海注：此证若大便滑易者，有瘀血也。以桃仁下墨粪）。

　　马见源精神素弱，且劳甚，饿时吃冷肉一块，遂不快，发热谵语作狂，乃饮食劳倦之症。乡医先汗一次，不退，又下三四次，便倦怠昏沉，不思饮食，吐痰，昼夜不寝（周学海注：素无痰而忽吐痰者，肺胃筋膜内伤也，多由饮食劳倦，宜坚筋以复其力。痰发于筋膜者也，筋膜伤而湿困之，则痰常多；筋膜伤而火激之，则痰暴涌。凡治痰欲除根本者，在补血养筋而坚之，筋力坚强，自液不外泄）。下多亡阴，中气大虚之故。迎予诊，六脉俱有四至，洪缓无力（周学海注：缺）。至半夜，反加吐痰不已。起复诊之，六脉俱细，此邪气已去，真阴欲还，阳虚反发躁之象。急用六君加姜、桂各三分，服即成寝，至明午方唤醒之。又一剂，欲睡不醒，精神反觉懒怠，邪气尽退，而正气将复矣。至下午，吃米汤一钟，口知谷味，再用补中加干姜、桂、门冬、五味而疗。

脾胃例

孝廉王於鋆父，年六十余。六脉俱弦牢，右三关浮中沉甚豁大，左三略差；外症晚则作饱，且大便不利。此土受木制，脾胃不输津液，中气亏损之候也。宜补脾胃生肺金，乃用补中益气汤加官桂，以削木之克制，炮干姜以温脾胃、撤沉寒，山药、山萸佐当归以养阴，麦冬、五味骤收肺金以生新水。服二剂，觉胸中稍宽，身中反有眩意，此正气欲复，而邪渐退，故瞑眩耳。又服数剂，复诊之，则牢坚已去，第二尺俱洪。此真阴真阳并虚，当平补之，用八珍，晚服六味丸，大肠渐润，再数剂全愈。

邱生，年十八岁。正月间，过食曲饼汤面，遂不快，发热，头痛。邀余诊之，脉略紧，中沉洪滑。曰：当先除去风寒，以九味羌活汤一贴，寒热、头痛悉失，但觉不快耳！予适他去，彼延别医，用柴平汤一贴，病不减。晚归诊之，脉洪，汗出，而腹痛甚，不可按。以元明粉泡汤下导滞丸二钱，其痛减半，尚有胀，再用前丸一剂，而饱胀如脱，但腹痛耳，复增痞状（周学海注：诸症皆胃中有死血也，何不重加桃仁于剂中）。予又诊之，六脉俱细弦，此脾土受木乘，又被伐之过，宜用温补，以理中汤二剂，肚痛除。又以过食复饱，诊之，弦细如前，仍以前汤，但温脾胃，而食自消，诸症去。

汤如玉母，怀七月而生，后每大便甚艰，须二三时方安，百治不效。予谓：肺肠气血不能吹送，欲来不来，乃脾虚也。脾主信，欲来不来，无信也。当补脾肺，使各施其令，而吹嘘之气自如，调理数月而愈（周学海注：每见鸡雏初生，当肛门内，犹一片色如卵黄，是人物之生，以肠胃为最后。七月而生，肠力未全，必有补血坚筋强力固肠之法，随时进退，与之终身）。

一妇，年五旬。二寸浮洪，二尺小，右关弦，不思食，头眩。余曰：二寸浮洪，病主头眩，亦主上膈不清，此阳气虚而越上，不能归根复元，不能养温脾胃，是以右关脉弦，饮食不消而少飧也。理宜敛阳气归于下焦丹田之内，下焦温暖，脾胃自健，水谷自化矣。用桂枝、白芍六分，五味子二分，白茯一钱，黑姜三分，人参五分，杜仲一钱，破故纸五分，炙草四分，汤泡半夏一钱，加煨姜，十余剂而愈。

蒋怀劬，年六十。素吐白沫，已数十年矣。忽喉中有噎意，以白予。曰：此脾胃虚寒也，宜用人参调补中气，彼辞以贫窭〔1〕，自将白糖虀〔2〕汁熬化含吐，及六七日，则溏泄，日五六次，神亦劳倦，食亦不贪。延视之，六脉皆二至，来三五至则止，如雀啄之状。此元气大虚，不能嘘吸周回耳。用六君子加肉桂四分、吴萸二分、干姜二分。二剂，则脉连续而不止。又二剂，反加浮洪粗大，数七八至，发热、口碎、舌碎，乃虚阳上越之证。予思之，脉已犯难治之例，且吐沫不止，肾水泛，脾虚失统也。用（缺），病亦稍退。稍劳即复，服数剂复减，再劳又如故。至两三月后，药亦不受，亦不效，五六日而殁。先贤云：粗大之脉难治。书此以证之。

虚劳例

曹桐江令堂，年六十外。九月间，发热，少飧。余诊之，六脉俱无神，有八至，右关浮则满，沉则无，正经云脾虚浮似肺，亦火内郁之症，脾弱宜矣，用补中益气数剂。变疟，此正气复而邪气欲出矣，用六君加五味、干姜，四贴痊复，合参苓白术丸调理，康健如故。

三月间，予六弟，年九岁。先于二月十八日病痧，疹退发热不已，不飧饮食，惟饮冷水，啜数口，少顷即出，延之三月

---

〔1〕贫窭（jù据）：贫穷。
〔2〕虀（ji击）：同"齑"。捣碎的姜、蒜、韭菜等。

来报。余思之曰：不思食，脾胃虚也；欲饮水，热也；饮少顷即吐，中虚假热也；且兼吐酸水，此木旺土衰之病。以六君加姜炒山栀，服二剂，热住。少顷复热，此中气虚极，得药力则退，药衰复热，此药力少而病气重也。往诊之，脾胃脉弦无神，五六至不定，见迟，左三洪漫，看指上三关俱透，命关脉已黑，喘气昼夜不休，遍身发热六日，十日余不更衣矣。遂胆导一次，出粪不黑不硬而带溏，非真元之热，乃脾胃气虚不能升降耳。小便赤涩，欲便则叫呼痛楚之极，乃阳气馁而下陷，升降失司，气化失职所致。用补中合六味汤三贴，加麦冬、五味子，喘气即止，热亦退，惟小便涩痛不已。仍用补中益气加麦冬、五味子、牛膝、车前、干姜炒黑，清肺生水，升阳益胃暖中。一剂，小便出血，并血块若干，乃邪火煎熬，阴血干枯而成也。又二剂，痛止，饮食顿增，全愈矣。予曰：用前剂而获如此之效，岂非补脾养肺、金盛水生、气化自出之谓乎？了吾先师云：无非清气下陷，不升不降。此翁谆谆言之，治百病无不验，识此以语后昆〔1〕（周学海注：此肺热气陷蓄血于膀胱之分也，脉证宜细看）。

曹梧冈令爱，年十七岁。七月间以劳倦发热，不思饮食，六脉俱洪，用逍遥散四剂遂愈。自后饮食不甚贪，肌肉不生，此脾胃虚也，还宜服补中之剂，彼视为泛常，不及调养。延至十一月间，忽气喘咳嗽，此土不能生金也，且发寒热，复诊之，六脉无伦次、无至数，偶来一如游丝，亦无定迹，外症喘急吐痰，不食面红，遍身冰冷，两目有时而左红赤、有时而右红赤，此脾胃久虚，真阴渐亡，虚阳上越之危证。以六君加姜、桂各三分，门冬、五味、黄芪。二贴嗽为稍缓，四贴而寒热止，饮食增。又诊之，右三脉尚弦细，用补中加姜、桂，晚煎八味丸一钱五分，十余剂而痊。至来年正月间，复病如前，

---

〔1〕后昆：后嗣；子孙。

盖因节下饮食过伤，亦缘前之元气未复，脾胃未充故耳。其症
比前更重，脉亦如前，日夜不睡，以归脾汤加大附三片，姜、
桂各二分，服一剂，即齁睡一晚。又三剂，更服补中加姜、
桂、山药、故纸，二十余剂。复诊之，右三比前觉定，但弦不
和，仍服前汤，用八味丸四十余粒同煎服之，又二十余剂，身
温症退而平（周学海注：与刘夫人、马见源案参看）。

　　钱心卓令爱，五岁，先于十二月间患肛门肿痛，且碎且
疮，不思饮食，以翰〔1〕示予。曰：此脾胃虚弱，虚阳内郁不
伸，下溜侵肺，金受克之故，宜六君加升、柴、吴萸、制黄连
炒黑色三分，二剂即瘳。第未全复。延至正月尽，发热不思
食，眼劄泪出而红，泄泻。服他医煮肝治疳之药不效，复语
予，亦以四味肥儿之品与之。初觉有效，数日反益重，此元气
已虚，攻伐太过也。遂乘舟来就诊之，则右关弦细，左关洪
漫，发热日夜更甚，晚间泻十数次，咳嗽。予尝观脾胃不足及
久病之人，未有不左脉大过于右者，正东垣左脉克右脉之说，
理势使然。况脾土一虚，肺金益衰，水涸木枯，枯木生火，焉
得左脉不大于右？用前剂加姜、桂、门冬、五味，送下四神
丸，六七贴。暂进暂退，脉细如故，此元气未充，不宜改方，
彼亦深信，又服四剂，眼劄略疏矣，此真元渐有复意。适了吾
师至，云所用之方，止减陈皮，泄气不能堪也。又去陈皮十余
剂，病减十八，再数剂全愈。

　　张敬山夫人，年四十外。病已八月多矣，遍身肉尽脱，气
喘，不思食。延予视之，六脉俱和缓有神，四至，虽名有胃
气。经曰：形肉尽脱者不治，脉不应病者死。姑用六君加门
冬、五味、干姜二剂，初觉不安，顷之遂齁睡，气喘亦疏，声
亦响亮。复诊之，六脉俱细，脾肺二脉，似来似去，欲脱之

---

〔1〕翰：原指长而坚硬的羽毛，后来借指毛笔、文章、书信等。
此处指信函。

象，此的为死候矣。再三谛询，彼云稍可，但不思食耳。予思此脉比前反退，甚是不宜，又勉进前剂一贴。又泻，增胸膈饱闷，且不纳水汤，此中气已虚，不能输运，遂查历日，乃乙巳。曰：今晚死矣。重于甲，卒于乙，此五行之定制也。已而果然，友人薛理还云：久病脉有神，服药顿退，此决死之病。正如灯火之将灭，又愈明而遽绝耳。

王姓女，六岁。痘后患咳嗽，将三月，不思食。迎予视之，六脉弦细，此脾肺虚寒也（周学海注：此痘后热血蓄于肺络也。若外袭风寒，内伏寒湿，必兼喘急）。六君加姜、桂、门冬、五味四剂。饮食顿进，嗽亦稍止，此真元未散，药力易得，再十余剂，去十九。然脉尚弦细，较前不过略和，教以服前剂，不允而止。明年复患如左[1]，脉亦仍前，以前剂治之，全愈，第脉终未和缓，犹带弦细也。予曰：病虽瘳，脉气未复（周学海注：脉久不和，其本在血络，和血即脉复）。又明年三月，重患如前，又视之如故，以十全大补汤、门冬、五味，四服而愈。予思之，犹未脱也。当补中大补剂百余，方获五脏坚牢，而宿疾亦不再起矣。不然，年盛时色念一动，将有不胜其喘患矣。世医以咳嗽之疾，全作痰火，尽治以清痰降火顺气克伐之剂，遂至脾土中损，多致不救，不知咳嗽之疾，繇脾胃不和，肺金失养，金不生水，心肝二火陡起于内，乘所不胜，遂咳嗽不止，而肺病奄奄，脾胃益虚，此子病母忧，化气使然也。正宜补脾胃，生肺金，不拘剂数，使脾肺得养，五行暗化，土盛金生，而咳嗽自休矣。

丹徒王盛之，年三十余。六脉俱九至，外症则咳嗽面赤，懒言怕闹，时病已半年，从前苦寒之剂，不记数矣（周学海注：如此，即胃络当有死血在），此真气已虚而脉数也。经云：数则元气虚，数则脾气虚。又云：数则有热而属虚，是皆不足

---

[1] 左：疑为"右"字之误。

之症。六脉中又脾、肾二脉洪大，此肺金不能生肾水也，理宜补肺金生肾水，水旺则制火，金旺则生水平木，木平则脾土盛，又生金矣，此正治也。乃与云：兹证取药十四五贴或念贴外，当有汗出，此阳气升而经络通矣。汗后即当倦，八九日或半月，此邪退而正虚也。或十日、半月，元气渐复，倦态方去，自后温补脾胃之剂，又当痰动、血动，或发肿毒，或作泻，此数者，听其自来，乃脏腑邪气欲出，发动流行之象也。倘不预言，恐变症多端，患者惊骇耳。因与以补脾生肺滋肾水之剂，五六贴，数脉不减，此真元虚而燥也。即以前剂去头煎，服二煎、三煎，不十剂而数脉去，此时虚火一退，中气便寒，以六君子加姜、桂五六贴，脾气运动，痰饮便行，归于腰胁，肝肾部分大痛。邪之所凑，其气必虚，益见肝肾虚矣（周学海注：是胃脘死血下溜，未得出路也）。令外以盐熨，服二陈加桃仁、元胡索、薏苡仁二贴，大肠见痰血而痛止（周学海注：血为热为痛，痰为冷为喘，此病久服苦寒，仍能见血而愈，是体气壮实也）。复用补脾六君加五味、白芍而愈，倘不预明此理，则变出腰胁痛时，便没主张矣（周学海注：此案脉证宜细看）。

一妇，年五十。小便时尝有雪白寒冰一块，塞其阴户，欲小便，须以手抠溺，否则难。予曰：此胃家寒湿，缘脾气气寒，凝结而下坠，至阴户口而不即出者，脾胃之气尚未虚脱，但陷下耳。用六君加姜、桂，不念剂而愈。

一妇素劳症，四月间，胸中作饱，腹亦胀，不饥，日夜泻十数次。诊之，肝肾脉弦而不和，此肝肾虚寒也。治以破故纸一钱，杜仲一钱五分，山萸三分，熟地三分，吴茱萸三分，甘草二分，乌药三分，沉香（磨）三分。四贴稍有转头，八贴能进汤水，念贴全愈。

丰义储中和，持斋十七年矣。先九月患梦泄，已而发惊。此五脏空虚，津液燥涸，肝木生风，风火扇摇，故令精动而泄也，攻补皆不效，先润养其脾胃，脾胃润，使津夜四布，百骸通泽。一月再诊之，肺脉大，土不能生金也；左尺细长，金不能生水也；余俱洪缓，且不甚流利（周学海注：洪缓不流利，津虚血燥，气浮无根，幸不在尺部，左尺细长，是梦泄发惊之本脉，以下焦寒气上擎也）。以补肺之剂，四剂则和而长矣，虚则补其母之法也。先时不知饥，以异功散加黄芪、桂、芍、五味子补脾生肺，肺复生肾，三脏相生。晚卧不宁，以归脾汤间服之，元气渐充，精神渐发，越半月余，加用太素丸全愈。

庚午正月，诊得用吾先生左三脉沉枯细小涩，此劳伤筋骨气也；右三脉浮而洪数，左右皆八九至，此饮食劳倦伤脾脉也；其症神思昏倦，发热，先因饮食不消，曾服消导之剂以致如此。思之曰：脉虽数，年虽高，症虽重而长缓，尚可延生。遂用保元加桂、芍、五味子、黑姜三分。服数剂，浮洪脉敛，数脉亦退，第不知饥耳，此脾胃不开也。且服此剂而无汗，必气未全旺，遍身经络尚未通故耳，恐此后必发毒，因五脏之邪未透，毒必内攻一经而出。况此平素郁劳甚，毒必从虚脏而出，未几，果少阳经发一毒，痛甚，其坚如铁，灸之念艾，遂浮肿而散，傍复生一肿，再灸念艾而痛止，耳前后板甚，此血虽行而滞未尽散，经络未尽通，再以保元辅脾活血通经之剂与之。适左半身发汗甚黏，左属阳，此阳气发动也。明日，觉身中不安而躁，此作汗之兆，果下午遍身有汗，且作泻，此中气虚寒也（周学海注：作泻有蓄痰宿水，因气化而下出者，不尽由虚寒，当详察所泻形色）。以中和散人参汤调服，遂稍饥，肚痛亦退矣。明日再诊，六脉俱六至，二尺弦，此下焦虚寒，丹田气冷，命门火虚，不能生脾土也，虚则补其母，不思食而作饱。当以六君子汤主之，加破故纸、小茴香温下焦以生火，火以生土之义；加黑姜以温中，以稍食，加健运；加桂、芍、五味，以敛肺金生水，水升火降也。自此以后，脾气渐健，饮食渐进，而肿处滞血，方化为脓。大抵脾胃之疾，兼之高年，又值春木正旺之时，过此一关，无肚饱之症，可保万全矣（周学海注：肚饱为太阴内陷，胸痹为阳明下陷。任脉上虚，皆由血死下澄不复温化。凡高年及虚人久病，无端忽见肚饱、胸痹、体倦、食减即不起。脉反缓长如无病也）。

头痛例

一老妇患头痛二月，诸治罔效。余治以通经络、和气血之剂，十余贴。晚上吐血二碗许，其家惶恐奔告。余谓：其症明日当愈，已而果然。

一贵介，年三旬。先因齿痛，用石膏三钱煎服，顷即满头皆肿痛，牙根上颚肿势尤甚，俟天明稍退，盖得阳气故也。诊之，右关细洪，左关涩，左尺亦涩。余谓：须纳气下达，方得脉和，定方名羌活散火汤。羌活（酒炒）五分，防风三分，酒连一分，酒芩二分，白茯苓一钱，人参二钱，甘草五分，半夏一钱，破故纸一钱，枸杞子一钱。二剂，其细涩脉即粗大，是阳气下行矣，头痛稍止，可见前头痛是下焦无阳，阴火上冲。服之八剂，头痛全止，齿根肿犹未退，脉则益和。余曰：将愈矣，此阳气已至羞所。果四五日出脓少许而瘳。

胃脘痛例

万历壬寅六月间，家君年五十三矣。患心口痛，呕食面黄。诊之，脉细弦数六至余。即灸气海、乳根各数壮，服补中益气汤加吴萸、姜炒黄连、山栀，二三十贴。又以四君加减丸补脾，遂愈。明年天旱，家贫车戽力罢[1]，复吐酸如前，再服前剂及八味丸而安。

一妇人，年五十余。素有心疼，久已疏矣。七月间，旧病

---

〔1〕车戽（hù户）力罢：指劳累过度。戽：泛指汲水灌田的农具。车戽：用水车戽水。罢：通"疲"。

忽作，医以宽中导气削坚攻血等剂，致中气愈虚，不思饮食，神愈，迎予治之，已五六日不食。诊之，六脉俱沉，惟脾胃弦细，似有神，寻亦难得；外证则心口痛，左胁胀硬，呕苦酸水，但能饮清汤，如吃米汤一口，即饱胀不胜，正木来克土之症也。然其人脉病虽笃，面色、肌肉犹不甚脱，忆古人证不凭脉之语，投以异功散加吴萸、干姜，佐以姜炒山栀三分。二贴，病失十五，再二贴而愈。

眼痛例

徽州方奉安令郎，十二岁。孩时乳母无乳，且喜酒，恐其父知无乳，私以果米食喂之，乳哺三年后，便眼弦红烂，此受母湿热故也，渐至眼不得开。延予治之，六脉俱洪。予曰：此肾水不足之疾，当益水以滋肝木，以六味汤加柴胡、山栀，数十贴而愈。时方秋候，余复言宜多服前剂，预培肾水，以助来春生发之气。彼急缓不果，至春遂如予言。他医治以芩、连凉心之剂，进至五日，眼不开，且发热不思食，作泻，咳嗽，此过伤苦寒，收降太过，致阳气受亏，胃气不升发也（周学海注：凡过服苦寒，在血实之人，胃络凝痹，当见一块结急而疼痛，且愈觉内热。血虚之人，胃血辟易，胃体寒僵，肚中一片全不柔和，溏泄作坠而微痛，若不速救，至舌淡无苔，是血络全闭，胃气不能上荣也。此案是湿热酒毒，久伏血肉之中，治宜活血解毒，使遍身发疮自瘳。苦寒逆折，固在所忌，甘温补脾，亦非邪盛时所宜，能增湿热助毒也）。复请视之，六脉俱八九至，按至骨则细无神，左心肝洪大于右，按之无力，此气血大虚，元气大惫之症。幸童子真元未散，尚可救药，亦须服药半年，方可见效，治以四君加黄芪、山药、门冬、五味三月。发热、咳嗽稍可，作泻犹未止，教以服补剂参苓白术丸，间以前药，至半年，脉退六七，眼亦开矣，第赤烂上下黏腻未除，或时可，或时黏，此正气未全复，邪火未全退也，还当扶元气，而邪火自息。彼吝于参费，复用别医，以补血当归、生地之类，一两月，前症复作，眼复赤烂不开，反增恶寒发热，作泻、咳嗽如旧，事已告急，复求予诊，六脉俱细数，比前更甚。余许以八贴之后，恶寒不减，便不可回。服保元加白术、门冬、五味。四剂后，恶寒顿退，惟发热不已。余曰：盖恶寒者，阳气虚也，服四剂而祛之，阳尚强，尚可救疗，后以保元、四君加山药、门冬出入服之。至冬，眼弦赤烂已去，数脉俱退，止五六至，按之无力，眼中不时两眦皆有红翳入睛，此阳虚上越之故也。以补中汤去升麻，入熟附一二分，七八剂翳退，数脉亦退，仍服前剂而全愈。

左光禄丞，年及四十。两目俱瘀肉满珠，他医与以祛风散热之剂，不效。余谓：脾主肌肉，此脾胃肉滞也。以桃仁泥二钱，枳实一钱半，连翘一钱半，元明粉二分，白芷二分，山楂肉一钱半，晚上日服一贴，至十贴而全愈。余以此方治数百人患此者，俱未尝不效。第先曾服多苦寒之剂，已伤脾胃，不思饮食者，禁不可与，如勉用之，则眼必坏，且致虚损。如患此症，服过寒凉，已伤中气，且宜静养守之，亦得渐退，不可造次，至于失明。盖此症医者罕识，阳明多血多气之经，而经云血实宜决之，此方决之之意也。如患者脾胃素虚，必欲服之，或间日一贴，或间二日一贴可也，急服则损目伤脾也（周学海注：此方从桃仁承气套出，而丁宁告戒者，过服寒凉，胃血辟易，再用苦咸寒泄，即血不复能上荣）。

邱豫章，患瘀翳满眼，医以大黄行之，祛风散热之剂服之，俱不退，以前方三四剂而愈。

一女人，年五十余。素眼疾，因服祛风散热之剂，忽口干，且发热，多眵，开合不得，红筋薄翳满目，六脉洪数五六至，浮沉俱无力，此气有余而血不足症也。四物加黑柏二分、山栀、陈皮，八贴而愈。

刘夫人，年五十余，忽眼疾，医以祛风散热养血之剂治之，不效。已五六日矣，眼珠痛，声撼邻。予诊之，左关洪喘且大，此肝血不足，肝自生风也。细观之，左瞳神散大，痛不可忍，无红筋，加味逍遥一贴，服之痛止，一二时复作，此药力尽也，日服二剂，将六七贴，痛减十六，十二三贴全愈，后教以服六味地黄以生肝木。

杨宅使女，年八岁。两目眵泪不干，眼眶赤烂，此脾胃湿热，以胃苓加酒炒黄芩、连翘，六七贴而愈。

一朱友，年三十外，患左目自上而下，红瘀兼翳，俗曰垂帘。其势自上而下，象垂帘之状，故云。用加味逍遥去白术，加川芎，少白芍。十数贴，去其十六，再十贴而全愈。复令服地黄丸。

一唐友，年二十外，症亦如前，亦用逍遥加减如上，服十五六贴而愈。

齿痛例

家慈，年五十三岁。齿痛不食，已几月矣，人误以旧方野蜂窠填入盐椒，羊胫骨为末擦之，满口皆碎，倍痛，愈不能食，而母以人中白涂疳散抹之，方可进汤水，遂乘舟入城。诊之，右三脉俱伏，左寸关细，左尺洪缓。怃曰：拣方医病，不如以理思之。右三部伏，因齿痛不便食，脾胃失养故也；左寸关细者，缘脾胃虚，不能荣养心肝之血而然；左尺洪缓，乃湿热耳。用白术、甘草、陈皮补脾胃，四物汤以养阴血，苍术、茯苓、黄柏、知母以除尺之洪缓、胃之湿热，四贴而愈。

崔友，年二十外。素好色，忽患齿病，遣使来云：病齿龈肿痛，且流血不止。予思之曰：此木克土之象，肝肾血虚，风火妄动，乘其所不胜也。以加味逍遥散二剂治之，服一剂则痛减血收，二剂全愈。盖凉肝肾之阴，治风热之标，培脾土之虚。经云：木郁则达之，火郁则发之。正此谓也。

师祖存碧，年四十余。素脾胃不充，忽一日齿痛，两口角流涎不止，灰挹满斗，楚声撼邻。脉之，右关弦急，此脾胃虚寒之症，用补中益气汤加吴茱萸、干姜、肉桂各三分，内人参五分，服之顷间，痛未解而反增，坐卧不安，此药力未施也。再顷之，疼虽减，而涎犹不止。予曰：涎乃脾家液，不宜过去，即煎前汤加人参八分，明日又如上一剂，痛止，液亦不去，再三贴而愈。

杂症例

一女人胎八九月矣，忽腰痛甚。诊之，六脉俱细，二尺涩且弦。予疑之，视其怀抱不虚。予曰：虽是胎，恐难产，亦恐或坠，后遇查育吾先生诊，亦如予言。以养血气与服，遂得如期而产一子，然不暮而亡。观此女素禀弱，勉得胎孕，而乏其滋养，宜如此之克验也。

姪男，甫六岁。三月间，忽然热，三日，左面心胃经部分出痘一颗，如鹅眼大，右眼弦胞皮上一颗，不甚发而没，余而细红筋数条，至五六日不贯浆，发热烦躁，昼夜不睡，肚饱，咬牙，寒战，抽搐，时刻叫喊不安。余视之，六脉俱八九至，幸大便不泻。予思曰：肚饱者，脾胃弱不能输运毒气也；烦躁者，肾水不足而有火也；抽搐咬牙者，水不能生木，枯木生火，风火摇动之象，乘其所不胜也。大法，当先保元气，清肺金，生肾水，水旺木滋，而火自息，遂合方名保七六三汤，保元汤七分，六味汤料三分也，加门冬、五味。一贴，鼾睡半日，醒而复躁，复半日，遍身如蚊啮之状，甚细。又照前一贴，复睡如前，醒后烦不安。予曰：鼾睡，得药暂元气少复，邪气少退之故；复烦者，里毒未尽出也。复用参四圣饮二贴，浆足，黄如蜡色，又七八日方脱靥。古人云：三日热，三日透，三日齐，三日浆足，三日脱靥，此正气不虚者言也，虚而邪盛者，不拘于此。余曾见咬牙寒战，俱弃之不医，而诸书亦云难治，惟立斋先生有治方，不拘此，神化再出，非庸医可觑其一二者。

叶少池令郎，年十五。发热，足不能行，且痛。予诊之，六脉俱十至，二尺弦细，此血虚发热，兼湿有寒。用逍遥散加酒柏三分、苍术一钱三分、吴萸三分，二贴全愈，余不意应效如此之捷（周学海注：近年荣相文忠公患此证，即用此方，神效，但不除根）。

丁会成，年四十余，春季右腿正面忽痛麻。诊之，右三部洪数五六至，问口渴否？曰：是也。升麻葛根汤二贴而愈。

壬寅九月间，六妹，年二十一岁。缘家贫忧闷，忽患乳痈，不信服药，渐至胀长尺许，极为可骇。予思石山先生微义，大都人患疮痈，畏针不早开脓，致大伤阳气，后难收复，即以神效瓜蒌散二剂与服之，脓即射出，厥后果然疮口不收，汗出如珠，至日西则昏愦不省人事。予曰：虽脓已出，阳气终损，第未全脱耳。诊之，脾胃命门脉细弦，余浮无沉，按无力，此阳气虚也，以十全大补及补中益气出入服之，数十剂方愈，仍令再服八味丸数斤，无后患，不则，阳气终难恢复。以怠惰不如所言，来年十月间，前阳虚之症复作，流汗如珠，拭去复有。予曰：此少服八味丸之故。以补中益气加吴茱萸、破故纸、干姜，二三贴即减，数十贴而安。复教以服前丸，妹犹未果。又来年七月患伤风状，来告予欲药。予曰：此阳虚不卫外之故，以补中益气二贴服之。缘中气寒极，不甚应病，已十二三日矣。复召予视之，汗出流水，面赤，舌出不收，呕恶吐痰吐酸，昼夜不知人事，下泻清水，满口皆碎，膈中隔塞不通。诊其脉，十至余，有影无形，浮中沉俱无力，脉状难定，明知前症之虚寒，寻思东垣《此事难知》之旨，上吐下泻，此中气不和，脾胃虚寒之症也。即投理中汤加吴萸、姜汁炒山栀。一贴，上下皆通，舌收、喘定、痰止，遂索汤水，惟昏愦如故。再一贴，口疮尽愈。与十全大补汤，并服加减八味丸，二十剂余，两太阳各生小疖一二枚，前数脉尽退，方识人。自云：向昼夜如梦，今日方醒。九月尽，再诊之，豁大难明之脉已退，惟细弦耳，尚呃逆吐痰，重以六君加吴萸、干姜、砂仁、煨姜，一二剂呃止。复以异功散加干姜、吴萸及前二丸而愈。

邱子明，年五十外。左乳上发一肿，服消毒药，且不戒劳，又兼远行，遂肿大如盘，高一寸许，犹服前消毒剂，反增恶寒不思食。余视之，六脉俱弦、微大，不和、无神，此阳气虚而脾胃亦虚寒之症，以枣大艾圆，傍逐一灸至中，以痛为度，积八十壮，服六君子汤加黄芪一钱，姜、桂各五分。一剂，至晚即睡，不觉天明，肿遂平，呕恶减半。再剂，呕恶去，饮食顿增。复用八珍汤去地黄，加芪、桂、姜如前，腐如瓜瓤，此阳气尚能作腐，可医之兆。予适他往，瘀死之肉剪迟[1]，疮面连结，色黑如墨，重发热攻开。一方医为割之，热透遂凉，仍服消毒药，乃泄泻，日数十行，呕恶、渴甚、肚痛，疮紫黑。予归，急用六君加芪、姜、桂如前，煎送四神丸百粒。二剂，泄泻止半；三剂，肚痛、泄泻俱定，疮色变红，但渴不止，此真阴亏也。用八物去地黄加芪、姜，送下加减八味丸七十余粒，数十剂而愈（周学海注：此节有讹文）。

一友，年二十外。左边睾丸并腰痛，医以大黄等药与之，约六七日矣。反发热、痛甚。此寒气着于内，着而不行也。余诊之，二尺沉按弱细，余俱洪数，且有滑意。予曰：此作痛将欲成脓，用真人活命饮加人参五分（周学海注：缺）、牛蒡子。一剂痛减，二剂全愈。

蒋子贤，年四十外。因长途劳顿兼酒色，面若熏黑，橘黄带微黑也。无力不思食，六脉俱细，盗汗，恶心，作饱。用六君加苍术一钱，肉桂二分，干姜三分。六七剂，口知味，知饥。至三十贴，面红活，但作泻未止，与以四神丸。三四服而愈，第觉左边睾丸有肿意，此脾健运，湿热下流之故也。不及

---

〔1〕迟：通"治"。芟除。

治之，复北行，酒色两兼，且受恼怒，重发热不安，与补中益气汤加羌活、蔓荆。一贴，热稍退，而阴子肿大如鹅子大，左脉洪，用小柴胡汤合四物加车前。一贴，不减，且溺则小便涩痛难出，口干，发热。更加龙胆泻肝汤加牛蒡子。七八贴，发热退去，口干亦减，溺亦不涩，睾丸肿软十八，又服数剂。服活命饮加牛蒡、人参，十数剂肿消。

王岐冈，年十七，读书坐久受寒，遂左边睾丸作痛。用真人活命饮加牛蒡、人参，八贴肿消。

陆起潜，右拗患肿作痛，六脉洪数，右关尤甚。用逍遥散加川芎，二贴而愈。予曰：洪，心脉也；数者，火旺水亏之征也；而右脉盛，气有余而血不足也。肝血不足，肝木生火，故脉洪数也。而右阴拗肿痛者，以右脉甚也，拗者，肝家部分，肝木为火所烁，则筋急，而拘挛肿痛也。以前汤清其热，养其血，培其根，故捷如影响也（周学海注：亦泻实火耳，非养阴培根也）。

刘七官，年十七。遍身脓窠疮，其色红紫。余视之则跷足而卧，以隐曲处多疮，难于屈身故耳，六脉俱洪大有力，数有十至。用加味逍遥散，四贴而愈。越二月，手足复患如前，六脉俱按洪大，以四物加术、陈、芪、门、味，八贴而愈。

伍姓，久患漏肿，肛口连臀尖流血不止。医以大黄末敷之，其肉渐黑硬麻，且病目，红筋满珠，开合不便。余视之，以逍遥加味者，添桃仁、连翘。十余剂服之，而红筋十退六七，而漏亦稍可。予复令揭去大黄，日灸艾十余壮，候痛即撤之，内服托里消毒散加破故纸，以其命门脉弦故也。服数十剂，此方去取一二味后，肉渐软红活而愈，亦教以服六味地黄丸加故纸、杜仲。

统观诸案，恪守立斋家法，理路正大，第药力太薄，法少变化，不足治大病，启后学。在气血微虚，津液不足，而经络未有痼痹者，自可收功。若夫虚极之重病，实极之暴病，虚实杂极之奇病，诸方安能制之？故讲方法者，必有《伤寒》《金匮》之矩矱〔1〕，兼《千金》《外台》之魄力，乃能任艰钜、适变化而不竭焉。此书格律谨严，可为老人、虚人调养指南。首二卷颇有精语，极宜潜玩，视近世好为张皇幽渺〔2〕，词蔓理晦者，奚啻霄壤?

---

〔1〕矩矱（yuē约）：规矩准绳。矱：尺度。

〔2〕张皇幽渺：指阐发、张扬思想或著述中的深妙精微之处。

理虚元鉴

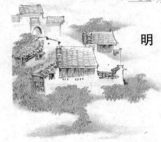

明　汪绮石　撰

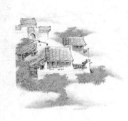

内 容 提 要

　　《理虚元鉴》系明代汪绮石多年治疗虚劳经验的总结，是现存第一本虚劳专著。1771年由柯怀祖校刊传世。本书以《黄帝内经》为宗，又兼采诸家之长，尤参李东垣、朱丹溪、薛立斋三家之说，融会贯通，学古而不泥古，并自创一家之言。全书分为上、下两卷：上卷主要论述虚劳的病因、病机、证候及防治，同时详细论述了肺痨之证；下卷为虚劳本治方22首及治虚药讹一十八辨。本书提出了虚劳六因之说，病机归于阴虚、阳虚两大类，治疗上则强调"三本二统"，重在脾肺，兼顾他脏，体现了五脏一体观，以"调"为补治虚的主导思想。本书在虚劳病证治领域有较高的学术价值和临床指导意义。

柯　序

　　医学祖《灵》《素》《难经》，而方不传。制方首推仲景，嗣后各立一说。仲景治冬寒，而河间明温暑，洁古理脾胃，东垣讲内伤，子和攻痰饮，丹溪究阴虚，六家为医学之宗主。王安道以冬寒分出中寒、伤寒；巢元方以温暑分出热病、中暑；罗谦甫以内伤分出劳伤、食伤；隐君〔1〕以痰饮分出湿痰、燥痰；叔和以阴虚分出真阴、真阳。其论尤为明晰。古人立说，各具一长。合其所长，乃称全璧。余遍观诸家，虚症犹未尽厥〔2〕奥。雍正乙巳仲秋，购得绮石先生《理虚元鉴》，实发前人所未发。其治阴虚，主清金，肺为五脏之天也；治阳虚，主健中，脾为百骸之母也。其方甚简，药味无多。《神农本经》药三百六十五种，效法周天度数。仲景一百十三方，取《本经》药九十一种入《伤寒论》中。或合经之大纲，或合经之一目，乃详于伤寒，推及诸病也。绮石先生独详于虚劳，盖风、寒、暑、湿，多乘虚而入，正气固，则受病少，治虚劳是治其本也，诸病其余事耳。余素留心于六气司天，主客进退，乘除偏胜，而人病焉。不谙司天审病，误投药饵者过半，《元鉴》亦参及之，则绮石之论虚劳，犹仲景之伤寒，非举一而废百

---

　　〔1〕隐君：即王履（1332—1383?），字安道，号畸叟，又号抱独老人，师从朱震亨，元末明初医学家、画家、诗人。著有《医经溯洄集》等。
　　〔2〕厥：指示代词。其；他的。这里指"诸家"。

也。韩昌黎谓孟子之功不在禹下，绮石岂在仲景下耶？医道大而微，不知天、地、人，不可与言医；不通儒、佛、仙，不可与言医。余浅昧，愧未贯彻，但愿业医者，广为搜讨，会其指归，则吾道幸甚！斯世幸甚！

　　　　乾隆岁次辛卯初夏古吴柯怀祖题于复韵斋

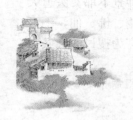

华　序

　　余年未三十，获交柯君德修，今六十有九矣。君业医，余喜地学，辄谈论天下技术。地关一家休咎〔1〕，医关一人死生。钝根人求名不成，改业图利，相地习医，自误误人，曷有底耶！然地误廿载后，医误旦夕间尔！君天姿颖敏，幼就塾同学，分授经，悉耳熟背诵，故潜心医学，得深造焉。本世医，复从明师指授，探源溯流，广搜博记，多购未见书，《理虚元鉴》其一也。君于疑难症立辨，制方不停睫，案简当，老医慑服。入都，名大振，医院诸人避席。太原守病，邀入幕，山右〔2〕抚司以下，咸以扁、卢目之。君善导引，长余数岁，健食如虎咽，步履捷于少壮人。余日就衰颓，每以屏俗，缘毋懈佽〔3〕功为最。君之邃于医，不但贯串诸家，得于静悟者尤多，来余家剧谈不厌，延治者急甚，久之乃去。今欲刻《理虚元鉴》公诸世，余四十余年知己，述其概，弁诸简端。

乾隆三十六年岁次辛卯
三月朔日牛毛道人华杰撰

---

〔1〕休咎：吉凶；善恶。
〔2〕山右：古代山西省的别称。
〔3〕佽：通"玄"，深奥的。

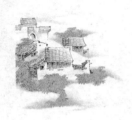

陈　序

　　岁甲戌，予守毗陵[1]，得一士，柯子心斋。其先世浙慈人也，家传忠厚，多业医者，令祖锦堂先生，侨寓锡邑之鹅湖，遂家焉。兼通家学，隐识为远到材，迄今二十载矣。一衿潦倒，蹭蹬场屋[2]，岂其受博而不专欤？顾多才者多艺，不相妨也，遇合会有时耳！予患头风，访医仰药，无纤毫之效。心斋诊予脉，乃云治病不求其本，真为头痛治头。缘制一方，却与所患不相涉，服后痛渐愈，不啻陈琳之檄。及见伊令伯德修所刻《理虚元鉴》，因知心斋制方之意之所由来也。德修柯君，虽未晤言，其学业之渊博，已于所订者窥见一斑。且是书沉埋剥蚀，历有年所，堂世不知有是书，即见之，谁复知为绮石作者。今柯君不掠美，以付剞劂[3]，参订而表彰之，更可见其用心之厚矣。噫！学固贵崇其本，业必有待乎时，不独医道也，是为序。

时乾隆三十六年岁次辛卯嘉平月阆中

陈焱晋亭氏题于姑苏署次

---

〔1〕毗陵：即今常州。
〔2〕场屋：古代科举考试的场所，此指科举考试。
〔3〕剞（jī机）劂（jué绝）：刻镂的刀具。此指雕板、刻印。

原　序

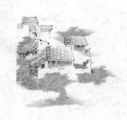

　　绮石先生医道高玄，虚劳一门，尤为独阐之宗。尝曰：人之禀赋不同，而受病亦异。顾私己者，心肝病少；顾大体者，心肝病多。不及情者，脾肺病少；善钟情者，脾肺病多。任浮沉者，肝肾病少；矜志节者，肝肾病多。病起于七情，而五脏因之受损。先生悯世人之病虚劳者，委命于庸医，而轻者重，重者危，深可痛伤。特校昔贤之书几千百家，如四时各司一气之偏，未逢元会[1]。乃伏读《素》《灵》而启悟门，得其要领，参订补注，集成一书。辨症因，详施治，审脉法，正药讹，精纯邃密，后岐黄而启发者也。其功岂浅鲜哉！奈书成身殁[2]，易箦[3]之时，犹谆谆以斯世之责，至嘱于两世兄及诸门下士，而不肖亦与闻遗命焉。今先生虽逝，而道在人间。长君伯儒，能读其书；次君东庵，能继其志；犹子[4]济明及门下武林君宾沈子，能广其传。然则先生固未尝逝也！先生不忍后世病此者夭折而莫救，故临终以山中宰相[5]事业，专付

――――――――――――――

　　[1] 元会：古代皇帝于元旦朝会群臣的典礼，称为正会，也称元会。

　　[2] 殁（mò莫）：古同"歿"，死亡。

　　[3] 易箦（zé责）：即换席，此指病重。箦：竹席。

　　[4] 犹子：侄子。

　　[5] 山中宰相：南朝梁时，人们称陶弘景为"山中宰相"。此指绮石高明的医术。

仲君〔1〕。仲君会世变，遂弃棘闱〔2〕而潜心于箕裘〔3〕之绍。
是书之成，实其发明者居多，所恨身丁丧乱，受梓无人，大惧
淹没先生之德，是望后之仁人君子，体先生之心，登此书于梨
枣而广传之，则吾侪幸甚。天下后世读其书，饮其泽者幸甚！

受业赵何宗田氏谨识

---

〔1〕仲君：即次君东庵。
〔2〕棘闱：古代科举考试的考场、试院。
〔3〕箕裘：比喻先辈的事业。

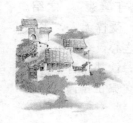

柯 跋

　　《传》云：三折肱为良医。《楚辞》云：九折臂而成医。《曲礼》云：医不三世，不服其药。则业医者，贵专且久也。曾伯祖韵伯公，本诸生，精研医理，笺疏辨论极伙，自著《来苏集》等书数种，向未梓行。表舅祖陈时行，韵伯公嫡派[1]，吾伯父所受业者，渊源固历历不爽也。吾家藏书颇备，刻本、抄本若干卷，相与析疑辨难，克穷阃奥[2]，又与琴川杨资生先生讨论有年，凡儒生渊博而贯通者，广资稽考。则伯父于医，原本先世，参究明师，博访良友，冥搜曩哲[3]，可谓专且久矣。今《来苏集》等书已刊刻行世，是书乃绮石先生所著，亦抄本之一，不敢自私，镌刻公世，既以阐古人之秘，亦以表得力之自云尔！

乾隆三十六年岁次辛卯小春朔
又五日侄男有田谨跋

---

　　〔1〕嫡派：指家族相传的正支，或指学术、技艺等相传的正宗。
　　〔2〕阃（kǔn捆）奥：阃，门槛。阃奥，内室，比喻奥旨。
　　〔3〕哲：指贤明、智慧的人。

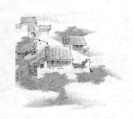

目　录

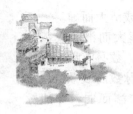

卷　上

治虚脉法总结

脉来缓者，为虚，软、微、弱皆虚也。弦为中虚，细而微者，气血皆虚；小者，气血皆少。又脉芤血气脱，沉小迟者脱气。以上皆劳倦之脉，虚怯劳热之症也。又微而数者为虚热，微而缓滑者为虚痰。

治虚脉法分类

一、心肾不交，两寸弦数，两尺涩。《纪传》曰：左寸脉迟心虚，右寸微滑精气泄。

二、梦泄遗精，尺寸脉迟而涩。心肾不交，梦淫精泄，真元耗散，不寿之征。又曰：寸数脾弦，两尺细数，精离位。青年左尺微涩，色欲伤。《正传》曰：诸芤动微紧，男子失精，女鬼交。心脉短小，梦遗精。尺数，相火炽而遗。

三、漏精，右尺弱如发细。天精遥遥，寒精自出，马口有黏腻之累，房事不久，绝孕。

四、肾痹，寸虚弱而涩，尺沉细而数。心旌摇摇。

五、夜热，微弦虚数，或沉或涩，软弱而细。

六、骨蒸，数大，或滑、急、促、细而数。

七、干咳嗽。左寸涩数，右大急数。

八、虚痰嗽，软细弱，气口微细而数，或滑大而虚。

九、血虚痰火，左寸涩而弦数，右寸虚大而滑，或数而涩，尺中虚涩。又曰：细而紧数，细则血虚，数必咳嗽，紧则为寒。寒因血虚而客于肺经，反而作热，故脉数而咳嗽也。

十、咳嗽痰中带血珠，右寸滑而数，或濡而弱，即煎厥之症。

十一、咳嗽带血，寸数而大，或滑而紧急，关、寸弦而涩，即煎厥。

十二、劳嗽吐血、咳血、呕血、咯血，即薄厥。脉得诸涩、濡为亡血，芤为失血，涩为血少。际氏曰：心脉涩。肺脉虚，或芤或迟，为亡血、失精。呕者，兼胃火。《脉经》云：吐血、唾血，脉滑小弱者生，实大者死。唾血，坚强者死，濡滑者生。

十三、传尸劳，《脉经》云：男子平人脉滑大为劳极。虚涩亦为劳。

十四、气口脉弦而数者，脉痿也。

十五、六脉软弱，阳虚极也。

治 虚 三 本

治虚有三本，肺脾肾是也。肺为五脏之天，脾为百骸之母，肾为性命之根。治肺、治脾、治肾，治虚之道毕矣。夫东垣发脾胃一论，便为四大家之首；丹溪明滋阴一着，便为治劳症之宗；立斋究明补火，谓太阳一照，阴火自弭[1]。斯三先生者，皆振古之高人，能回时之习尚，辟岐黄之心传者，然皆主于一偏而不获全体之用。是以脾胃之论出于东垣则无弊，若

---

〔1〕自弭：自息，自止。

执东垣以治者，未免以燥剂补土，有拂于清肃之肺金。滋阴之说出于丹溪已有弊，若执丹溪以治者，全以苦寒降火，有碍于中州之土化。至于阳常有余，阴常不足，此实一偏之见，难为古人讳者，而后人沿习成风，偏重莫挽，凡遇虚火虚热，阴剧阳亢之疾，辄以黄柏补肾，知母清金，未能生肾家真水而反以熄肾家真火。夫肾者坎象，一阳陷于二阴之间。二阴者，真水也；一阳者，真火也。肾中真水，次第而上生肝木，肝木又上生心火。肾中真火，次第而上生脾土，脾土又上生肺金。故生人之本，从下而起，如羲皇之画卦然。盖肾之为脏，合水火二气，以为五脏六腑之根，真水不可灭，真火独可熄乎！然救此者，又执立斋补火之说，用左归、右归丸，不离苁蓉、鹿茸、桂、附等类，而不顾其人之有郁火无郁火，有郁热无郁热，更不虑其曾经伤肺不伤肺。夫虚火可补，理则诚然，如补中益气汤，用参、芪、术、草之甘温以除大热。然苟非清阳下陷，犹不敢轻加升、柴、归、姜辛热之品，乃反施之郁火、郁热之症，奚啻抱薪救火乎！余唯执两端以用中，合三部以平调。一曰清金保肺，无犯中州之土，此用丹溪而不泥于丹溪也。一曰培土调中，不损至高之气，此用东垣而不泥于东垣也。一曰金行清化，不觉水自流长，乃合金水于一致也。三脏既治，何虑水火乘时，乃统五脏以同归也。但主脾、主肾，先贤颇有发明，而清金保肺一着，尚未有透达其精微者，故余于论肺也独详。此治劳之三本，宜先切究也。

治　虚　二　统

治虚二统，统之于肺、脾而已。人之病，或为阳虚，或为阴虚。阳虚之久者阴亦虚，终是阳虚为本。阴虚之久者阳亦虚，终是阴虚为本。凡阳虚为本者，其治之有统，统于脾也；阴虚为本者，其治之有统，统于肺也。此二统者，与前人之治法异。前人治阳虚者统之以命火，八味丸、十全汤之类，不离桂、附者是。前人治阴虚者统之以肾水，六味丸、百补丸之类，不离知、柏者是。余何为而独主金、土哉？盖阴阳者，天地之二气，二气交感，乾得坤之中画而为离，离为火；坤得乾之中画而为坎，坎为水。水火者，阴阳二气之所从生，故乾坤可以兼坎离之功，而坎离不能尽乾坤之量。是以专补肾水者，不如补肺以滋其源。肺为五脏之天，孰有大于天者哉！专补命火者，不如补脾以建其中。脾为百骸之母，孰有大于地者哉！

阳虚三夺统乎脾

就阳虚成劳之统于脾者言之，约有三种：曰夺精，曰夺气，曰夺火。气为阳，火者阳气之属，精者水火之兼。色欲过度，一时夺精，渐至精竭。精者火之原，气之所主。精夺则火与气相次俱竭，此夺精之兼火与气也。劳役辛勤太过，渐耗真气。气者火之属，精之用。气夺则火与精连类而相失，此夺气之兼火与精也。其夺火者多从夺精而来，然亦有多服寒药，以致命火衰弱，阳痿不起者。此三种之治，夺精、夺火主于肾，夺气主于脾。余何为而悉统于脾哉？盖阳虚之症，虽有夺精、夺火、夺气之不一，而以中气不守为最险，故阳虚之治虽有填精、益气、补火之各别，而以急救中气为最先。有形之精血不能速生，无形之真气所宜急固，此益气之所以切于填精也；回衰甚之火者有相激之危，续清纯之气者有冲和之美，此益气之所以妙于益火也。夫气之重于精与火也如此，而脾气又为诸火之原，安得不以脾为统哉！余尝见阳虚者汗出无度，或盛夏裹绵，或腰酸足软而成痿症，或肾虚生寒，木实生风，脾弱滞湿，腰背难于俯仰，胕股不可屈伸而成痹症，或面色㿠白，语音轻微，种种不一，然皆以胃口不进饮食及脾气不化为最危。若脾胃稍调，形肉不脱，则神气精血可以次第而相生，又何有亡阳之虞哉？此阳虚之治所当悉统于脾也。

阴虚之症统于肺

就阴虚成劳之统于肺者言之，约有数种：曰劳嗽，曰吐血，曰骨蒸，极则成尸疰。其症有兼有不兼，有从骨蒸而渐至劳嗽者，有从骨蒸渐至吐血者，有竟以骨蒸枯竭而死，不待成劳嗽者，有竟从劳嗽起而兼吐血者，有竟从吐血起而兼劳嗽者，有久而成尸疰者，有始终只一症而或痊或毙者。凡此种种，悉宰于肺治。所以然者，阴虚劳症虽有五劳七伤之异名，而要之以肺为极则。故未见骨蒸劳嗽吐血者，预宜清金保肺；已见骨蒸劳嗽吐血者，急宜清金保肺；曾经骨蒸劳嗽吐血而愈者，终身不可忘护肺。此阴虚之治所当悉统于肺也。

虚症有六因

虚症有六因：有先天之因，有后天之因，有痘疹及病后之因，有外感之因，有境遇之因，有医药之因。

因先天者，指受气之初，父母或年已衰老，或乘劳入房，或病后入房，或妊娠失调，或色欲过度，此皆精血不旺，致令所生之子夭弱。故有生来而或肾或肝心或脾肺，其根蒂处先有亏，则至二十左右易成劳怯。然其机兆必有先现，或幼多惊风，骨软行迟；稍长，读书不能出声，或作字动辄手振，或喉中痰多，或胸中气滞，或头摇目瞬，此皆先天不足之征。宜调护于未病之先，或预服补药，或节养心力。未可以其无寒无热，能饮能食，并可应接世务而恃为无惧也。即其病初起，无过精神倦怠，短气少力，五心烦热而已，岂知危困即在眉前也。

因后天者，不外酒色、劳倦、七情、饮食所伤。或色欲伤肾而肾不强固，或劳神伤心而心神耗惫，或郁怒伤肝而肝弱不复调和，或忧愁伤肺而肺弱不复肃清，或思虑伤脾而脾弱不复健运。先伤其气者，气伤必及于精；先伤其精者，精伤必及于气。或发于十五六岁，或二十左右，或三十上下。病发虽不一，而理则同归耳。

因痘疹及病后者，痘乃先天阳毒，疹乃先天阴毒。故痘宜益气补中，则阳毒之发也净，而终身少脾病；疹宜清散养荣，则阴毒之发也彻，而终身少肺病；苟致失宜，多贻后患。故凡后此脾泄胃弱，腹痛气短，神瘁精亏，色白足痿，不耐劳动，不禁风寒，种种气弱阳衰之症，皆由痘失于补也。凡肺风哮喘，音哑声嘶，易致伤风咳嗽等类，种种阴亏血枯之症，皆由疹失于清也。至于病后元气尚亏，更或不自重命，以劳动伤其气，以纵欲竭其精，顷间五脏齐损，恒致不救，尤宜慎之。

因外感者，俗语云：伤风不醒结成痨。若元气有余者，自能逼邪使出；或肾精素厚，水能救母；或素无郁火、郁热，则肺金不得猝伤。若此者，不过为伤风咳嗽，年老者则为痰火而已，不至于成痨也。若其人或酒色无度，或心血过伤，或肝火易动，阴血素亏，肺有伏火，一伤于风，火因风动，则痨嗽之症作矣。盖肺主皮毛，风邪一感于皮毛，肺气便逆而作嗽。似乎伤风咳嗽，殊不经意，岂知咳久不已，提起伏火，上乘于金，则水精不布，肾源以绝。且久嗽失气，不能下接沉涵，水子不能救金母，则痨嗽成矣。

因境遇者，盖七情不损，则五痨不成，惟真正解脱，方能达观无损，外此鲜有不受病者。从来孤臣泣血，孽子坠心，远客有异乡之悲，闺妇有征人之怨，或富贵骄泆[1]滋甚，或贫贱而窘迫难堪，此皆能乱人情志，伤人气血。医者未详五脏，先审七情，未究五痨，先调五志。大宜罕譬曲喻，解缚开胶，

---

[1] 泆（yì易）：放纵。

荡泆者，惕之以生死；偏僻者，正之以道义；执着者，引之以洒脱；贫困者，济之以钱财。是则仁人君子之所为也。

因医药者，本非劳症，反以药误而成。或病非因感冒而重用发散，或稍有停滞而妄用削伐，或并无里热而概用苦寒，或弱体侵邪，未经宣发，因其倦怠，骤患其虚，而漫用固表滋里，遂致邪热胶固，永不得解。凡此，能使假者成真，轻者变重，所宜深辨也。

心肾论

夫心主血而藏神者也，肾主志而藏精者也。以先天生成之体论，则精生气，气生神。以后天运用之主宰论，则神役气，气役精。精、气、神，养生家谓之三宝，治之原不相离。故于滑精、梦泄种种精病者，必本于神治；于怔忡、惊悸种种神病者，必本于气治。盖安神必益其气，益气必补其精。

心肾不交

虚劳初起，多由心肾不交，或一念之烦，其火翕然上逆，天旌摇摇，精离深邃。浅者梦而遗，深者不梦而遗，深之极者漏而不止。其或症成骨痿，难于步履者，毕竟是少火衰微，别成阳虚一路，不为阴虚之症也。其单见心肾不交、滑精梦泄、夜热内热等候者，此为劳嗽之因，而未成其症也。其因心肾不交，心火炎而乘金，天突急而作痒，咯不出，咽不下，喉中如有破絮黏塞之状，此劳嗽已成之症也。

心肾不交与劳嗽总论

在心肾不交之初，或梦泄滑精，体倦骨痿，健忘怔忡，或心脾少血,肝胆动焰,上冒下厥。种种诸症,但未至伤肺络、成蒸热者,可用养心丸或归脾丸主之。其养心丸内以石莲、肉桂交心肾于顷刻,归脾丸内以龙眼、木香甘温辛热之品,直达心脾,主补中而生血,引经文主明下安之义,以补火为治。故凡火未至于乘金,补火亦是生土之妙用,而何虑乎温热之不可从治也哉!若夫阴剧阳亢,木火乘时,心火肆炎上之令,相火举燎原之焰,肺失降下之权,肾鲜长流之用,以致肺有伏逆之火,膈有胶固之痰,背畏非时之感,胸多壅塞之邪,气高而喘,咳嗽频仍,天突火燃,喉中作痒,咯咽不能,嗽久失气,气不纳于丹田,真水无以制火,于是湿挟热而痰滞中焦,火载血而厥逆清窍,伏火射其肺系,则能坐而不能卧,膈痰滞乎胃络,则能左而不能右。斯时急宜清金保肺,以宣清肃之令;平肝缓火,以安君相之位;培土调中,以奠生金之母;滋阴补肾,以遏阳光之焰。一以中和为治,补其虚,载其陷,镇其浮,定其乱,解其争,制其过,润其燥,疏其淹滞〔1〕,收其耗散,庶有济也。若执补火之说,用辛热之品,与彼寒凉伤中者异病而同治,岂不殆哉!

五 交 论

　　劳嗽吐血之症,其难于脾肺之交,不必遍论五脏,但取其要处言之。夫虚症总由相火上炎,伤其肺金。而相火寄于肝肾,故余于清金之外,再加白芍酸敛以收之,丹皮辛润以抑之。二物能制木之过,又能滋水之枯,此治金木之交也。至于木得火势而上乘于金,金失降下之令,已不能浚水之源,木强土受其克,水寡于畏,亦乘风木之势而上乘,淆混于胸膈而为痰涎,壅塞胶固稠腻不可开,以碍清肃之化。此因木土不交,

────────────

〔1〕淹滞:迟滞,积压。

水又乘之而肆虐。粗工每以陈、半、香、朴治痰之标，殊不知此乃水乘木火而上泛为痰，比之杂症二陈所主之痰，天渊不同。余但于清金剂中，加牛膝、车前、泽泻以导水下行，土自安位，金水平调，天地清肃矣。此调木土之交及水土之变也。

吐　血　论

有不从劳嗽，而吐血先之者，心火、肝木之为病主也。然又煎厥、薄厥之分。煎厥者，从阴虚火动，煎灼既久，血络渐伤，旋至吐血，其势较缓。薄厥者，薄乃雷风相薄之薄，心热为火，火热为风，风火相薄，厥逆上冲，血遂菀乱涌出，其势较急。煎厥单动于心火，不得风助，故无势而缓。薄厥兼动于肝火，火得风助，故有势而急。大抵性急多盛怒者，往往成薄厥。且是症也，又当防其瘀血渗入肺系，郁而不散，以至积阳为热，积阴为痎，喘嗽交加，病日以深，而成劳嗽也。大凡治吐血，宜以清金保肺为主，金令既肃，肝木得其平，而火自不敢肆。至于骨蒸之久，煎灼真阴，火炎伤肺，亦宜急救化源，庶乎水得所养而火渐熄，不至为劳嗽之渐也。

红症初治法

吐红薄厥之症，初治用犀角地黄汤不效者，以犀、地虽有凉血止血之功，而其力尚缓故也。凡吐血正涌之时，法宜重在止血，宜以炒蒲黄、炒侧柏叶、棕灰三味为主，佐以紫菀、犀角、地黄、白芍之类。若血势过盛不止者，再用清金散、碧玉丹，一坠其火即降。更不止，再加童便。甚至血势涌溢，并汤药无隙可进者，须以热酒濯其两足，自能引火下行而血渐止，然后投以上药可也。

劳 嗽 症 论

余于劳嗽症，尝列四候以为准。夫四候者，肺有伏逆之火，隔有胶固之痰，背畏非时之感，胸多壅塞之气。然此四候，以肺火伏逆为主，余三候则相因而至。盖肺为五脏之天，司治节之令，秉肃清之化，外输精于皮毛，内通调乎四渎，故饮食水谷之精微由脾气蒸发以后，悉从肺为主，上荣七窍，下封骨髓，中和血脉，油然沛然，施于周身，而何痰涎之可成哉！惟肺为火薄〔1〕，则治节无权，而精微不布于上下，留连隔膜之间，滞而为痰，痰老则胶固而不可解，气无以宣之也。又肺主皮毛，外行卫气，气薄而无以卫外，则六气所感，怯弱难御，动辄受损，则本病而复标邪乘之。或本火标风，则风助火势，而清火易滞其气，驱风必燥其营；本火标寒，则寒火结聚，而散寒则火煽，降火必寒收；本火标暑，则暑火同气；本火标湿，则湿火交煎。虚劳一遇此等标邪触发，或兼伤寒，或兼疟痢，必至轻者重而重者危。故于时已至而气未至，时未至而气先至，或至而太过、至而不及等，皆属虚风贼邪，所急宜防之也。胸者，心肺交加之部，火炎攻肺，而气不得以下输，则气多壅塞，尤不当以宽胸理气之剂开之。总之，肺气一伤，百病蜂起，风则喘，痰则嗽，火则咳，血则咯，以清虚之脏，纤芥不容，难护易伤故也。故于心肾不交之初，火虽乘金，水能救母，金未大伤者，预当防维清肃之令，以杜其渐，而况劳嗽已成，可不以保肺为治哉！

---

〔1〕薄：迫。

劳嗽初治法

劳嗽初起时，多兼表邪而发。盖肺部既亏，风邪乘虚而入，风寒入肺，化为火邪，邪火与内火交灼，则肺金愈伤，而咳嗽因之不止。庸医但知劳嗽为内脏本病，而骤以芪、术益其气，归、地补其血，甚以白芍、五味、枣仁敛其邪，则邪气深滞腠理，胶固而难拔矣。余凡遇此症，先以柴胡、前胡清理表邪，及桔梗、贝母、兜铃之类清润而不泥滞者，以清理肺金。或六七剂后，方用清凉滋阴之品，以要其终。但柴胡可多用几剂，前胡止可用一二剂。若表邪一清，柴胡亦须急去也。

干咳嗽论

干咳者，有声无痰，病因精血不足，水不济火，火气炎上，真阴燔灼，肺脏燥涩而咳也。丹溪云：此系火邪郁于肺中而不能发，水火不交所致，宜补阴降火。症从色欲来者，琼玉胶最捷。午后咳，阴虚也；黄昏咳，火气上感于肺也。

咳嗽痰中带血珠血丝

此症大约皆从郁火伤肺，肺金受邪，不能生水，水火不相济，则阴火亢阳，而为痰血凝结，火载上逆，乃煎厥之渐也。多因志节拘滞，预事而忧，或郁怒伤肝，或忧愤伤心，不能发泄而成。若不早治，肺金受伤之至，火盛血逆，成块成片，夹痰而出，有时无痰而出，轻则见于清晨，甚则时时频见。或拂郁愤怒，则随触随见，即煎厥也。不急治，则为薄厥，而病笃矣。

论劳嗽吐血能治不能治大旨

血症生死之辨，以大肉不消者，其病轻；大肉渐消者，其病重；若大肉脱尽者，万无生理。倘虚热已退，红症已止，痰嗽皆除，而大肉未消，或既消而脾胃犹强，药食滋补，大肉渐渐长起，则犹可治。设使仍前不长者，断然不可治。即使饮食自健，亦不过迁延时日而已。每见患怯之人，起居如常，正当进膳之时，执匕箸而去者，即此症也。凡患此症者，如心性开爽，善自调养，又当境遇顺适，则为可治；若心性系滞，或善怒多郁，处逆境而冤抑难堪，处顺境而酒色眷恋，又不恪信医药，死何疑焉。

虚劳内盛骨蒸论

虚劳发热，皆因内伤七情而成。人之饮食起居，一失其节，皆能成伤，不止房劳一端为内伤也。凡伤久则荣卫不和而发热，热变蒸，蒸类不一，凡骨、脉、皮、肉、五脏、六腑皆能作蒸。其源多因醉饱后入房及忧思劳役，或病饮食失调，暨大喜、大怒、大痛、大泪、严寒、酷暑、房劳，不能调摄，邪气入内而成注。注之为言，住也。外邪深入，连滞停住而不能去也。注不治则内变蒸，蒸失治则咳嗽、吐痰、咳血而病危矣。故夜热、内热、虚热，为虚劳之初病；骨蒸、内热、潮热，则虚劳之本病也。宜及时调治，毋使滋蔓。治法以清金、养荣、疏邪、润燥为主，则热自退矣。

虚火伏火论

诸火可补火，诸热不可补火。又他脏有虚火可补火，肺脏有伏火不可补火。斯言实发前人未发之旨。何谓诸火可补火？火者，虚火也，谓动于气而未着于形。其见于症，易升易降，倏有倏无。其发也，尽有燎原之势，或面红颊赤，或眩晕厥冒，种种不同，而皆可以温润补肾之剂，以收其浮越，而引归于性根命蒂之中，补之可也。何谓诸热不可补火？热者，实热也，谓其先动于气，久而渐着于形，如烧热之物相似。其见于症，有定时，无定处，无升降，无变迁。其夜间准热、日间不热者，为夜热；其里面恒热而皮肤未热者，为内热；其热如在骨髓间蒸出而彻于皮肤者，为骨蒸劳热。此种种蒸热，有清法，无温理，补之不可也。何谓他脏有虚火可补火，肺脏有伏火不可补火？盖肺与四脏有别。如肝肾龙雷之火可补而伏，脾胃寒格之火可补而越，心家虚动之火可补而定。惟肺之一脏属金，金畏火克，火喜铄金，故清肃之脏最畏火，此言其脏质也。肺居膈上，其气清，其位高，火若上冲则治节失令，而痰滞气塞，喘嗽交加，故至高之部极畏火，此以部位言之也。然或偶然浮越之火，犹不犯此禁，独至伏逆之火，出于阴虚阳亢，火乘金位，谓之贼邪。以其火在肺叶之下，故名伏；以其火只星星，便能使金令捍格[1]，故名逆。凡若此者，症必胶痰固膈，吸短呼长，脉必细而数。细为血虚，数为火胜。此在少年为劳嗽之根，四十以外为血虚痰火之兆。宜用清法，无用温理，其断不可补者也。

遗精梦泄论

精虽藏于肾，而实主于心。心之所藏者神，神安则气定，气为水母，气定则水澄，而精自藏于命门。其或思虑过度，则

---

[1]捍格：互相抵触，格格不入。《礼记·学记》："发然后禁，则捍格不胜。"

火水不交；快情恣欲，则精元失守。所以心动者神驰，神驰则
气走，精逐而流也。且心主血，心血空虚，则邪火上涌，而淆
其灵舍，于是神昏志荡，天精摇摇，淫梦交作，而精以泄。其
甚者，不待梦而时泄。此时以降火之法治之，而火不可降，即
以龙骨、牡蛎涩精之品施之，亦属随止随发。殊不知神不归
舍，斯精不归元，故肾病当治其心，宜以养气安神为主，以润
燥滋血之品为先，君火既安，相火自能从令，神清气爽，而精
安有不固者哉！人身之精，融化于周身，如树中胶汁，本无形
质，至因情动摇，遂各成形质而出。其所出者，已为精之死物
矣，是不独精出于肾然也。他如贪心动则津出，哀心动则泪
出，愧心动则汗出，皆为精所施化，多出皆能伤精，但与遗精
者相较，则感有浅深，质有厚薄，伤有轻重耳！

肾 痹 论

此即遗精痿症也。其初起于酒色不节，精血日竭，水火俱
衰，肝风、脾湿、肾虚生寒，三气合聚而为肾痹。宗筋不能束
骨节、利机关，足难步履，腰背难以俯仰，坐卧难支，总因倾
尽真元，而筋骨日痿也。法宜清气安神，以养心脾之血；润燥
滋血，以归肝肾之阴。

白浊白淫论

白浊、白淫，从新久定名。初出茎中痛而浓浊如膏，谓之
白浊。久之不已，精微弱而薄，痛亦渐减，至后闻淫声，见女
色而精下流，清稀而不痛，则谓之白淫也。白浊全属火，至白
淫，则火衰而寒胜矣。此因肾家元气降而不升，故黏丝带腻，
马口含糊而不已。治法宜回阳气而使上升，固其精元而不使下
陷，则病自止矣。外此有症非属虚而湿热下注者，宜从丹溪治

法。又有所求不遂，志意郁结而精泄，及气虚人精失气而遗者，皆非虚病也。

女人虚劳

女人虚劳，有得之郁抑伤阴者，有得之蓐劳者，有得之崩带者。其郁抑伤阴，虽以调肝为急，终是金能克木。蓐劳、崩带，虽以补肾为急，终是金能生水。此阴虚成劳，总不离乎清金以为治也。蓐劳非即是劳嗽，蓐劳重，然后伤肺，而劳咳以成。治当以归脾、养荣兼清金主之。别有气极一种，短气不能言者，却不在阳虚例，乃肺病也，此症虽陈皮亦在所忌。

尸疰传尸劳等症

夫劳极之候，血虚血少，艰于流布，甚至血不脱于外，而但蓄于内，蓄之日久，周身血走隧道悉痹不流，而营分日虚，于是气之所过，徒蒸瘀血为热，热久则蒸其所瘀之血，化而为虫，遂成尸疰瘵症。其或因湿火蒸化，或因死痰渗入清窍而成，皆是类也。自此竭人之神气，养虫之神气，人死则虫亦死，其游魂之不死者，传亲近之一脉，附人血隧，似有如无，其后虫日荣长，人日凋瘁，而命随以毙。故传尸劳又与尸疰症不同，尸疰因虚损而成；若传尸则在素无虚损之人，一传染即现出劳怯候，或发热、骨蒸，或咳嗽、吐血、唇红、面青等症者是。所传亦分五脏，在脾肠癖，在心吐血，在肝与肺则咳嗽也。治尸疰以清金养荣为本，其杀虫断祟，当以獭肝、獭爪、熊指、啄木等丹治之。至犯传尸者，一见其外症唇红、面青、骨蒸、内热，饮食健啖，而人渐瘦不已者，必有虫也，治以獭爪百部丸主之。

虚劳当治其未成

患虚劳者，若待其已成而后治之，病虽愈，亦是不经风浪，不堪辛苦的人。在富贵者犹有生理，贫者终难保也。是当于其未成之先，审其现何机兆，中何病根，尔时即以要言一二语指示之，令其善为调摄，随用汤液十数剂，或用丸剂、胶剂二三斤，以断其根，岂非先事之善策哉！

知　　节

节为节省之义。虚劳之人，其性情多有偏重之处，每不能搏节其精神，故须各就性情所失以为治。其在荡而不收者，宜节嗜欲以养精；在滞而不化者，宜节烦恼以养神；在激而不平者，宜节忿怒以养肝；在躁而不静者，宜节辛勤以养力；在琐屑而不坦夷者，宜节思虑以养心；在慈悲而不解脱者，宜节悲哀以养肺。此六种，皆五志七情之病，非药石所能疗，亦非眷属所可解，必病者生死切心，自讼自克，自悟自解，然后医者得以尽其长，眷属得以尽其力也。

知　　防

虚人再经不得一番伤寒，或一番痢疾，或半年几月疟疾，轻伤风感冒，亦不宜辄受。所以一年之内，春防风，又防寒；夏防暑热，又防因暑取凉而致感寒；长夏防湿；秋防燥；冬防寒，又防风。此八者，病者与调理病人者，皆所当知。即医师亦须深明五运六气之理，每当时序推迁，气候偏重，即宜预为调摄挽救，以补阴阳造化之偏，而制其太过，扶其不足。经云：毋翼其胜，毋赞其复，闲其未然，谨其将然，修其已然。

即此之谓也。

二　护

寒从足起，风从肩俞、眉际而入。病者常护此二处，则风寒之乘于不意者少矣。其间有最紧要者，每当时气不佳之际，若肩背经络之间，觉有些少淅沥恶寒，肢节酸软拘束，周身振颤，立身不定光景，即刻断食一周；其稍重者，略散以煎剂，自脱然而愈。若时气初染，不自觉察，再加以饮食斗凑，经邪传里，轻者蒸灼几日，重者恒致大害。

三　候

前者四季之防六气，本而防标之说也。若夫二十四候之间，有最与本症为仇者，其候有三：一为春初，木盛火升；一为仲夏，湿热令行；一为夏秋之交，伏火铄金。此三候中，如有一候未曾透过，虽嗽平吐止，火降痰宁，病者怡然，以为无事矣，而不知气候之相克，有在于寻常调燮之外者，一交三候，遂与本症大逆，平者必复，复者必深，深者不救。是惟时时防外邪，节嗜欲，调七情，勤医药，思患而预防之，方得涉险如夷耳！

二　守

二守者，一服药，二摄养。二者所宜守之久而勿失也。盖劳有浅深，治有定候。如初发病尚轻浅，亦有不药而但以静养安乐而自愈。稍重者，治须百日或一年，煎百剂，丸二料，膏一服，便可断除病根。至于再发，则真阴大损，便须三年为期。此三年间，起于色者节欲，起于气者慎怒，起于文艺者抛书，起于劳倦者安逸，起于忧思者遣怀，起于悲哀者达观，如是方得除根。至于三发，则不可救矣。且初发，只须生地、玄参、百合、桔梗之类，便可收功。至于再发，非人参不治。是在病者之尽其力而守其限，识所患之浅深近久，量根本之轻重厚薄而调治之，勿躁急取效，勿惜费恣情，勿始勤终怠，则得之矣。

三　禁

治劳三禁，一禁燥烈，二禁苦寒，三禁伐气是也。盖虚劳之痰，由火逆而水泛，非二陈、平胃、缩砂等所开之痰；虚劳之火，因阴虚而火动，非知、柏、芩、栀子等所清之火；虚劳之气，由肺薄而气窒，非青、枳、香、蔻、苏子等所豁之气。乃至饮食所禁，亦同药饵。有因胃弱而用椒、胡、茴、桂之类者，其害等于二陈；有因烦渴而啖生冷鲜果之物者，其害同于知、柏；有因气滞而好辛辣快利之品者，其害甚于青、枳。此三禁不可不知也。

四　难

一家中如父母慈、兄弟友、夫妇挚而有别，僮仆勤而不欺，此四者在人而不在己，在本家而不在医师，故曰难也。夫治劳之浅者，百日收功；稍深者，期年为限；更深者，积三岁以为期。其日逾久，则恩勤易怠，其效难期，则厌弃滋生。苟非金石之坚，难免啧室〔1〕之怨。一着失手，满盘脱空。虽非医师之过，而为医者亦不可不知也。

〔1〕啧室：多人集议之处。

劳伤非弱症

有平时心肾不亏，并无弱症，偶有房劳，猝然呕血者，其血从胃中来，不得以怯症论治，宜以分理安胃为主，不必用黄芩、花粉、玄参等药之凉，亦不必用黄芪、白术、山药之补，只须柴胡、贝母、桔梗、泽泻、丹皮、白芍、麦冬之类治之。更有劳伤筋力而得者，宜调其胃气而自愈。

呕血见血非弱症

往往有人患呕血甚多，医者遂认为弱症，误也。此先伤于怒，怒气伤肝，肝脏原有血积于中，后伤于寒，寒入胃，故呕吐，呕吐伤气，气带血而暴厥耳！是不可与怯症之血同论。当于治呕药中，加楂肉先行其瘀，止其吐，后再徐调其他症，自可万全也。

伤寒见血非弱症

有劳倦伤血，瘀积胃络，兼受风寒，寒邪迫血，火不能降，以致吐血、衄血，不可以弱症施治。若误投凉剂，则寒愈结而血难止。只宜散其风寒，少加调血归经之品，使邪外泄而火下降，则血自止矣。或问何以辨之？曰：头痛、恶寒、战栗、手足逆冷，而其人素无虚症，如虚火上炎，不足之候，身体不瘦，突然而起者是也。

肠风便血不同怯症

每见先天不足之人，得肠红便血之症，不肯自认为劳怯，且以为轻病而不治，久久至气血尽而不治者甚多。不知虚弱之人，饥饱劳役，风、寒、暑、湿乘虚而入，兼之酒色太过，湿滞中州，元阳下陷，客风肠火，流入肠胃，气滞血凝，腐败溃乱，而成土崩河决之势，若不速治，将成大患。治法如何？曰：不过散其风、燥其湿、宽其肠、行其气、活其瘀、止其血、升其陷而已。散风用炒黑防风、荆芥为主。此二味，生用则能散风于上部，炒用则散风于二肠，荆芥尤为要药。宽肠行气，以炒枳壳为主。止血，以炒黑蒲黄、醋炒地榆为主。行瘀，以紫菀为主，兼有调血归经之妙。升陷，以升麻、柴胡为主。燥湿，以白术、泽泻、茯苓为主。风散、湿除、气行、瘀散，元阳生发，则病自愈。能节劳戒气，贬酒却色，善自调摄，且知起居服食禁忌，自不复发。更兼以调和气血，补助先天之剂投之，与虚劳血症收功之法同治，终身可以无患。

阳虚阴症辨

有男子脾肾气虚，腰膝无力，目眩耳鸣，形体憔悴，溏泄无度，饮食少进，步履艰难，似乎阴虚弱症而非也。何以辨之？曰：不咳嗽，不内热骨蒸，不潮热吐红是也。然其脉必软缓微弱，虚寒之极。治法当回阳返本、健脾益胃、交补心肾为主，则寒谷阳回，万物发生矣。

软懒症辨

有一种软懒之症，四肢倦怠，面色淡黄，或膈中气满，不思饮食。其脉沉迟涩滞，软弱无力。或表气不清，恶寒发热。当其寒，则脉愈加沉涩；当其热，则脉微见细数。或传里内热，则脉气沉洪或洪数。总之，定带软弱不清之象。此内伤兼外感，其邪只在肌表筋骨之间，未深入脏腑，其所感尚轻，故不成伤寒、疟、痢等疾，而为此软弱因循之症也。久久不治，成硬头黄者居多。若脾虚湿胜者，则成黄肿。若肺气不足者，流入清虚之府，则壅为痰嗽。若血少者，迁延岁月，则成内热，或五心烦热，日晡潮热，渐似骨蒸劳热矣。此症大都得藜藿[1]穷檐[2]之辈，间有膏粱之人，因房劳不节，或窃玉偷香，恐惧忧惊，或埋首芸窗[3]，用心过度，或当风取凉，好食生冷，致风寒传染，郁而不散，乃内伤兼外感而成，其外象酷似弱症。若察症不的，初起遽投以凉剂、补药，则邪正混淆，不得清彻，以致寒邪闭遏，郁于络，络而为内热，遂成真病。人家子弟患此类，多讳疾忌医，不便以直告人，自认虚弱，见医者投以清理散邪之品，反不肯服，所以难治，亦难辨也。然则何以辨之？曰：头不痛，身不热，不烦嗽，不唾血，但腿酸脚软，蒸蒸内热，胸中邪气隔紧，食不易饥，与之食则食，不与亦不思，或今日思此物，明日即不喜，又思别物适口，如怯症之尝食劳也。治法：当其未入里时，宜和解分消，托之使出，用八物汤加减，去黄芩，加前胡、山楂、陈皮之类。湿胜有痰者，重以二陈汤，禀气厚者，加枳壳。用此数剂，邪自解散。若邪已入里，难从肌表散去，则宜重在分消，使邪从小便而出。表里既清之后，唯以养气、养血之品，培其本源。若起于忧惊思虑者，以交固心肾之药要其终，则霍然矣。玉芝云：外感软懒之症，切不可发汗，汗之则虚晕欲倒，以其兼内伤重也。治宜柴胡、防风、葛根、苏梗、陈皮、山楂、枳壳、泽泻等味主之。小便不利者，加车前。质弱者，去枳壳。数剂后加丹参，再后加当归。若脾虚下泄者，稍加燥味。若血虚内热者，少加丹皮、地骨皮。此症虽以百日为期，

---

〔1〕藜藿：泛指粗劣饭菜。
〔2〕穷檐：指茅舍、破屋。
〔3〕芸窗：书房。

若未及百日而不肯服药者，变成黄症矣。

老年怯症难治说

　　谚有少无风瘫、老无痨瘵之说。故中年以后，人往往有劳嗽、吐血、咳血症，不肯自认为怯症，曰：不过是血虚痰火而已。不知少年精血易生，老年气血易亏，精力不长，病此更难得愈。然则施治有老少之别乎？曰：少年之病难治而易愈，老年之病易治而难愈。所以易治者，为其相火易衰，色心已淡，性气已灰，怒气少动故也。若二者不戒，死期更促耳！至于治法，则从同也。

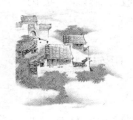

卷　下

虚劳本治方

归养心脾汤　治梦遗滑精。

人参　黄芪　白术　芡实　北五味　甘草　生地　枣仁　茯神　当归身　山药

参固气，气固则精有摄而不遗；生地滋阴，阴滋则火有制而不浮越；当归养血，芡实固肾，茯神、枣仁安神宁志，芪、术、药、草补气调中。气旺神昌，则精固而病自愈。遗甚加萸肉、莲须，思虑过度加莲肉，不禁加石莲、金樱膏，足痿加牛膝、杜仲、龟版胶。

归养心肾丸　生地　熟地　黄芪　白术　山药　芡实　茯神　枣仁　归身　萸肉　五味　甘草

炼蜜丸，空心白汤送下三钱。

二地滋阴，当归养血，茯神、枣仁补心，芪、术、药、草调气补中，五味、芡实固精滋肾。气虚加人参，久遗加杞子、金樱，漏滑加莲须、芡实，心火盛加石莲，寒精自出加苁蓉、鹿茸、沙苑、菟丝，泄泻加泽泻、莲肉，腰膝软弱，艰于步履加牛膝、杜仲、龟鹿胶。

养心固本丸 玄武胶[1]红曲炒珠 鹿角胶红曲炒珠 萸肉 杞子 人参 黄芪 石莲肉 白术 甘草 枣仁 地黄 怀牛膝

内石莲，将肉桂一钱同煮一日，去肉桂，用炼蜜丸，收功固本药也。

养心固肾汤 治漏精。

生地 当归 茯神 山药 芡实 萸肉 陈皮 甘草 五味 石莲肉

河水煎，空心服。

桑螵蛸散 治遗精漏不止。

桑螵蛸一味，烙为末，酒浆调服一钱。三四服即止。

补元汤 治肾痹。

生地 杞子 黄芪 白术 杜仲 牛膝 山药 茯苓 当归 甘草

不拘时服。

清热养荣汤 治虚劳内热骨蒸。

柴胡 丹皮 地骨皮 生地 当归 白芍 玄参 茯苓 麦冬肉 生甘草

灯心三十寸，河水煎服。

加味固本胶 生地 熟地 桔梗 茯苓 天冬肉 玄参 川贝 百合 阿胶 紫菀 麦冬肉 甘草

白蜜二斤，收胶。

集灵胶 天冬 麦冬 生地 熟地 玄参 桔梗 甘草

白蜜五斤，收胶。

清金养荣丸 生地 麦冬肉 花粉 川贝 玄参 白芍 茯苓 地骨皮 丹皮 甘草

内生地，将薄荷汤煮烂，捣胶，同蜜为丸。

---

[1] 玄武胶：即龟板胶。

清金甘桔汤　治干咳嗽。

桔梗　川贝　麦冬肉　花粉　生地　玄参　白芍　丹皮粉
甘草　灯心

河水煎。

清金百部汤　治虚劳久嗽。

桔梗　玄参　川贝　百部　生地　麦冬　丹皮　白芍　甘
草（生）　地骨皮　灯心

喘急加白前、海粉、竹茹，如痰吐稠黏，脾肺火盛，加清
金散、竹茹、花粉。

清金加减百合固金汤　百合　桔梗　川贝　桑皮　杏仁
花粉　麦冬　茯苓　陈皮　生甘草

大圣药　春加佛耳草，即面兼头，立夏日采取为饼。夏加
苎麻根，秋加金沸草，冬加款冬花，发热加柴、前二胡，咽痛
玄参、射干，素有血症生地、丹皮。

固金养荣汤　桔梗　桑皮　川贝　茯苓　百合　杏仁　陈
皮　甘草

生地四两，荷叶汤煮烂捣膏，同蜜为丸。此方与百合固金
汤，为治血虚痰火主药。

清金甘桔汤　治咳嗽痰中带血丝血珠。

桔梗　生地　白芍　丹皮　麦冬　玄参　川贝　茯苓　阿
胶　甘草

此方中加紫菀、犀角，名胶菀清金汤，治咳嗽痰中夹血。
为丸，治咳嗽痰中夹血珠、血丝、血片。去生地、桔梗，加地
骨皮、百部，名胶菀犀角汤，治劳嗽吐血。

加味犀角地黄汤　犀角　生地　赤芍　丹皮　蒲黄

灯心三十寸，荷叶一大张，煎汤代水。

琼玉胶　生地　茯苓　人参

各等分，蜜收。

固本肾气丸　治阳虚。

人参　黄芪　白术　茯苓　当归　生地　炙草　枣仁　煨姜　鹿角胶

还元丹　亦治阳虚。

远志　杜仲　牛膝　补骨脂　山药　茯神　锁阳　五味　杞子　山萸肉　熟地　菖蒲

炼蜜为丸，淡盐汤下。

獭爪丸　治传尸劳。

獭爪醋炙为末　獭肝阴干　败龟版　银胡　百部　沙参　生地　桔梗　地骨皮　丹皮　麦冬　甘草

共为末，每以五分或七分投入煎剂，或丸或胶加入，潜使服，勿令病者知觉。

百部清金汤　传尸劳。

百部　骨皮　人参　麦冬　桔梗　生地　丹皮　芍药　茯苓　甘草

治虚药讹一十八辨

人参　外感风邪，元气未漓，审用。

人参大补元气，冲和粹美，不偏不倚，故在阴补阴，在阳补阳，能温能清，可升可降，三焦并治，五脏咸调，无所不可。故其治病也，除元气充实、外感有余、无事于补者，则补之反成壅塞，所谓实实也。若夫虚劳之病，或气血、阴阳、水火、寒热、上下诸症，与夫火、痰、燥、湿、滞、胀、吐、利、冒厥、烦渴及胎前、产后、痘疹、久病、病后，一经虚字，则无不宜，而不可少。此人参之所以能回元气于无何有之乡，而其功莫大也。自东垣、丹溪先后发明，并无异议。庸医不察，执节斋〔1〕之瞽说，以为人参补阳，沙参补阴，若补阳则助其火，甚至云虚劳人服参者，必至不救。以致举世畏参如砒鸩而不敢试，岂不误哉！

黄柏、知母　禁用。

《丹溪心法》有云：虚损吐血，不可骤用苦寒，恐致相激，只宜琼玉胶主之。何事首尾矛盾？又载三补丸，以芩、连、柏三味主之，大补丸以黄柏一味主之，乃至滋阴百补丸，知、柏并用。后之学者宗之，凡遇虚劳咳嗽、吐血、虚火、虚热之疾，皆以知、柏二味，以为清火滋阴。殊不知虚劳之火，虚火也，相火也，阴火也。即丹溪云：虚火可补，人参、黄芪之属。相火系于肝肾之间，出入于甲胆，听命于心君。君火明，则相火伏。若君火不明，则相火烈焰冲天，上感清虚之窍，耳聋、鼻感、舌痛、口苦、头晕、身颤，天突急而淫淫作痒，肺叶张而咳嗽频仍。当此时也，惟有清气养荣，滋方寸灵台之雨露，以宁腹中之烦焰，则甲胆乙肝之相火，不扑而自灭矣。阴火者，龙雷之火也，起于九泉之下，遇寒水阴曀〔2〕则其焰愈腾，若太阳一照，自然消隙。此三火者，皆无求于降火滋阴，亦何事乎知、柏，而用之以贻害乎！且黄柏伤胃，知母滑脾，胃伤则饮食不进，脾滑则泄泻无度，一脏一腑，乃生人之本。《经》云：得谷者昌，失谷者亡。又曰：阳精上奉，其人寿；阴精下降，其人夭。今以苦寒伤胃，岂非失谷者亡乎？以冷滑泄脾，岂非下降者夭乎？想世用此者，意在滋阴，而不知苦寒下降多亡阴，阴亏而火易炽，意在清金，而不知中土即溃，绝金之源，金薄而水益衰。吾知用此者，未见其利，徒见其害耳！每见虚劳之人，未有不走脾胃而死者，则知、柏之厉也。

---

〔1〕节斋：即王纶，字汝言，号节斋。明代慈溪（今慈溪市）人。著有《明医杂著》《本草集要》《医论问答》《节斋小儿医书》《胎产医案》等。

〔2〕曀（yì易）：天色阴暗。

麦冬、五味 初病酌用。

治肺之道，一清一补一敛。故麦冬清，人参补，五味敛。三者，肺怯之病，不可缺一者也。然麦、味之清敛，固有道焉。盖虚劳之初起，亦有外感而成，故其初治，必兼柴、前以疏散之，未可骤加敛补，施治之次第宜然。若不知初病久病之分，或骤清、骤补、骤敛，则肺必致满促而不安，邪气濡滞，久而不彻。此非药之害，实由用之失节耳！若夫疏解之后，邪气即清，元气耗散，则当急用收敛、清补为主。舍此三物，更何求焉！况五味不但以收敛肺为功，兼能坚固心肾，为虚劳必用之药。乃在用之不当者反咎五味酸能引痰致嗽，畏而弃之。殊不知病至于伏火乘金、金气耗越之际，除却此味，更用何药以收之耶！

泽泻 宜用。

夫肺金为气化之源，伏火蒸灼，则水道必污，污则金气不行而金益病。且水停不流，则中土濡湿而奉上无力。故余治劳嗽吐血之症，未有不以导水为先务者，每称泽泻有神禹治水之功。夫亦尝究其命名之义矣。盖泽者，泽其不足之水；泻者，泻其有余之火也。惟其泻也，故能使生地、白芍、阿胶、人参种种补益之品，得其前导，则补而不滞；惟其泽也，故虽走浊道而不走清道，不若猪苓、木通、腹皮等味之消阴破气，直走无余。要知泽泻一用，肺、脾、肾三部咸宜，所谓功同神禹者此也。古方用六味丸，用之功有四种，《颐生微论》论之极详。庸医不察，视为消阴损肾之品，置而不用，何其谬甚。

桑皮 宜用。

桑白皮，清而甘者也。清能泻肝火之有余，甘能补肺气之不足。且其性润中有燥，为三焦逐水之妙剂。故上部得之清火而滋阴，中部得之利湿而益土，下部得之逐水而散肿。凡虚劳症中，最忌喘、肿二候。金逆被火所逼，高而不下则为喘；土卑为水所侮，陷而失堤则为肿。喘者，为天不下济于地；肿者，为地不上交于天。故上喘下肿，天崩地陷之象也。是症也，惟桑皮可以调之。以其降气也，故能清火气于上焦；以其折水也，故能奠土德于下位。奈何前人不察，以为性不纯良，用之当戒。不知物性有全身上下纯粹无疵者，惟桑之与莲，乃谓其性不纯良，有是理乎！

桔梗　宜用。

夫肺如华盖，居最高之地，下临五脏，以布治节之令。其受病也，以治节无权，而气逆火升，水涎上泛，湿滞中州，五脏俱乖，百药少效。惟桔梗察至清之气，其升浮之性兼微苦之味。至清，故能清金；升浮，故能载陷；微苦，故能降火。实为治节君主之剂，不但引清报使而已。此味升中有降，以其善清金，金清自能布下降之令故也。清中有补，以其善保肺，肺固自能为气血之主也。且其质不燥不滞，无偏胜之弊，有十全之功，服之久，自能清火消痰，宽胸平气，生阴益阳，功用不可尽述。世之医者，每畏其开提发散，而于补中不敢轻用、多用，没其善而掩其功，可惜也！

丹皮、地骨皮　宜用。

夫黄柏、知母，其为倒胃败脾之品，固宜黜而不录矣。然遇相火烁石流金之际，将何以处此？曰：丹皮、地骨皮平正纯良，用代知、柏，有成无败。丹皮主阴抑火，更兼平肝。骨皮清火除蒸，更兼养肺。骨皮者，枸杞之根也。枸杞为补肾之要药，然以其升而实于上也，但能温髓助阳，虚劳初起，相火方炽，不敢骤用。若其根伏而在下，以其在下也，故能资肾家真水；以其皮，故能舒肺叶之焦枯，凉血清骨，利便退蒸，其功用较丹皮更胜。且其味本不苦，不致倒胃；质本不濡，不致滑脾。施治允当，功力万全。有知、柏之功而无其害，最为善品。

生地　宜用，初病审用。

世人以生地为滞痰之物，而不敢轻用，是不知痰之随症而异也。杂症之痰，以燥湿健脾为主。伤寒之痰，以去邪清热、交通中气为主。惟虚症之痰，独本于阴虚血少，火失其制，乃上克肺金，金不能举清降之令，精微不彻于上下，滞而为痰作咳。治宜清肺，则邪自降；养血，则火自平。故余于清金剂中，必兼养营为主。营者，血也。阴者，水也，润下之德也。清金若不养营，如吹风灭火，风势愈逆，烈焰愈生。清金养营者，为引水制火，沾濡弥漫，烟气永息。故桔梗、桑皮、贝母之类，清金之品也。生地、丹皮、当归之类，养营之品也。而养营剂中，又以生地为第一。以生地治杂症之痰，则能障痰之道，能滞化痰之气，且其力滋补，反能助痰之成。若加之虚劳剂中，则肺部喜其润，心部喜其清，肾部喜其滋，肝部喜其和，脾部喜其甘缓，而不冷不滑，故劳嗽、骨蒸、内热、吐血、咯血剂中，必无遗生地之理。除劳嗽初起，客邪未清，痰嗽盛时，亦暂忌生地滞泥。若表症既除，内热蒸灼，非生地之清润以滋养化源，则生机将绝矣。若畏其滞而始终不用，乃是不明要义也。

茯苓 宜用。

有为茯苓善渗，下元不足者忌之，非也。盖茯苓为古松精华蕴结而成，入地最久，得气最厚，其质重，其气清，其味淡。重能培土，清能益金，淡能利水。惟其得土气之厚，故能调三部之虚。虚热、虚火、湿气生痰，凡涉虚者皆宜之。以其质中和粹美，非他迅利克伐者比也。夫金气清降，自能开水之源；土气调平，自然益气之母。三脏既理，则水火不得凭凌，故一举而五脏均调。又能为诸阴药之佐，而去其滞；为诸阳药之使，而宣其道。补不滞涩，泄不峻利，精纯之品，无以过之。

黄芪 宜用。

余尝说建中之义，谓人之一身，心上、肾下、肺右、肝左，惟脾胃独居于中。黄芪之质，中黄表白，白入肺，黄入脾，甘能补中，重能实表。夫劳倦虚劳之症，气血既亏，中外失守，上气不下，下气不上，左不维右，右不维左，得黄芪益气甘温之品，主宰中州，中央旌帜一建，而五方失位之师各就其列，此建中之所由名也。故劳嗽久久失气，气不根于丹田，血随气溢，血既耗乱，气亦飞扬。斯时也，虽有人参回元气于无何有之乡，究竟不能固真元于不可拔之地，欲久安长治，非黄芪不可。盖人参之补迅而虚，黄芪之补重而实，故呼吸不及之际，芪不如参；若夫镇浮定乱，返本还元，统气摄血，实表充里，其建立如墙壁之不可攻，其节制如将令之不可违，其饶益如太仓之不可竭，其御邪扶正，如兵家之前旄、中坚、后劲不可动摇，种种固本收功之用，参反不如芪。故补虚以黄芪为墙垣，白术作基址。每见服参久久，渐至似有若无，虽运用有余，终是浮弱不经风浪。若用芪、术兼补，可至风雨不畏，寒暑不侵，向来体弱者不觉脱胎换骨，诚有见于此也。除劳嗽初起，中土大伤，气火方盛，心肺虽失其和，脾胃犹主其事，此时只宜养荣为主，黄芪微滞，尚宜缓投。若久病气虚，肺失其制，脾失其统，上焉而饮食渐难，下焉而泄泻频作，此时若不用黄芪以建中，白术以实土，徒以沉阴降浊之品，愈伤上奉升腾之用，必无济也。

白术　宜用，初病审用。

虚劳初治，未有不以清金为第一义者。而清金之品，生地、阿胶、丹皮、白芍之外，又有如麦冬之清心保肺，玄参之甘寒清火，为虚劳所必须。然有一种中土素弱之人，脾胃不实，并麦冬亦微恶其冷，玄参亦且嫌其寒，久久渐妨饮食，渐陷中气。于斯时也，又宜以培土调中为主。其法在杂症门中用药颇多，惟虚症内培土之剂，止有黄芪、白术、茯苓、山药，有功而无过。夫虚劳之培土也，贵不损至高之气，故二陈之燥，平胃之烈，固万万不可；即扁豆之健脾，苡仁之胜瘴，犹未免于走血，俱未尽善。若乃四味之中，茯苓、山药虽冲和，而无峻补回生之力，即芪、术二种并用，又以术为土部专经之剂，兼为益气之品，故能培土以生金，而至高之部，胥有类也。夫术性微燥，于虚症似当缓投，然却喜其燥而不烈，有合中央之土德，且补土自能生金，如山岳之出云蒸雾，降为雨露，以濡万物，而何病燥之有哉！缪仲淳谓其燥能伤阴，殊不知伤阴为苍术、厚朴之类，岂可以白术微燥中和之品同语耶！且治法收功之时，非培中则浮火终不归根，知白术之功大矣。

柴胡 酌用。

柴胡升清调中，平肝缓脾，清热散火，理气通血，出表入里，黜邪辅正，开满破结，安营扶卫，凡脏腑经络，无所不宜。在虚劳初起，或为外感时邪，固为必须之品；至于七情所结，浸淫郁滞，有待宣通，舍此柴、前二胡，则无有秉性纯良出其右者矣。故每用些少以佐之，然后专用清源补敛之品，乃为十全。即其调理之人，中间或撄或感，亦必急用柴胡、防风、葛根等味清彻之，然后乃用补敛，庶免关门捉贼之患。但其性升散，用者当中病即止，不可多用常用耳！更有女人抑郁伤阴，与夫蓐劳之后，必当选用。盖多郁则伤元气，柴胡平肝散郁，功最捷也。后人因陈藏器一言忌用柴胡，遇内伤外感之症，将反用麻黄、紫苏等味以散之耶？

陈皮 偶用。

夫桔梗本以载气上行，而气火以平者，可见虚劳之气皆由火侵肺也。若杂症之有胸膈气滞，皆由于寒湿侵胃，故用陈皮之辛以利之，诚为至当。乃世医不察虚劳、杂症之分，但见胸口气滞，辄以陈皮理气，不知陈皮味辛而性燥，辛能耗肺气之清纯，燥能动阴虚之相火，本以理气，气反伤矣。惟清金之久，化源初动，脾气未健，胃口渐觉涎多，可少加陈皮以快之，使中宫一清，未为不可。又或时气偶来，脾胃濡泻，亦可暂用数剂，以清理之。然亦须去病则已，不宜常用。

苏子 不必用。

夫虚劳至火，既乘金之气高而不降，治宜平其火而已，不必下其气也。惟杂症之喘急而气高者，有三子养亲之说。而医者混以治劳，以为得真苏子下之，则气可平而火可降，喘可定而痰可消，不知其复也必增剧矣。惟白前一味为平喘之上品，凡撷肚抬肩，气高而急，能坐而不能卧，能仰而不能俯者，用此以平之，取效捷而元气不伤，大非苏子可比。

枳壳　不可用。

虚劳施治，曰清金，曰安神，曰培土，曰调肝，曰益肾，而惟补之一字彻乎始终。故火亦补，痰亦补，滞亦补，三焦、五脏、六腑、十二经络，无所往而不宜补者。乃有谬妄之流，一见中气塞滞，不究虚实，便用枳壳以伐之，不知虚劳治气与杂症不同，其滞也不可以利之，其高也不可以下之，其治满也不可以破之。陈皮、苏子已不当用，况枳壳、青皮乎。

杞子　酌用。

虚劳之施治有次序，先以清金为主；金气少肃，即以调脾为主；金土咸调，则以补肾要其终。故初治类多用玄参、麦冬，次渐芪、术，终治牛膝、龟鹿胶、杞子之类，收功奏效，返本还元。凡属阴虚，未有不以此为扼要者也。然杞子之性太温，若君火未明，相火方炽，肺叶举张之时，龙雷鼓动之后，投此剂则嗽必频，热必盛，溺必涩，血必涌溢而不可止。世医每执杞子性凉之说，试问性若果凉，胡为兴阳之骤耶？

当归　审用。

夫当归之养荣以佐清金也尚矣。然其味未免于辛，其性未免于温，虽有养血之大功，亦为行血活血之品。故治吐血症者，宜待血势既定，血络稍固，君相二火咸调，然后以此大补肾水以收功。若执古人之论，谓当归命名之义，使气血各得其归，不顾血症新久而用之，亦有误处。

桂圆　审用。

龙眼大补心血，功并人参，然究为湿热之品。故肺有郁火，火亢而血络伤者，服之必剧。世医但知其补，而昧于清温之别，凡遇虚劳心血衰少，夜卧不宁之类辄投之。殊不知，肺火即清之后，以此大补心脾，信有补血安神之效；若肺有郁伏之火，服之则反助其火；或正当血热上冲之时，投此甘温大补之味，则血势必涌溢而加冲。不可不慎也。

虚损启微

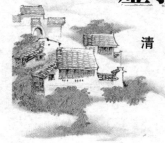

清　洪缉庵　撰

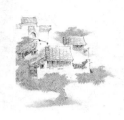

内 容 提 要

　　《虚损启微》系清代洪缉庵撰，书成于乾隆辛巳年（1761）。全书两卷，上卷首述经义，阐明调摄之义；次论证，分为阴虚、阳虚之变，治法之要，阴虚补阴，阳虚补阳，及诸虚见证，分别阴阳寒热虚实治法，对劳瘵、虚损传变、五劳七伤六极作了详细论辨。卷下列方72首，皆为虚损证候所设，或补阴，或补阳，或补气，或补血，或阴阳气血俱补；凡是方均注明来源、主治以及方药组成和加减方法，用药剂量，以及炮制方法，既详且细。

　　其学术思想，一则祖述《黄帝内经》，一则博采诸家之长，尤斟酌于仲景辨证、丹溪养阴、介宾阴阳滋补之间，而神会其中微旨，并融合于临床实践。其对虚损辨证详细，用方用药准确，加减变化灵活，力创一家之言，可供临床参考。

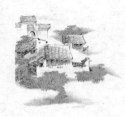

张　序

　　余友洪君缉庵，病弃举业，潜心医学。不数年，得其奥，尝示所著《虚损启微》。采集精要，辨论明晰，非他方书所及，或以多录成方为议，不知成方者规矩也，规矩积古今而不可易，有所变通，视夫人之善用其巧。缉庵此书，真具有与人规矩，不能使巧之微。缉庵又最孝，其学医也，虽因己病，而实图治其母夫人之疾。始余尝见其秤药量水，心极精审，多语余药性，故余于医道独学缉庵而得者，其所著敢易视耶？况又为人之所不能易视者耶？惜其亡后，多致散逸，恐不久为医家覆瓿〔1〕用矣，特录存之。

时乾隆辛巳小春中浣罗山张廷枚识

---

〔1〕覆瓿（bù 布）：喻著作不被人重视。瓿：小瓮。

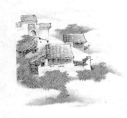

自　序

　　陆宣公〔1〕见古方，必手抄录。范希文〔2〕自以不为良相，当为良医。余寝瘵〔3〕也久，倦于文史，旁涉方书，于虚损一症，尤加体会，自救也因以救人，肱盖三折矣。岁壬申，随侍山阳官署，暇辄以己意条疏数语，积而成卷。或亦启微之论，发古人之所未发，而其方则仍采诸古，古即不宜于今，斟酌之，增减之，神而明之，存其人也。

　　　　重九后三日，病夫洪炜识于淮署之饮默轩

　　〔1〕陆宣公：即陆贽（754—805），字敬舆，唐代政治家、文学家，官至宰相。

　　〔2〕范希文：即范仲淹（989—1052），字希文，北宋著名思想家、政治家、军事家、文学家。

　　〔3〕寝瘵：卧病。

目　录

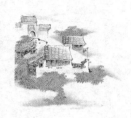

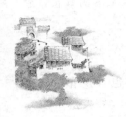

卷　上

经　义

《上古天真论》曰：今时之人，以酒为浆，以妄为常，醉以入房，以欲竭其精，以耗散其真，不知持满，不知御神，务快其心，逆于生乐，起居无节，故半百而衰也。

《本神篇》曰：五脏主藏精者也，不可伤，伤则失守而阴虚，阴虚则无气，无气则死矣。故智者之养身也，必顺四时而适寒暑，和喜怒而安居处，节阴阳而调刚柔，如是则僻邪不至，长生久视。

《生气通天论》曰：凡阴阳之要，阳密乃固，两者不和，若春无秋，若冬无夏。犹四时之缺一〔1〕，因而和之，是为圣度。故阳强不能密，阴气乃绝，阴平阳秘，精神乃治，阴阳离决，精气乃绝。

《宣明五气论》曰：久视伤血，久卧伤气，久坐伤肉，久立伤骨，久行伤筋。

《痹论》曰：阴气者，静则神藏，躁则消亡。

《五癃津液别篇》曰：阴阳不和，则使液溢而下流于阴，髓液皆减而下，下过度则虚，背痛而胫酸（阴阳不和，则精气

---

〔1〕犹四时之缺一：此句为洪炜所加。

俱乱，不相统摄故液溢于下，而流泄阴窍，以至真阴日损，腰痛胫酸，此即劳瘵之渐也）。

《调经论》曰：阳虚则外寒，阴虚则内热。

《卫气篇》曰：下虚厥，上虚则眩。

《通评虚实论》曰：所谓气虚者，言无常也（声音不能接续）。尺虚者，行步恇然（恇，音匡，怯弱也。尺虚则下虚）。脉虚者，不象阴也（气口独为五脏主藏，为阴而在里，今其脉中空不象阴矣）。如此者，滑则生，涩则死也。

《脏气法时论》曰：肝虚，则目䀮䀮无所见，耳无所闻（胆脉，从耳后入耳中），善恐如人将捕之（胆虚气怯，肝胆相为表里）。心虚，则胸腹大（阳虚气逆不行），胁下与腰相引而痛（心主血，血虚不能荣养筋脉。胸腹腰胁，皆手少阴厥阴脉所及，故病见于此）。脾虚，则腹满，肠鸣飧（音孙）泄，食不化。肺虚，则少气不能报息（呼吸难于接续），耳聋（络会耳中），嗌干（脉循喉咙）。肾虚，则胸中痛，大腹小腹痛（肾脉夹脐上行，从肺出，络心注胸中），清厥（精不化气），意不乐（心肾不交，膻中拂郁）。

《口问篇》曰：上气不足，脑为之不满，耳为之苦鸣，头为之苦倾，目为之眩。中气不足，溲便为之变，肠为之苦鸣（宣化失职）。下气不足，则为痿厥心悗（音门，上声，闷也，与意音乐同义）。

《脉要精微论》曰：言而微，终日乃复言者，此夺气也（肺脏失守）。衣被不敛，言语善恶，不避亲疏者，此神明之乱也（心脏失守）。仓廪不藏者（泄利不禁），是门户不要（平声）也（脾脏失守）。水泉不止者，是膀胱不藏也（肾脏失守）。得守者生，失守者死。夫五脏者，身之强也。头者精明之府（五脏六腑之精气，皆上升于头），头倾视深（目限无光），精神将夺矣。背者胸中之府（背乃脏俞所系），背曲肩随，腑将坏矣。腰者肾之府，转摇不能，肾将惫矣。膝者筋之府，屈伸不能，行则偻（音吕）附，筋将惫矣。骨者髓之府，不能久立，行则振掉，骨将惫矣。

《经脉篇》曰：手太阴气绝则皮毛焦，太阴者行气温于皮毛者也，故气不荣，则皮毛焦则津液去皮节，津液去皮节者则爪枯毛折，毛折者则毛先死，丙笃丁死，火胜金也。手少阴气绝则脉不通，脉不通则血不流，血不流则髦色不泽，故其面黑如漆柴者，血先死，壬笃癸死，水胜火也。足太阴气绝者则脉不荣肌肉，唇舌者肌肉之本也，脉不荣则肌肉软，肌肉软则舌萎（枯蔫）人中满，人中满则唇反，唇反者肉先死，甲笃乙死，木胜土也。足少阴气绝则骨枯，少阴者冬脉也，伏行而濡骨髓者也，故骨不濡则肉不能著也，骨肉不相亲则肉软却，肉软却故齿长而垢发无泽，发无泽者骨先死，戊笃己死，土胜水也。足厥阴气绝则筋绝，厥阴者肝脉也，肝者筋之合也，筋者聚于阴器，而脉络于舌本也，故脉弗荣则筋急，筋急则引舌与卵，故唇青舌卷卵缩则筋先死，庚笃辛死，金胜木也。五阴气俱绝则目系转，转则目运（五脏之精，皆上注目），目运者为志先死（志藏于肾，阴之神也），志先死则远一日半死矣。六阳气绝，则阴与阳相离，离则腠理发泄，绝汗乃出，故旦占夕死，夕占旦死。

《方盛衰论》曰：至阴虚，天气绝（阴虚则无以升，不升则天气亦绝而不降）；至阳盛，地气不足（阳亢则不能降，不降则地气不足而不升）。形弱气虚死。形气有余，脉气不足死（脏气先坏）；脉气有余，形气不足生。

《三部九候论》曰：五脏已败，其色必夭，夭必死矣。形盛脉细，少气不足以息者危（外有余而内不足，枝叶盛而根本伤也）。形瘦脉大，胸中多气者死（阴气败而孤阳独留）。形肉已脱，九候虽调，犹死（脾气脱也）。

《平人气象论》曰：臂多青脉曰脱血，尺脉缓涩，谓之解㑊（音懈迹，困倦难状之名也）。安卧脉盛，谓之脱血（邪盛，卧必不安，今脉盛而卧安，知非气分阳邪，而为阴虚脱血也。

亦指尺脉言)。尺涩脉滑，谓之多汗（尺肤涩则营血少，尺脉滑则阴火盛，阳盛阴虚故多汗)。尺寒脉细，谓之后泄（尺肤寒，脾阳衰，尺脉细，肾阳衰，脾肾虚寒故后泄)。脉尺粗常热者，谓之热中（尺粗则真阴不足，常热则阴火有余，故为热中)。

《论疾诊尺篇》曰：尺肉弱者，当病解㑊安卧（尺肉弱者，肌必消瘦，瘦为阴虚，故病解㑊，而时欲安卧)。脱肉者，寒热不治（若至于脱肉，则必发寒热，而真阴败绝矣)。尺炬然热，人迎大者，当夺血（尺肤热，火在阴，人迎大，阳气胜，故当失血)。尺坚大，脉小甚，少气，悗有加，立死（尺肤坚大而脉则小甚，真气衰少而烦悗有加，真阴虚极，故当立死。悗音懑)。

《邪气脏腑病形篇》曰：诸小者（诸脉细小)，阴阳形气俱不足，勿取以针，而调以甘药也。

《大奇论》曰：脉至而搏，血衄身热者死（搏脉弦强阴虚，最忌失血，而脉搏身热，真阴矣)，脉来悬钩浮为常脉（搏固大忌矣，然阴虚者，脉多浮大，若其来不高不下，如物悬空浮钩而不失中和之气，乃其常脉无足虑也)。脉至浮合，浮合如数，一息十至以上（如浮波之合后以催前，泛泛无常，其状如数而实，非数热之脉)，是经气予不足也，微见九十日死（初见此脉，期在九十日而死，若见之已久则不必九十日矣，所以在九十日者，以时更季易天道变而人气从之也)。脉至如火薪然（来如焰之锐，去如灭之速)，是心精之予夺也，草干而死（火脏无根之脉，故曰心精予夺。草干者，阳尽时也)。脉至如散叶（浮泛无根零乱不整)，是肝气予虚也，木叶落而死（金胜木败)。脉至如省客，省客者脉塞而鼓（如省问之客去来无定，或无而止，或有而搏)，是肾气予不足也，悬去枣华而死（悬华开去华落，言于枣华开落之时，火王水败而死也)。脉至如丸泥（泥弹之状，坚强短涩)，是胃精予不足也，榆荚落而死（榆钱春深而落，木王土败也）。脉至如横格（长而且坚，如横木格于指下），是胆气予不足也，禾熟而死（禾熟于秋，金令王也）。脉至如弦缕（如弦之急，如缕之细），是胞精予不足也（胞，子宫，命门元阳所聚，真元亏损也），病善言，下霜而死，不言，可治（善言则阴气不藏，而虚阳外见，故至下霜时虚阳消败而死矣。不言则肾气犹静，故尚可治）。脉至如交漆，交漆者左右旁至也（如写漆之交，左右旁至而缠绵不清），微见三十日死（阴阳偏败，死期已促，三十者，月建之易也）。脉至如涌泉，浮鼓肌中（如泉之涌，有升无降，而浮鼓于肌肉之中），太阳（膀胱）气予不足也，少气味，韭英而死（外实内虚，阴精不足，故为少气味。韭英而死者，冬尽春初水渐衰也）。脉至如颓土之状，按之不得（虚大无力，按之即不可得），是肌气予不足也，五色先见黑，白藟[1]发死（肌气即脾气。黑色者，土败极而水反乘之也。白藟发于春，木王而土败矣）。脉至如悬雍，悬雍者浮揣切之益大（喉间下垂肉乳，曰悬雍，浮短孤悬有上无下），是十二俞（音输）之予不足也（俞皆在背，为十二经脏气所系），水凝而死（阴气盛则孤阳绝）。脉至如偃刀，偃刀者浮之小急（如刀口），按之坚大急（如刀背），五脏菀（郁同）热，寒热独并于肾也（五脏郁热而发为寒热，阳王则阴消，故独并于肾也），如此其人不得坐（腰为肾之府），立春而死（立春阳盛，阴日以衰，故死）。脉至如丸（短小）滑不直手，不直手者按之不可得也，是大肠气予不足也，枣叶生而死（枣叶生初夏，火王克金，故死）。脉至如华者（如草木之华，轻浮柔弱），令人善恐，不欲坐卧，行立常听，是小肠气予不足也（小肠与心表里，故心气怯而不能宁），季秋而死（丙火墓于戌）。

《玉机真脏论》曰：大骨枯槁（肩垂项倾腰重膝败，肾主

---

[1] 白藟（lěi 垒）：白藤。

骨,骨枯则肾败矣),大肉陷下(尺肤细削,臂肉消瘦,脾主肉,肉陷则脾败矣),胸中气满,喘息不便,其气动形(肺主气,气满喘息,以至形体振动,则气不归原,而肺脏败矣),期六月死(六月者,一岁阴阳之更变),真脏脉见,乃予之期日(可因克贼之日以定其死期)。大骨枯槁(肾),大肉陷下(脾),胸中气满,喘息不便(肺),内痛引肩项(病及心经),期一月死(较前已甚,故期一月斗建移而死),真脏见,乃予之期日。大骨枯槁(肾),大肉陷下(脾),胸中气满,喘息不便(肺),内痛引肩项(心),身热,脱肉破䐃(音郡。筋肉结聚处,盖至此而肝亦败矣),真脏见,十日之内死(五脏俱伤,真脏又见,故近在十日之内死)。大骨枯槁(肾),大肉陷下(脾),肩髓内消(因于骨枯),动作益衰(因于肉陷),真脏未见,期一岁死(虽诸症未全,然败竭已兆,仅支一年,岁易气新不能再振矣),见其真脏,乃予之期日。大骨枯槁(肾),大肉陷下(脾),胸中气满(肺),腹内痛,心中不便(心),肩项身热,破䐃脱肉(肝),目匡陷,真脏见,目不见人,立死(神气已脱,故当立死),其见人者,至其所不胜之时则死(神气犹存,故必待克贼之时而死)。真肝脉至,中外急,如循刀刃责责然,如按琴瑟弦,色青白不泽,毛折,乃死。真心脉至,坚而搏,如循薏苡子累累然(坚强短实),色赤黑不泽,毛折,乃死。真肺脉至,大而虚,如以毛羽中人肤,色白赤不泽,毛折,乃死。真肾脉至,搏而绝(甚也),如指弹石辟辟然,色黑黄不泽,毛折,乃死。真脾脉至,弱而乍数乍疏,色黄青不泽,毛折,乃死(五脏率以毛折死者,以皮毛必得五脏之血气而充也)。诸真脏脉见者,皆死不治也。

论　　证

　　虚损之由,不论酒色劳倦,七情饮食,皆能致此,而惟阴阳之辨为最要。阴虚者，其发热躁烦，头红面赤，唇干舌燥，咽痛口疮，吐血衄血，便血尿血，大便燥结，小水痛涩等证；阳虚者，其病则为怯寒，憔悴气短，神疲头运[1]，目眩呕恶，食少腹痛，飧泄，二便不禁等证。至若咳嗽吐痰，遗精盗汗，气喘声喑，筋骨疼痛，心神恍惚，肌肉渐削，梦与鬼交，妇人月闭等症，则又无论阴阳，而凡病至甚者，皆其所必至。然肾为五脏之本，水为天一之源，则凡患虚损者，实惟肾水之亏，十居八九。盖肾水亏则肝失所滋，而血燥生；肾水亏则水不归源，而脾痰起；肾水亏则心肾不交，而神色败；肾水亏则盗伤肺气，而咳嗽频；肾水亏则孤阳无主，而虚火炽。节斋先生云：人若色欲过度，伤损精血，必生阴虚火动之病。丹溪先生云：凡患虚者，多阴虚也。古人岂欺我哉！

阴　虚　论　治

　　阴虚者多热，以水不济火，而阴虚生热也。欲滋其阴，惟宜甘凉醇静之物，大忌辛温，如干姜、桂附、故纸、白术、苍术、半夏之属，断不可用。即如人参、黄芪、枸杞、当归、杜仲、菟丝之类，是皆阴中有阳，尤当斟酌。盖阳旺则阴愈消，热增则水益涸矣。然阴虚之热，为真水之亏，寒凉之品，又不可妄用。其有火盛而不得不从寒治者，亦当兼壮水之剂，可止即止，以防其败，斯得滋补之大法矣。

　　夜热或午后热，或喜冷便实，此皆阴虚生热，水不制火也，宜加减一阴煎。惊悸失志，火在心肾也，宜二阴煎。若外热不已，而内不甚热，则但宜补阴，不宜清火，宜一阴煎，或六味地黄汤。

----

〔1〕运：通"晕"。

阳 虚 论 治

阳虚者多寒，以阳气不足而寒生于中也。欲补其阳，惟辛甘温燥之剂为宜，勿兼清凉品，如生地、芍药、天麦冬、沙参之属，皆非所宜。而石斛、元参、知、柏、芩、连、龟胶之类，则又切不可用。

气血俱虚者，宜大补元煎，或八珍汤、十全大补汤。五脏俱虚，宜平补者，五福饮。命门阴分不足者，左归饮、左归丸。命门阳分不足者，右归饮、右归丸。气分虚寒者，六气煎。脾肾阴分虚寒，诸变不一者，理阴煎。三焦阳气大虚者，六味回阳饮。气虚脾寒者，一炁〔1〕丹。胃气虚寒者，温胃饮、理中汤。血虚寒滞者，五物煎。

咳 嗽

肾水不能制火，所以克金；阴精不能化气，所以病燥。故有咳嗽喘促，咽痛喉疮声哑，只宜甘凉至静之剂，滋养金水，使肺肾相生，不受火制，则真阴渐复，而嗽可渐愈。火盛者，宜四阴煎加减。火微者，宜一阴煎、六味地黄汤或左归饮。兼受风寒而嗽者，宜金水六君煎，或百合固金汤。贝母丸治嗽最佳。

失 血

阴平阳秘，五脏调和，何失血之有？惟真阴有伤，则或吐或衄，所不能免。但当察其有火无火，及火之微甚而治之，切

---

〔1〕炁（qì弃）：同"气"，指先天之气。

146

勿概用寒凉之剂。

火盛载血上行，脉症俱热，急则治标，不得不暂用芩、连、栀、柏、竹叶、童便之属，或以抽薪饮、徙薪饮之类主之。若阴虚而兼微火者，宜保阴煎，或清化饮，或加减一阴煎。上盛下虚，血随气上，气降则血自归经，宜一阴煎，加郁金、香附之类。若无实火，而全属阴虚，阴血失守，而为吐为衄者，是宜甘醇养阴，以静制动，以和治伤，使阴气安静得养，则血自归经，宜一阴煎，或六味地黄汤，或小营煎之类。若阴虚连肺，而兼嗽兼血者，宜四阴煎加减。若因劳役，别无火症，心脾肾三阴受伤而动血者，宜五阴煎、五福饮、六味地黄丸主之。若阴虚于下，格阳于上，六脉无根，而大吐大衄者，此火不归源，真阳失守也，宜右归饮加减，或八味地黄汤亦可。思虑劳倦过伤者，多有此症。若因劳倦而素易呕泻，致脾不摄血，而为吐血下血者，宜六味回阳饮，大加白术。勿用凉药。若大吐大衄，六脉细脱，手足厥冷，危在顷刻，而血犹不止者，速用镇阴煎，其血自止。若血脱至甚，气亦随之，至厥逆昏愦，速当益气以固生机，宜独参汤，或六味回阳饮、四味回阳饮。用寒凉即死。凡喘满咳嗽，左右膈间隐隐作痛，病在肺也；宜清降，不宜升浮。膻中牵痛如缕，懊侬嘈杂，病在心包络也；宜养营，不宜耗散。胸腹膨胀，不知饥饱，多涎沫无味，病在脾也；宜温中，不宜酸寒。胁肋牵痛，躁扰喘急寒热，病在肝也；宜疏利，或宜甘缓，不宜秘滞。气短声哑，蒸热盗汗，咽干喉痛动气，病在肾也；宜壮水，不宜香燥。大呕大吐，烦渴头痛，大热不得卧，病在胃也；宜大泻，或宜大补。若血色如朱，光亮如漆，吐出即干，以指甲剔之，成片而起者，虽能食不倦，后必暴脱而死。若血中见似肉似肺，如烂鱼肠，此胃中脂膜，为邪火所烁，凝结而成，方书咸谓必死；然吐后凝结，既去而不发热，能进饮食，调理得宜，多有得生者。出于肺，多带痰沫，及粉红色。出于心包，色必正赤，如朱漆光泽。若吐出便凝，摸之不粘指者，为守脏之血，见之必死。出于脾者，亦必鲜紫浓浓，但不若心包血之光泽也。出于肝者，血必青紫稠浓，或带血缕，或有结块。出于肾者，或从咳逆，或从咯吐，或稀痰中杂出如珠，血虽无几，色虽不鲜，其患最剧。出于胃者，多兼水液痰涎，吐则成盘成盏，汪洋满地。失血后头晕发热者，往往有之，此是虚火上炎外扰之故，不可误认外感。血若暴涌如潮，喉中汩汩不止，脉见虚大，此火势未敛，不可便与汤药，急以热童便或藕汁灌之。俟半日许，脉势稍缓，可进调养之剂，服药后脉渐调和，饮食渐进，肢体轻捷，面色不赤，足膝不冷，身不灼热，额无冷汗，溲便如常，虽有紫黑血块，时欲咯出，而无鲜血上行，方许可治。血虽止而脉大不减，或虽小而弦细数疾，或弦硬不和，慎勿轻许可治。亦有他部柔和，而左手关尺弦强者，为阴虚火旺，最为危兆。其变有三，一则阴火引血复上而暴脱，一则虚阳发露而发热，一则火上逼肺而喘咳。此终不救。血不止者，用童便最效，或捣侧柏叶，以童便二分，酒一分，和饮之，大能止血。吐血新服五七日，永不复发。

骨　蒸

　　凡治骨蒸，热深在里，一切轻扬之药，皆在所禁。若用以升散之，反引热势外出，而增其炽灼，干涸津液，肌肉枯槁，求其止在内热，且不可得，安望其热除病止乎？水亏血燥，阴火沸腾，宜加减一阴煎加青蒿主之。若精血留于经脉，阻阳为热，积阴为疰，蒸久血干，速宜去瘀，麦煎散主之。又风附于骨，亦令蒸热盗汗，宜秦艽鳖甲散，或柴胡梅连丸。又有阳邪入骨，不能泄越，而先寒后热，脉长有汗者，宜用石膏。

遗　精

虚损而兼遗泄者，如实漏卮，最难调治也。或缘君火之摇，或缘相火之盛，或缘玉门，或缘心肾之不交，又或气不摄精，而滑脱不禁，或元阳衰惫，而关开乱流，急须反观内养，而以药饵调剂，必使痛断根株，然后本病可得瘳也。

君火不清，神摇于上，精摇于下。火甚者，宜先以二阴煎之类，清去心火；火不甚者，以柏子养心丸、天王补心丹之类，收养心气，然后用药固之。相火易动，肝肾多热，而易于疏泄者，惟经验猪肚丸为最，或用固精丸之类。然须察其火之微甚，宜清者，亦当先清其火。玉门不固者，宜苓术菟丝丸，或水陆二仙丹、金锁正元丹、金锁思仙丹之类。心肾不交者，宜坎离交济丹。气不摄精者，宜秘元煎，或举元煎、寿脾煎，或十全大补汤。元阳不足者，宜右归丸、八味丸、家韭子丸，或固肾丸之类。

女人月闭

凡妇女病损至旬月半载后，未有不经闭者，此因阴竭，所以血枯，最为危殆。必须渐渐通利，方可回生。若或久久断绝，断难施治。然欲其不枯，无如养营，欲其通之，无如充之，但使雪消则春水自来，血盈则经脉自至耳。若再用桃仁、红花之类，是与榨干汁者无异，非治法也。

血枯经闭，通用乌贼丸。水不制火，夜热盗汗，及烦渴咳嗽者，宜一二三四五阴等煎，择宜用之。欲念不遂，心脾郁结者，宜逍遥饮。三阴亏弱，无寒无热平脏者，宜小营煎、五福饮，或左归饮、左归丸之类。三阴亏弱，兼阳虚者，宜大营煎、理阴煎，及右归饮、右归丸、八味地黄汤丸之类。

诸 虚 见 症

两颧红或唇红，阴虚于下，逼阳于上也。仲景先生云：其面戴阳者，下虚故也。

虚而渴欲多饮，肾水不足，引水自救也，又火乘金位也。

足心如烙，虚火烁阴，涌泉涸竭也。

喑哑声不出，肾气竭也。盖声出于喉，而根于肾。经曰：内夺而厥，则为喑俳〔1〕，肾气虚也。

虚而喘急，阴虚肺格，气无所归也。又水不制火，冲脉上冲也。

喉干咽痛，真水亏，虚火上炎也。

不眠恍惚，血不养心，神不能藏也。又肾不交心，心火无制也。

时多烦躁，阳中无阴，柔不济刚也。

易生嗔怒，水亏木燥也。

盗汗不止，有火则阴不能守，无火则阳不能固也。

骨痛如折，肾主骨，真阴败竭也。寻常痛，骨衰而火乘之也。

筋急酸痛，肝失所滋也。

痰如清水，而口不渴，水泛为痰，脾不制水也。

痰多白沫而口渴，水沸为痰，阴火煎熬也。宜壮水以制相火。

心下跳动，气不归精也。经曰：胃之大络，名曰虚里，出于左乳下，其动应衣，宗气泄也。欲纳气归原者，惟有补阴以配阳一法。

小便黄涩淋沥，真阴亏，气不化水也。

---

〔1〕喑俳：中风。

消瘦，精不生气也。又燥万物者，莫熯乎火，阴火盛也。若肉极者，阴火久灼难治，若劳倦伤脾而然，宜用十全大补汤。

善惊，火起于心也，或心伤而神不安也。

爪甲痛，木极筋亏，金气乘之也。用猪膏养筋。

腰胁痛，肝肾虚也。

不能久立，筋不束骨也。当滋肾生肝。

不能独卧，肝肾虚也。

皮毛枯，无津液以充泽皮毛也。

足心痛，肝肾伤也。

手指微胀，言语急遽，真阴亏也。当清金滋水。

合目恍惚不宁，阴虚而三焦包络之火游行也。

内热，五心热，水亏火炎也。

虚损呃逆，水不制火，木挟火势，冲逆而上也。

口疮，心火上炎也。宜天王补心丸。

目昏，肾虚也。宜六味地黄加柴胡、五味。

虚而大便结，水亏液涸也。宜地六汤。

胸膈隐痛，肾虚不能纳气归源，气滞于上，而不流畅也。补阴之中须纳气。

虚损头运，上焦阳气虚也，或阴虚血损，气逆上冲也。

怔忡不宁，血虚或有痰。各脏有疾，皆能与包络之火合动而为怔忡，随其所犯而补泻之，更须从包络而调之平之。如各脏移热于心，以致包络火动，治亦如之。

健忘，心血不足，而痰与火乱其神明也。又肾不足而志衰，不能上通于心也。

膻中不乐，怒则气上，恐则气下，一怒一恐，拂于膻中也。宜用柴胡、苓、泽以升降之，亦有可用连以平其逆者。

胸中痞塞，居暗避人，病名卑，血不足也。宜养营汤加减治之。

自觉吾身之外，更有一我，病为离魂，心气虚也。单补其心，心足而魂自定。

须发脱落，肾枯火炎，肺失治节，而内风妄动也。

虚人头顶出汗，肾水不足，而肾火有余也。宜滋肾清肺，用桑叶、熟地、五味、麦冬蜜丸，服二月愈。若用止涩之药，则目昏耳聋矣。

虚人每饭头汗，胃火胜也。宜用固本，加元参、五味、枣仁。

两足不能步履，肝肾虚，精血不足也。或因气虚不能运动，宜用补中益气汤，及牛膝、钗斛、黄芪。

舌根苦直，不能咽唾，脾不能行气于三阴也。

手足烦痛，不欲行动，骨肉空虚也。

饮食不甘，肌肉渐削，脾元失守，化机日败也。

悬心，胃阴不足，胃火消烁心血，而悬悬不宁也。

虚损善谷，阴虚火盛，则速于传化也。

气短口干，气不足，无以化液也，又金受火制也。

气逆左胁，上呕酸水，脉弦数而濡，此火郁肝血燥也。

按之至骨，其热烙手，骨困不任肾热也。惟乌梅能引诸药入骨，而收其热。

面黑羸瘦，肌肤甲错，不能饮食，此血积胃中，而中土失其灌溉，虚极也。

汗出淋漓，一昼夜津液随热势外越也，速用人参。

梦与鬼交，真阴败也，血海瘀积，经断蒸热，亦有是症。宜补血加参以行之。

虚而脐腹疼痛不止，肾水亏极也，重用杞子。

少腹拘急，小便牵痛，真阳内衰也。

恶寒不乐，而五心烦热，重阴覆其阳，火不得伸也。宜用升柴以举之。

下唇生疮，此血瘀营虚发热，蒸其所瘀之血，化而为虫，遂成此症，盖即传尸劳之谓足寒无论阴阳，凡下虚者，皆能致此，治须辨别。又肺气虚则逆而不行，无以及于四虚而气哽，火盛则津枯，津枯则气哽也。

膝下冷，火不归源也。若上气喘，命门衰绝也。

不时溏泄，脾肾虚弱也，或心火不生脾土也。

发尖生穗，血虚火炎也。

身冷，营卫虚寒也。宜用当归、干姜。

论虚损劳瘵

凡损伤元气者，本皆虚症，而古方以虚损劳瘵，各分门类，则病若有异，亦所宜辨。盖虚损之虚，有在阳分，有在阴分，其病尚浅，或用益火，或用滋阴，见症施治，各有宜也。至若劳瘵，则或为骨蒸，或为干嗽，吐血吐痰，营卫俱败，羸日甚，其病深在阴中之阴分，多有不宜温补者。此虚与劳，似乎各有分别。然要而论之，则劳瘵之症，特不过阴虚之极深极重者耳！凡阴虚用药失当，或误用辛温，或妄投消伐，遂至日甚而成瘵矣，有不可不慎也。

论虚损传变

不论阴阳，虚损日久，皆能传变。有谓男子自肾传心肺肝脾，女子自心传肺肝脾肾者，此其说不可信也。《难经》云：损脉为病，一损损于皮毛，皮聚毛落；二损损于血脉，血脉虚少，不能营于五脏六腑；三损损于肌肉，肌肉消瘦，饮食不为肌肤；四损损于筋，筋缓不能自收持；五损损于骨，骨痿不能起床。反此者，至脉之病也。从上下者，骨痿不能起于床者死。从下上者，皮聚毛落者死。观此上损下损之说，其义极精。盖凡思虑劳倦外感等症则伤阳，伤于阳者，病必自上而下也。色欲醉饱内伤等症则伤阴，伤于阴者，病必自下而上也。自上而下者，先伤乎气，故一损于肺，而病在声息肤腠；二损于心，而病在血脉颜色；三损于胃，而病在饮食不调；四损于肝，而病为疼痛；五损于肾，而病为骨痿。二便不禁，此先伤乎阳，后及乎阴，阳竭于下，则孤阴无以独存，而不可为也。自下而上者，先伤乎精，故一损于肾，而病为泉源干涸；二损于肝，而病为血动筋枯；三损于脾，而病为痰涎壅盛；四损于心，而病为神魂失守；五损于肺，而病为短气喘呼。此先伤乎阴，后及乎阳，阴竭于上，则孤阳无以独存，而不可为也。然二者之损，又皆以脾胃为生死之大关。盖脾胃者土也，万物之本也。若上过乎此，则传肝传肾，不可治矣；下过乎此，则传心传肺，不可治矣。故曰：心肺损而神衰，肝肾损而形敝，脾胃损而饮食不归血气。夫追其传变已深，而希望回生，不已晚乎！所贵君子者，亦在乎防微杜渐而已。

论五劳七伤六极

五劳者：一曰肺劳，短气面浮，鼻不闻香臭；二曰肝劳，面目干黑，口苦精神不守，恐畏不能独卧，目视不明；三曰心劳，忽忽喜忘，大便苦难，或时鸭溏，口内生疮；四曰脾劳，舌本苦直，不得咽唾；五曰肾劳，背难俯仰，小便不利，色赤黄而有余沥，茎内痛，阴囊湿生疮，小腹满急。六极者：一曰气极，令人内虚，五脏不足，邪气多，正气少，不欲言；二曰血极，令人无颜色，眉发落，忽忽喜忘；三曰筋极，令人数转筋，十指爪甲皆痛苦，倦不能久立；四曰骨极，令人瘦削，齿苦痛，手足烦疼，不可以立，不欲行动；五曰肌极，令人羸瘦无润泽，饮食不生肌肉；六曰精极，令人少气，吸吸[1]然内

---

[1] 吸吸：气息短少而不能接续状。

虚，五脏气不足，毛发落，悲伤，喜忘。七伤者：一曰大饱伤
脾，善噫，欲卧，面黄；二曰大怒逆气伤肝，少气目暗；三曰
强力举重，久坐湿地，伤肾少精，腰背痛，厥逆下冷；四曰形
寒寒饮伤肺，少气咳嗽，鼻塞；五曰忧愁思虑伤心，苦惊、喜
忘、喜怒；六曰风雨寒暑伤形，发肤枯夭；七曰恐惧不节伤
志，恍惚不乐。又有志劳、思劳、心劳、忧劳、瘦劳，亦名五
劳。阴寒、阴痿里急、精寒精少、阴下湿、精清、小便苦数、
临事不举，亦名七伤。种种区别，愈繁愈乱，按图索骥，贻误
实多，皆非求本之论也。要之，五脏不可不分，轻重不可不
辨，气血阴阳水火不可不知，虚症之治，无余蕴矣。若其强作
解人，硬派名目，几何而不至杀人于反掌间也哉？

辨　虚　火

虚火二字，混淆已久，贻误最多，不可以不辨也。夫火有
阴盛格阳之火，有阴虚火动之火，有纯属阴虚，似火非火之
火。所谓阴盛格阳者，龙雷之火，得水愈燔，得热则散，内真
寒而外假热，真正之虚火也，补阳即消矣，有曰虚火宜补温，
能除大热者，此之谓也。所谓阴虚火动者，真水亏乏，邪火妄
行，神魂躁动，内外枯热，是亦不得不谓之虚火，若补阳，则
助其热矣，有曰阳旺阴愈消，热增水益涸者，此之谓也。所谓
似火非火者，原无外火销烁，止以真阴亏竭，泉源断流，而致
为干枯燥旱，是又不可不名为虚火，此则肾水大伤，非纯补真
阴莫济矣，有曰补阴以配阳者，此之谓也。

论　脉

虚损之脉，凡甚急、甚数、甚细、甚弱、甚涩、甚滑、甚
短、甚长、甚浮、甚沉、甚紧、甚洪、甚实者，皆是其候。然

阴阳之辨，则全以迟数二字为损症之大关键，虽其迟数中，又有浮、沉、大、小之不同，要以阴虚脉数，阳虚脉迟，不可易也。大凡数脉不及六至者，可治也；六至以上者，难治也。若数甚而再加弦紧细小，则百无一生矣。然脉数至极多，有兼滑，但见其滑愈甚者，其死愈近，以决短期，万无或爽也。

迟不甚迟，而脉中有神者，治之甚易，可数剂取效也。迟败之极，而微弱无神者，死在顷刻，虽大进温补，无能为力也。

阴虚脉数，阳虚脉迟，是固然矣，及病至危笃，亦有数之至而渐缓者，以阴脱尽而阳亦日亡也。又有迟之甚而转数者，以阳败极而阴亦渐散也。此不得视为佳兆，正死期之日促耳！

阴阳虽为对待，然世人劳损，毕竟阴虚脉数者居多，阳虚脉迟者恒少，所以但见脉数，便须认定阴虚，断不容混。惟知愈虚则愈数，愈数则愈虚，而弱症思过半矣。

弦脉者，虚损最忌，又最多也。《脉经》谓之中虚，崔真人谓之土败。以余观之，亦当先辨迟数，盖凡迟缓而弦者，其为中虚土败，不待言耳！若数中兼弦，则以水枯木燥，愈燥愈弦，愈弦愈燥，并不关中土之病，即使木气燥极，亦致凌脾，究竟补水为主。而快脾等剂，断不可用，毫厘之失，何啻千里之差！

世人右尺虚者极多，粗工不察，动云补火，不知火上浮则右尺必虚，不定属肾寒也。若不加详审，而遽投温热，鲜不致误矣。

论 爪

指爪为精血之余，凡于诊候之际，若见干黄，觉有枯槁之色，则其发肤营气，具在吾目中，而损之微甚，亦可从此而识矣。此可于脉色之外，参观并用，而资其工巧者也。

论　嚏

　　凡阳虚之人，因气虚也，阳气既虚，即不能嚏。仲景先生曰："欲嚏不能，此人肚中寒，故以阳虚之证，而忽见嚏者，最是回生之佳兆。"

虚损危候

　　虚损既成，百脉空虚，精血枯涸，使非大投补剂，何以望生？若有不能服诸补之药者，此为虚不受补也，不治。

　　劳损吐血失血后，嗽痰不止，而极多极浊者，此其精血饮食，皆化为痰。经曰白血出者死，即其类也，不治。

　　嗽而下泄上喘者死，或嗽而肛门生瘘者，亦不治。

　　左右为阴阳之道路，其有不得左右眠，而认边难转者，此其阴阳之气，有所偏竭也，不治。

　　嗽而左不得眠肝胀，右不得眠肺胀，皆为死症。

　　虚损原无外邪，所以病虽至困，终不愦乱，其有别无邪热而忽谵妄失伦者，此神去之兆，心脏败也，必死。

　　劳嗽喑哑，声不能出，或喘急气促者，肺脏败也，必死。

　　嗽而声哑，喉痛不能药食者，不治。

　　劳损肌肉脱尽者，脾脏败也，必死。

　　虚损多有筋骨疼痛，若痛至极，不可忍者，此血竭不能荣筋，肝脏败也，必死。

　　劳损既久，再及大便，泄泻不能禁止者，肾脏败也，必死。

辨似损非损

　　虚损之症，必有所因。而似损非损之症，其来则骤，盖以外感风寒，不为解散，而误作内伤，或用温补，或用清凉，或用消导，以致外邪郁伏，久留不散，而为寒热往来，及为潮热咳嗽，其症全似劳损。若用治损之法以治，则滋阴等剂，愈以留邪热蒸，久久非损成损矣。欲辨此者，但当审其并无积渐之因。或身有疼痛，而微汗则热退，无汗则复热，或见大声咳嗽，脉虽弦紧而不甚数，或兼和缓等症，则虽病至一两月，而邪有不解，病终不退者，本非劳损，毋误治也。

寒热往来不止者，宜一二三四五柴胡等饮，酌宜用之，或正柴胡饮亦可。兼咳嗽者，柴陈煎。若脾肾气虚而兼咳嗽者，金水六君煎，或邪有未解而兼寒热者，仍加柴胡。

有一种血分郁滞，气行而血不行，徒为蒸热，俟蒸气散，微汗而热退者，此宜活血为主。

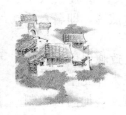

卷　下

列　方

六味地黄丸　八味丸　大补元煎　左归饮　右归饮　左归丸　右归丸　八珍汤　十全大补汤　人参养荣汤　五福饮　七福饮　独参汤　养心汤　天王补心丹　柏子养心丸　人参固本丸　一阴煎　加减一阴煎　二阴煎　三阴煎　四阴煎　五阴煎　大营煎　小营煎　坎离交济丹　地六汤　金锁正元丹　金锁思仙丹　水陆二仙丹　固精丸　《直指》固精丸　家韭子丸　猪肚丸　秘元煎　固阴煎　苓术菟丝丸　补中益气汤　补阴益气煎　举元煎　归脾汤　加味归脾汤　生脉散　百合固金汤　乌贼鱼骨丸　五物煎　理中汤　理阴煎　四味回阳饮　六味回阳饮　温胃饮　镇阴煎　寿脾煎　一气丹　六气煎　保阴煎　抽薪饮　徙薪饮　清化饮　秦艽鳖甲散　柴胡梅连丸　逍遥饮　金水六君煎　贝母丸　一柴胡饮　二柴胡饮　三柴胡饮　四柴胡饮　五柴胡饮　正柴胡饮　柴陈煎　麦煎散

六味地黄丸　治肾水亏损，小便淋闭，头目眩运，腰腿酸软，阴虚发热，自汗盗汗，憔悴瘦弱，精神疲困，失血失音，水泛为痰，病为肿胀，壮水制火之剂也。

熟地黄八两，蒸捣　山萸肉四两　山药四两，炒　泽泻三两　白茯苓三两　丹皮三两上为细末，和地黄膏加炼蜜，为丸桐子大，每服七八十丸，空心食前白滚汤或淡盐汤任下。此方用水煎汤，即名六味地黄汤，下八味丸亦同。

八味丸崔氏　治命门火衰，不能生土，以致脾胃虚寒，饮食少思，大便不实，或下元冷惫疼痛等症。王太仆先生云：益火之源，以消阴翳。即此谓也。即前六味地黄丸，加肉桂、制附子各一两。

大补元煎新方　治男妇气血大坏，精神失守，危剧等症。此回天赞化，救本培元，第一要方。

人参补气补阳，以此为主，少则用一二钱，多则用一二两　熟地补精补阴，以此为主，少则用二三钱，多则用二三两　山药二钱，炒杜仲二钱　当归二三钱，泄泻者去之　枸杞二三钱　萸肉一钱，畏酸者去之　炙甘草一二钱

水二盅，煎七分，食远温服。如元阳不足多寒者，于本方加附子、肉桂、炮姜之类，随宜用之。如气分偏虚者，加黄芪、白术。如胃口多滞者，不必用。如血滞者，加川芎，去山萸。如滑泄者，加五味、故纸之属。

左归饮新方　此壮水之剂也。凡命门之阴衰阳胜者，宜此方加减主之。

熟地二三钱或加至一二两　山药二钱　枸杞二钱

水二盅，煎七分，食远服。如肺热而烦者，加麦冬二钱。血滞者，加丹皮二钱。心热而燥者，加元参二钱。脾热易饥者，加芍药二钱。肾热骨蒸多汗者，加地骨皮二钱。血热妄动者，加生地二三钱。阴虚不宁者，加女贞子二钱。上实下虚者，加牛膝二钱以导之。血虚而燥滞者，加当归二钱。

右归饮新方　此益火之剂也。凡命门之阳衰阴胜者，宜此方加减主之。此方与大补元煎出入互用，如治阴盛格阳、真寒假热等证，宜加泽泻二钱，煎成用凉水浸冷，服之尤妙。

熟地用如前　山药二钱，炒　山萸一钱　枸杞二钱　甘草一

二钱，炙　杜仲二钱，盐制　肉桂一二钱　附子一二三钱

　　水二盅，煎七分，食远温服。如气虚血脱，或厥或昏，或汗或运，或虚狂，或短气者、必大加人参、白术，随宜用之。如火衰不能生土，为呕哕吞酸者，加炮姜二三钱。如阳衰中寒，泄泻腹痛，加人参、肉豆蔻，随宜用之。如小腹多痛者，加吴茱萸五七分。如淋带不止，加破故纸一钱。如血少血滞，腰膝软痛者，加当归二三钱。

　　左归丸新方　治真阴肾水不足，不能滋养营卫，渐至衰弱，或虚热往来，自汗盗汗，或神不守舍，血不归原，或虚损伤阴，或遗淋不禁，或气虚昏运，或眼花耳聋，或口燥舌干，或腰酸腿软。凡精髓内亏，津液枯涸等症，俱速宜壮水之主，以培左肾之元阴，而精血自充矣，宜此方主之。

　　大怀熟八两　山药四两，炒　枸杞子四两，制　山茱萸四两　川牛膝酒洗，蒸熟，三两，精滑者不用　菟丝子四两　鹿胶四两，炒珠，无火者不用

　　上先将熟地蒸烂杵膏，加炼蜜丸桐子大，每食前用滚汤或淡盐汤送下百余丸。如真阴失守，虚火炎上者，宜用纯阴至静之剂，于本方去枸杞、鹿胶，加女贞子三两、麦冬三两。如火烁肺金，干枯多嗽者，加百合三两。如夜热骨蒸，加地骨皮三两。如小水不利不清，加茯苓三两。如大便燥结，去菟丝，加肉苁蓉三两。如气虚者，加人参三四两。如血虚微滞，加当归四两。如腰膝酸痛，加盐水炒杜仲三两。如脏平无火而肾气不充者，加破故纸三两，去心莲肉、胡桃肉各四两，龟胶不必用。五液皆主于肾，凡属阴分之药，皆能走肾，有谓必须导引者，皆见之不明耳。

　　右归丸新方　治元阳不足，或先天禀衰，或劳伤过度，以致命门火衰，不能生土，而为脾胃虚寒，饮食少进。或呕恶膨胀，或翻胃噎膈，或怯寒畏冷，或脐腹多痛，或大便不实，泻痢频作，或小水自遗，虚淋寒疝，或寒侵溪谷，而肢节痹痛，

或寒在下焦，而水邪浮肿。总之，真阳不足者，必神疲气怯，或心跳不宁，或四体不收，或眼见邪祟，或阳衰无子等症，俱速宜益火之源，以培右肾之元阳，而神气自强矣，此方主之。

大怀熟八两 山药四两，炒 山萸肉四两，微炒 鹿角胶四两，炒珠 枸杞四两，微炒 菟丝子四两，制 杜仲四两，姜汤炒 当归三两，便溏勿用 肉桂二两，渐可加至四两 制附子自二两渐可加至五六两

上丸法如前，或丸如弹子大，每嚼服二三丸，以滚白汤送下，其效尤速。

如阳衰气虚，必加人参以为之主，或二三两，或五六两，随人虚实，以为增减。盖人参之功，随阳药则入阳分，随阴药则入阴分，欲补命门之阳，非人参不能捷效。如阳虚精滑，或带浊便溏，加补骨脂（酒炒）三两。如飧泄肾泄不止，加北五味三两、肉豆蔻三两（面炒去油用）。如饮食减少，或不易化，或呕恶吞酸，皆脾胃虚寒之症，加干姜三四两（炒黄用）。如腹痛不止，加吴茱萸二两（汤炮半日，炒用）。如腰膝酸痛，加胡桃肉（连皮）四两。如阴虚阳痿，加巴戟肉四两、肉苁蓉三两，或加黄狗外肾一二副，以酒煮烂捣入之。

八珍汤《局方》 治气血两虚，调和阴阳。

人参二钱 白术二钱 茯苓二钱 甘草一钱，炙 熟地三钱 当归二钱 川芎一钱 芍药二钱，炒

水煎温服。

十全大补汤 治气血俱虚，恶寒发热，自汗盗汗，肢体困倦，眩晕惊悸，晡热作渴，遗精白浊，二便见血，小便短少，便泄闭结，喘咳下坠等症。

即前八珍汤加黄芪、肉桂各一钱。

人参养荣汤《局方》 治脾肺俱虚，恶寒发热，肢体瘦倦，食少作泻，口干心悸自汗等。

人参 黄芪 当归 白术 甘草 桂心 陈皮各一钱 熟

地　五味　茯苓各七分　白芍钱半　远志五分

加姜、枣，水煎服。

五福饮新方　凡五脏气血亏损者，此能兼治之，足称王道之最。

人参随宜，心　熟地随宜，肾　当归二三钱，肝　白术炒，一钱，肺　炙甘草一钱，脾

水二盅，煎七分，食远温服。或加生姜三五片。凡治气血俱虚等症，以此为主，或宜温者，加姜、附。宜散者，加升麻、柴、葛。左右逢源，无不可也。

七福饮新方　治气血俱虚，而心脾为甚者，即前方加枣仁二钱、远志三五分（制用）。

独参汤葛氏　治大吐大衄后，血脱气随，速宜益气。

人参二两

加大枣煎服，服后宜熟睡。

养心汤《医统》　治体质素弱，或病后思虑过多，心痛，惊悸不寐。

归身　生地　熟地　茯神各一钱　人参钱半　麦冬钱半　枣仁　柏子仁各八分　炙甘草四分　五味十五粒

加灯心、莲子，水煎八分服。

天王补心丹　宁心保神，固精益血，壮力强志，令人不忘，去烦热，除惊悸，清三焦，解干渴，育养心气。此方之传，未考所自，《道藏》偈云：昔志公和尚日夜讲经，邓天王悯其劳，锡之此方，固以名焉。

生地黄四两，洗净　人参　元参各五钱，炒　丹参　远志肉　桔梗　白茯苓各五钱　五味炒　当归酒洗　麦冬炒　天冬炒　柏子仁炒　酸枣仁各一两，炒

上为细末，炼蜜为丸，每两分作十丸，金箔为衣，每服一丸，灯心枣汤化下，食远临卧服，或作小丸亦可。

柏子养心丸《集验》　治心劳太过，神不守舍，合眼则梦，

遗泄不常。

柏子仁鲜白不油者，以纸包，槌去油　白茯神　酸枣仁　生地黄　当归身各二两　五味子　辰砂　犀角镑　甘草各半两

上为末，炼蜜丸如芡实大，金箔为衣，午后、临卧，各津嚼一丸。

人参固本丸《千金》　治脾虚烦热，金水不足，及肺气燥热，作渴作嗽，或小便赤色，短少涩滞如淋，大便燥结，此阴虚有火之圣药也。

人参二两　天冬　麦冬　生地　熟地各四两

蜜丸桐子大，每服五六十丸，空心淡盐汤下，中寒之人不可服。如欲作膏，俟煎成，外加白蜜四两。

一阴煎新方　此治水亏火胜之剂，故曰一阴。凡肾水真阴虚损，而脉症多阳，虚火发热，及阴虚动血等症，皆宜用此加减主之。

生地二钱　熟地三五钱　芍药二钱　麦冬二钱　甘草一钱牛膝一钱半　丹参二钱

水二盅，煎七分，食远服。如火盛躁烦，入真龟胶二三钱化服。如气虚者，间用人参一二钱。如心虚不眠多汗者，加枣仁、当归各一二钱。如汗多烦躁者，加五味子十粒，或加山药、山茱萸。如见微火者，加女贞子一二钱。如虚火上浮，或吐血或衄血不止者，加泽泻一二钱、茜根二钱，或加川续断一二钱以涩之亦妙。

加减一阴煎新方　治症如前，而火之甚者，宜用此方。

生地二钱　熟地三五钱　芍药二钱　麦冬二钱　炙甘草五七分　知母　地骨皮各一钱

水二盅，煎服。如躁烦热甚便结者，加石膏二三钱。小水热涩者，加栀子一二钱。如火浮于上者，加泽泻一二钱，或黄芩一钱。如血燥血少者，加当归一二钱。

二阴煎新方　此治心经有热，水不制火之病，故曰二阴。

凡惊狂失志，多言多笑，或疡疹烦热失血等症，宜此主之。

　　生地二三钱　麦冬二三钱　枣仁二钱　甘草一钱，生　元参一钱半　黄连一二钱　茯苓钱半　木通一钱半

　　水二盅，加灯草二十根，或竹叶亦可，煎七分，食远服。如痰胜热甚者，加九制胆星一钱，或天花粉一钱五分。

　　三阴煎新方　此治肝脾虚损，精血不足，及营虚失血等症，故曰三阴。微有火者，宜一阴煎，无火者宜此主之。

　　当归二三钱　熟地三五钱　甘草一钱，炙　枣仁二钱　芍药三钱，酒炒　人参随宜

　　水二盅，煎七分，食远服。如呕恶者，加生姜三五片。汗多烦躁者，加五味子十四粒。汗多气虚者，加黄芪一二钱。小腹阴痛，加枸杞二三钱。如有胀闷，加陈皮一钱。如腰膝筋骨无力，加杜仲、牛膝。

　　四阴煎新方　此保肺清金之剂，故曰四阴。治阴虚劳损，相火炽盛，津枯烦渴，咳嗽吐衄多热等症。

　　生地二三钱　麦冬　芍药　百合　沙参各二钱　甘草一钱，生　茯苓一钱五分

　　水二盅，煎七分，食远服。如夜热盗汗，加地骨皮一二钱。如痰多气盛，加贝母二三钱，阿胶一二钱，天花粉亦可。如金水不能相滋，而干燥喘嗽者，加熟地三五钱。如多汗不眠，神魂不宁，加枣仁二钱。如汗多兼渴，加北味十四粒。如热甚者，加黄柏（如易知母，更见针线）一二钱，盐水炒用，或元参亦可，但分上下用之。如血燥经迟，枯涩不至者，加牛膝二钱。如血热吐衄，加茜根二钱。如多火便燥，或肺干咳咯者，加天门冬二钱，加童便亦可。如火载血上者，去甘草，加炒栀子一二钱。

　　五阴煎新方　凡真阴亏损，脾虚失血等症，或见溏泄未甚者，所重在脾，故曰五阴。忌用润滑，宜此主之。

　　熟地五七钱或一两　山药二钱，炒　扁豆二三钱，炒　炙甘草

一二钱　茯苓一钱半　芍药二钱，炒黄　五味子二十粒　人参随宜
白术一二钱，炒

水二盅，加莲肉（去心）二十粒煎服。

大营煎新方　治真阴精血亏损，及妇人经迟血少，腰膝筋
骨疼痛，或气血虚寒，心腹疼痛等症。

当归二三钱或五钱　熟地三五七钱　枸杞二钱　炙甘草一二钱
杜仲二钱　牛膝一钱半　肉桂一二钱

水二盅，煎七分，食远温服。

如寒滞在经，气血不能流通，筋骨疼痛之甚者，必加制附
子二钱方效。如带浊腹痛者，加故纸一钱（炒用）。如气虚者，
加人参、白术。中气虚寒呕恶者，加炒干姜一二钱。

小营煎新方　治血少阴虚，此性味和平之方也。

当归二钱　熟地二三钱　芍药二钱，酒炒　枸杞二钱　山药
二钱，炒　炙甘草一钱

水二盅，煎七分，食远温服。如营虚于上，而为惊恐，怔
忡不眠多汗者，加枣仁、茯神各二钱。如营虚兼寒者，去芍
药，加生姜。如气滞有痛者，加香附一二钱，引而行之。

坎离交济丹新制　此治心肾不交等症。

熟地五两，捣　生地三两　茯神一两半　远志八钱　阿胶二
两，炒珠　鸡子黄六个　炙甘草一两　莲肉四两

此方地黄一生一熟，却有颠倒阴阳，水火既济之妙。茯神
通心气而下交肾，复以鸡子黄入心，补离中之气，远志通肾气
而上交心，复以阿胶色黑，入肾，补坎中之精，俾水火浑合一
气，交相为济，然媒合[1]婴姹[2]作用，全赖黄婆[3]，故
以莲肉、甘草补土，而为交通上下之佐使。

---

〔1〕媒合：指撮合、促进合作之意。
〔2〕婴姹：指阴阳。
〔3〕黄婆：指脾土。

　　上先将地黄杵烂，加炼蜜丸桐子大，空心食前滚白汤送下三钱。如见微火者，加麦冬三两，或元参二两，随宜用之。无寒无热者，加菟丝子二两、人参二两。如心气浮散不入于精者，加五味子一两、茯苓一两。

　　地六汤新制　治水亏液涸，大便秘结。

　　熟地六钱　苁蓉三钱，漂淡　麦冬三钱　白芍一钱　生地三钱　柏子仁二钱

　　水二盅，煎七分，温服。或加砂仁五六分。

　　金锁正元丹《和剂》　治真气不足，遗精盗汗，目暗耳鸣，吸吸短气，四肢酸倦，一切虚损等症。

　　补骨脂十两，酒浸，炒　肉苁蓉酒洗，焙　巴戟去心　葫芦巴各一斤，炒　文蛤八两　茯苓六两，去皮　龙骨二两，煅　朱砂三两，另研

　　上为细末，酒糊丸桐子大，每服二十丸，空心温酒盐汤送下。

　　金锁思仙丹万氏　治男子嗜欲太过，精血不固，此涩以去脱之剂。

　　莲蕊　芡实　石莲子各十两　金樱子膏三斤

　　上以金樱膏入前三味药末，和丸桐子大，空心盐汤下三十丸，服久精神完固，大能延年。平时服食忌葵菜、车前。

　　水陆二仙丹经验　治精脱肾虚，梦遗白浊等症，与补阴药同用，甚有奇效。

　　金樱膏一斤用金樱子不拘多少，入粗麻布袋内，擦去毛刺，捣烂入缸，以水没头浸一二宿，滤去渣，取汁以绵滤二三次，却入铜锅，用桑柴文火熬成膏，取起以碗瓶收贮听用　芡实粉一斤

　　上二味和匀，丸桐子大，每服二三百丸，空心淡盐汤下。

　　固精丸《济生》　治下元虚损，白浊如脂，或胞气虚寒，腰重少力，小便无度并效。

　　牡蛎煅　菟丝酒浸，蒸炒　韭子炒　龙骨煅　北五味炒　白

茯苓　桑螵蛸酒炙　白石脂煅，各等分

上为细末，酒糊丸桐子大，每服七十丸，空心盐汤下。

固精丸《直指》　治肾虚有火，精滑，心神不安。

黄柏酒炒　知母各一两，酒炒　牡蛎煅　龙骨煅　莲蕊　芡实　山茱萸　远志制　茯苓各三钱

上为末，山药糊丸桐子大，每服五十丸，空心温酒下。

家韭子丸《三因》　治少长遗溺，及男子虚剧，阳气衰败，小便白浊，夜梦遗精，此药补养元气。

家韭子六两，炒　鹿茸四两，酥炙　肉苁蓉酒浸　牛膝酒浸　熟地　当归各二两　菟丝酒煮　巴戟各一两半　杜仲炒　石斛　桂心　干姜各一两，炮

酒糊丸桐子大，每服五七十丸，加至百余丸，食前温酒任下。

猪肚丸经验　止梦遗泄精，进饮食，健肢体，此药神应，瘦者服之自肥，莫测其理。

白术五两，面炒　苦参白者，三两　左牡蛎四两，煅研

上为末，用雄猪肚一具，洗净，以瓷罐煮烂，木石臼捣如泥，和药再加肚汁捣半日，丸如小豆大，每服四五十丸，日进三服，米饮送下。久服自觉身肥，而梦遗永止。

秘元煎新方　治遗精带浊等病，此方专主心脾。

远志八分，炒　山药二钱，炒　芡实二钱，炒　白术一钱半，炒　枣仁二钱，炒碎　茯苓一钱半　炙甘草一钱　人参一二钱　五味十四粒，畏酸者去之　金樱子二钱，去核

水二盅，煎七分，食远服。此治久遗无火，不痛而滑者，乃可用之。如尚有火觉热者，加苦参一二钱。如气大虚者，加黄芪一二三钱。

固阴煎新方　治阴虚滑泄，带浊淋遗，及经水因虚不固等症，此方专主肝肾。

人参随宜　熟地三五钱　山药二钱，炒　山萸钱半　远志七

分，炒　甘草一二钱，炙　菟丝二三钱，炒　五味十四粒

　　水二盅，煎七分，食远温服。如虚滑遗甚者，加金樱子肉二三钱，或醋炒文蛤一钱，或乌梅二个。如阴虚微热而精血不固者，加川续断二钱。如下焦阳气不足，而兼腹痛溏泄者，加补骨脂、吴茱萸之类，随宜用之。如肝肾血虚，小腹痛而血不归经者，加当归二三钱。如脾虚多湿，或兼呕恶者，加白术一二钱。如气陷不固者，加炒升麻一钱。如兼心虚不眠，或多汗者，加枣仁二钱（炒用）。

　　苓术菟丝丸新方　治脾肾虚损，不能收摄，以致梦遗精滑困倦等症。

　　白茯苓　白术米泔洗，炒　莲肉各四两　五味酒蒸　山药各二两，炒　杜仲三两，酒炒　炙甘草五钱　菟丝子用好水淘净，入陈酒浸一日，文火煮极烂捣饼，焙干为末，十两

　　上用山药末，以陈酒煮糊为丸桐子大，空心滚白汤，或酒下百余丸。如气虚神倦不能收摄，有加人参三四两尤妙。

　　补中益气汤东垣　治劳倦伤脾，中气不足，清阳不升，外感不解，体倦食少，寒热疟痢，气虚不能摄血等症。

　　人参炒　白术炒　甘草各一钱半，炙　当归一钱　陈皮五分升麻　柴胡各三分

　　上加姜枣水煎，空心午前服。

　　补阴益气煎新方　此补中益气汤之变方也。治劳倦伤阴，精不化气，或阴虚内乏，以致外感不解，寒热疟疾，阴虚便结不通等症。凡属阴气不足，而虚邪外侵者，用此升散，无不神效。

　　人参一二三钱　当归二三钱　山药二三钱，酒炒　陈皮一钱熟地三五钱或用至一二两　炙甘草一钱　柴胡一二钱，无外邪不必用　升麻三五分，火浮于上者不必用

　　水二盅，加生姜三五七片，煎八分，食远温服。

　　举元煎新方　治气虚下陷，血崩血脱，亡阳垂危等症，有

不利于归熟等剂，而但宜补气者，以此主之。

人参 黄芪各三五钱，炙 炙甘草一二钱 升麻五七分，炒 白术一二钱，炒

水煎一盅半，煎七八分，温服。如兼阳气虚寒者，桂、附、干姜，随宜佐用。如兼滑脱者，加乌梅二个，或文蛤七八分。

归脾汤《济生》 治思虑伤脾，不能摄血，致血妄行，或健忘、怔忡、惊悸、盗汗、嗜卧，或大便不调，心脾疼痛，疟痢郁结，或因病用药失宜，克伐伤脾，以致变症者，最宜用之。

人参 黄芪 白术 茯苓 枣仁各二钱 远志 当归各一钱 木香 炙甘草各五分

水二盅，加圆眼肉七枚，煎七分，食远服。

景岳先生云：此汤之用木香，特因郁结疼痛者设，如无痛郁等症，必须除去木香，以避香燥，岂不于气虚血动者为尤善乎？又，远志味辛，气升而散，凡多汗而躁热者，亦宜酌用。

加味归脾汤薛氏 治脾经血虚发热等症。即前方加柴胡、山栀各一钱。

生脉散《医录》 治热伤元气，肢体倦怠，气短口渴，汗出不止，或金为火制，水失所生，而致咳嗽喘促，肢体痿弱，脚软眼黑等症。

人参五钱 麦冬 五味各三钱

水煎服。

百合固金汤 熟地 生地 麦冬 当归 芍药 百合 贝母 元参 桔梗 甘草

乌贼鱼骨丸《内经》 治血枯经闭。

乌贼鱼骨四两，去甲 藘茹一两，即茜根

上为末，以雀卵捣丸小豆大，每服五丸或十丸，鲍鱼煎汤下，以饭压之。鲍鱼即今之淡干鱼也。

170

五物煎新方　治妇人血虚凝滞，蓄积不行，小腹痛急，产难经滞，及痘疮血虚寒滞等症。

当归三五七钱　熟地三四钱　芍药二钱　川芎一钱　肉桂一二三钱

水一盅半，煎服。兼胃寒或呕恶者，加干姜（炮用）。水道不利，加泽泻或猪苓。气滞者，加香附或丁香、木香、砂仁、乌药之类。

理中汤仲景　治太阴病，自利不渴，阴寒腹痛，短气咳嗽，霍乱呕吐，饮食难化，胸膈噎塞，或疟疾、瘴气、瘟疫，中气虚损，久不能愈，或中虚生痰等症。

人参　白术炒　干姜炒　炙甘草各三两

上四味，捣筛为末，蜜丸鸡黄大，以沸汤数合和一丸，研碎温服之，日三四、夜二服，腹中未热，益至三四丸，然不及汤。汤法：以四物依数切，用水八升，煎取三升，去渣温服一升，日三服。

理阴煎新方　此理中汤之变方也。凡脾肾中虚等症，宜刚燥者，当用理中六君之类；宜温润者，当用理阴大营之类。欲知调补，当先察此。此方通治真阴虚弱，胀满呕哕，痰饮恶心，吐泻腹痛，妇人经迟血滞等症。

熟地三五七钱或一二两　当归二三钱或五七钱　炙甘草一二钱　干姜一二三钱，炒黄

或加桂一二钱。

水二盅，煎七八分，热服。若治脾肾两虚，水泛为痰，或呕或胀者，加茯苓一钱半，或加白芥子五分以行之。若泄泻不止，及肾泄者，少用当归，或并去之，加山药、扁豆、吴茱萸、破故、肉豆蔻、附子之属。若腰腹有痛，加杜仲、枸杞。若腹有胀滞疼痛，加陈皮、木香、砂仁之属。

四味回阳饮新方　治元阳虚脱，危在顷刻者。

人参一二两　制附子二三钱　炙甘草一二钱　炮干姜二三钱

水二盅，武火煎七八分，温服，徐徐饮之。

六味回阳饮新方　治阴阳将脱等症。

人参一二两或数钱　制附子　炮干姜各二三钱　熟地五钱或一两　归身三钱，泄泻或血动者，代以冬术，多多益善　炙甘草一钱

水二盅，武火煎七八分，温服。如肉振汗多者，加炙黄芪四五钱或一两，或冬术三五钱。如泄泻者，加乌梅二枚，或北五味二十粒亦可。如虚阳上浮者，加茯苓二钱。如肝经郁滞者，加肉桂二三钱。

温胃饮新方　治中寒呕吐，吞酸泄泻，不思饮食，及妇人脏寒呕恶，胎气不安等症。

人参一二三钱或一两　白术一二钱或一两，炒　扁豆二钱，炒陈皮一钱，或不用　干姜一二三钱，炒焦　炙甘草一钱　当归一二钱，滑泄者不用

水二盅，煎七分，食远温服。如下寒带浊者，加破故纸一钱。如气滞或兼胸腹痛者，加藿香、丁香、木香、白豆蔻、砂仁、白芥子之属。如兼外邪及肝肾之病者，加桂枝、肉桂，甚者，加柴胡。如脾气陷而身热者，加升麻五七分。如水泛为痰而胸腹痞满者，加茯苓一二钱。如脾胃虚极，大呕大吐，不能止者，倍用参术，仍加胡椒二三分许，煎熟徐徐服之。

镇阴煎新方　治阴虚于下，格阳于上，则真阳失守，血随而溢，以致大吐大衄，六脉细脱，手足厥冷，危在顷刻，而血不能止者，速宜用此，使孤阳有归，则血自安也。如治格阳喉痹上热者，当以此汤冷服。

熟地一二两　牛膝二钱　甘草一钱，炙　泽泻钱半　肉桂一二钱　制附子五七分或一二三钱

水二盅，速煎服。如兼呕恶者，加干姜炒黄一二钱。如气脱倦言，而脉弱极者，宜速速多加人参，随宜用之。

寿脾煎新方，一名摄营煎　治脾虚不能摄血等症，凡忧思郁怒、结劳，及误用攻伐等药，犯损脾阴，以致中气亏陷，神魂

不宁，大便脱血不止，或妇人无火崩淋等症。凡兼呕恶，尤为危候，速宜用此。单救脾气，则统摄固而血自归源。此归脾汤之变方，其效如神。若犯此症，而再用寒凉，则胃气必脱，无不即毙者。

白术二三钱　当归二钱　山药二钱　枣仁钱半　炙甘草一钱　远志三五分，制　炮干姜一二三钱　莲肉二十粒，去心，炒　人参随宜一二钱，急者用一两

水二盅，煎服。如血未止，加乌梅二个。凡畏酸者，不可用，或加地榆一钱半亦可。滑者，加醋炒文蛤一钱。下焦虚滑不禁，加鹿角霜二钱为末，搅入药中服之。气虚甚者，加炙黄芪二三钱。气陷而坠者，加炒升麻五七分。或白芷亦可。兼溏泄者，加补骨脂一钱（炒用）。阳虚畏寒者，加制附子一二三钱。血去过多，阴虚气馁，心跳不宁者，加熟地七八钱，或一二两。

一气丹新方　治脾肾虚寒，不时易泻，腹痛阳痿，怯寒等症。此即参附汤之变方。

人参　制附子各等分

炼白蜜丸如绿豆大，每用滚白汤送下三五分，或一钱。凡药饵不便之处，或随途次[1]，随带此丹最妙。

六气煎新方　治男妇阳气虚寒等症。

黄芪炙　肉桂　人参　白术　当归　炙甘草

水煎服。

保阴煎新方　治男妇带浊遗淋，色赤带血，脉滑多热，便血不止，及血崩血淋，或经期太早，凡一切阴虚内热动血等症。

生地　熟地　芍药各二钱　山药　川续断　黄芩　黄柏各钱半　生甘草一钱

---

[1] 途次：旅途中的住宿处。

水二盅，煎七分，食远温服。如小水多热，或兼怒火动血者，加焦栀子一二钱。如夜热身热，加地骨皮钱五分。如肺热多汗者，加麦冬、枣仁。恐枣仁与肺热非宜，不如用桑叶为妥。如血热甚者，加黄连一钱五分。如血虚血滞，筋骨肿痛者，加当归二三钱。如气滞而痛，去熟地，加陈皮、青皮、丹皮、香附之属。如血脱血滑，及便血久不止者，加地榆一二钱，或乌梅一二个，或百药煎一二钱，文蛤亦可。

如少年或血气正盛者，不必用熟地、山药。如肢节筋骨疼痛或肿者，加秦艽、丹皮各一二钱。

抽薪饮新方　治诸凡火炽盛而不宜补者。

黄芩　石斛　木通　栀子　黄柏各一二钱　枳壳钱半　泽泻钱半　细甘草三分

水一盅半，煎七分，食远温服。内热甚者，冷服更佳。如热在经络肌肤者，加连翘、天花粉以解之。热在血分大小肠者，加槐蕊、黄连以清之。热在阳明，头面或躁烦便实者，加生石膏以降之。热在下焦小水痛涩者，加草龙胆、车前以利之。热在阴分津液不足者，加门冬、生地、芍药之类以滋之。热在肠胃实结者，加大黄、芒硝以通之。

徙薪饮新方　治三焦凡火，一切内热，渐觉而未甚者，先宜清以此剂，其甚者，宜抽薪饮。

陈皮八分　黄芩二钱　麦冬　芍药　黄柏　茯苓　牡丹皮各钱半

水一盅半，煎七分，食远温服。如多郁气逆伤肝，胁肋疼痛，或致动血者，加青皮、栀子。

清化饮新方　治血热妄行，阴亏，诸火不清等症。

芍药　麦冬各二钱　丹皮　茯苓　黄芩　生地各二三钱　石斛一钱

水一盅半，煎七分，食远温服。如觉骨蒸多汗者，加地骨皮一钱五分。热甚而渴或头痛者，加石膏一二三钱。下热便涩者，加木通一二钱，或黄柏、栀子，皆可随症用之。如兼外邪发热，加柴胡一二钱。

秦艽鳖甲散　治风劳、骨热、盗汗。

秦艽　知母　当归　鳖甲　乌梅　青蒿　柴胡　地骨

柴胡梅连丸　治同上。

柴胡　前胡　乌梅　胡连　猪脂　猪髓　童便　韭白

逍遥饮新方　治妇人思郁过度，致伤心脾，冲任之源，血气日枯，渐至经脉不调者。

当归二三钱　芍药钱半　熟地三五钱　枣仁二钱，炒　茯神钱半　远志三五分，制　炙甘草一钱　陈皮八分

水二盅，煎七分，食远温服。如气虚者，加人参一二钱。如经水过期兼痛滞者，加酒炒香附一二钱。

金水六君煎新方　治肺肾虚寒，水泛为痰，或年迈阴虚，血气不足，外受风寒，咳嗽呕恶，多痰喘急等症，神效。

当归二钱　熟地三五钱　陈皮钱半　半夏二钱　茯苓二钱　炙甘草一钱

水二盅，生姜三五七片，煎七八分，食远温服。如大便不实而多湿者，去当归，加山药。

痰盛气滞，胸胁不快者，加白芥子七八分。如阴寒盛而嗽不愈者，加细辛五七分。如兼表邪寒热者，加柴胡一二钱。

贝母丸新方　消痰热，润肺止咳，或肺痈肺痿，乃治标之妙剂。

贝母一两，为末，用沙糖或蜜，和丸龙眼大，或噙化，或嚼服之。若欲劫止久嗽，每贝母一两，宜加百药煎、硼砂、天竺黄各一钱，佐之尤妙。如无百药煎，即醋炒文蛤一钱亦可，或粟壳亦可酌用。若治肺痈，宜加白矾一钱，同贝母丸服，如前最妙。

一柴胡饮新方　一为水数，从寒散也。凡感四时不正之

气，或为发热，或为寒热，或因劳因怒，或妇人热入血室，或产后经后，因冒风寒，以致寒热如疟等症，但外有邪而内兼火者，须从凉散，宜此主之。

柴胡二三钱　黄芩钱半　芍药二钱　生地　陈皮各钱半　甘草八分

水一盅半，煎七八分，温服。如内热甚者，加连翘一二钱随宜。如外邪甚者，加防风一钱佐之。如邪结在胸而痞满者，去生地，加枳实一二钱。如热在阳明而兼渴者，加天花粉或葛根一二钱，热甚者，加知母、石膏亦可。

二柴胡饮新方　二为火数，从温散也。凡遇四时外感，或其人元气充实，脏气素平无火，或时逢寒胜之令，本无内热等症者，皆不宜妄投凉药，以致寒滞不散，宜此主之。

陈皮一钱五分　半夏二钱　细辛一二钱　厚朴钱五分　生姜三五七片　柴胡一钱半或二三钱　甘草八分

水一盅半，煎七八分，温服。如邪盛者，可加羌活、白芷、防风、紫苏之属，择而用之。如头痛不止者，加川芎一二钱。如多湿者，加苍术。如阴寒气胜，必加麻黄一二钱，或兼桂枝。不必疑也。

三柴胡饮新方　三为木数，从肝经血分也。凡人素禀阴分不足，或肝经血少，而偶感风寒者，或感邪不深，可兼补而散者，或病后产后感冒，有不得不从解散，而血气虚弱，不能外达者，宜此主之。

柴胡二三钱　芍药钱半　炙甘草一钱　陈皮一钱　生姜五七片　当归二钱，溏泄者易以熟地

水一盅半，煎七八分，温服。如微寒咳呕者，加半夏一二钱。

四柴胡饮新方　四为金数，从气分也。凡人元气不足，或忍饥劳倦，而外感风寒，六脉紧数微细，正不胜邪等症，必须

培助元气，兼之解散，庶可保全，宜此主之。

柴胡一二三钱　炙甘草一钱　生姜三五七片　当归二三钱，泻者少用　人参二三钱或五七钱，酌而用之

水二盅，煎七八分，温服。如胸膈滞闷者，加陈皮一钱。

五柴胡饮新方　五为土数，从脾胃也。脾土为五脏之本，凡中气不足，而外邪有不散者，非此不可。此与四柴胡饮相表里，但四柴胡饮止调气分，此则兼培血气，以逐寒邪，尤切于时用者也，神效不可尽述。

柴胡一二三钱　当归二三钱　熟地三五钱　白术二三钱　芍药钱半，炒用　炙甘草一钱　陈皮酌用或不必用

水一盅半，煎七分，食远热服。寒胜无火者，减芍药，加生姜三五七片，或炮干姜一二钱，或再加桂枝一二钱，则更妙。脾滞者，减白术。气虚者，加人参随宜。腰痛者，加杜仲。头痛者，加川芎。劳倦伤脾阳虚者，加升麻一钱。

正柴胡饮新方　凡外感风寒，发热恶寒，头疼身痛，疟疾初起等症，凡血气平和，宜从平散者，此方主之。

柴胡一二三钱　防己一钱　陈皮钱半　芍药二钱　甘草一钱　生姜三五片

水一盅半，煎七八分，热服。如头痛者，加川芎一钱。如热而兼渴者，加葛根一二钱。如呕恶者，加半夏一钱五分。如湿胜者，加苍术一钱。如胸腹有微滞者，加厚朴一钱。如寒气胜而邪不易解者，加麻黄一二三钱，去浮沫服之，或苏叶亦可。

柴陈煎新方　治伤风兼寒，咳嗽发热，痞满多痰等症。

柴胡二三钱　陈皮钱半　半夏二钱　茯苓二钱　甘草一钱　生姜三五七片

水一盅半，煎七分，食远温服。如寒胜者，加细辛七八分。如风胜气滞者，加苏叶一钱五分。如冬月寒甚者，加麻黄

一钱五分。气逆多嗽者，加杏仁一钱。痞满气滞者，加白芥子五七分。

麦煎散 鳖甲 干漆 大黄 生地 柴胡 赤苓 石膏 白术 甘草 小麦

思则火结心包，加常山以开其结。

内伤集要

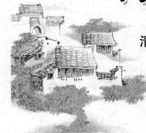

清　蔡贻绩　撰

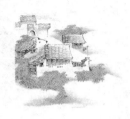

内 容 提 要

　　《内伤集要》乃清代蔡贻绩所著，是一部颇具临床价值的治疗虚劳的专著。本书亦称《虚损失血集要》，成书于1822年。全书共6卷，卷一至卷四，首先论述内伤虚损经旨、脉法、病源、证治，次述饮食伤病源与内伤传尸劳瘵证治，然后对内伤虚损宜耐医说、内伤虚损宜重保养说进行了阐述；卷五、卷六，汇集内伤虚损的治疗方剂共180首，分为内伤虚损方法、内伤失血方法、内伤备用选方三部分，重在对药物配伍与治病机制进行探讨；卷末附《〈素问〉浊气归心辨讹》《考正古方权量说》两则。本书作者认为"病有所因，证随病现，脉必符证，治当如法，此为医家之要"。本书主要学术特点是"创立方法，不外补之以味，调之以甘，惟以培元、养阴为务"。

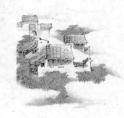

自　序

　　维〔1〕昔先严〔2〕乐思公大人、先慈〔3〕曾太君，晚年生予，负体羸弱，由童而冠、而壮，廿余年间，每患外感者十常二三，患内伤者十常七八，屡濒于危，均赖陈学周先生极力调救，三旬外始安健。而陈先生尝劝勉习医，于是自补弟子员后，辄殚心医道，上溯《灵》《素》奥旨，遍及方书微言，旁搜博采，务穷其要。而治己、治人，多历年所，似觉胸有把握，差无贻误。爰〔4〕举先贤所言脉理，于蒙晦处则汰之，于明确处则录之，辑成《医学指要》，欲以明乎脉之要，斯得其治之要尔。嘉庆壬申，荷〔5〕陈观察〔6〕顾庐先生捐金倡助，怂恿授梓，镌行有年矣。洎由都梁署旋寓省暇日，窃思医之关键，外感莫重于伤寒、瘟疫，而治不容混；内伤莫重于虚劳、失血，而治不可苟。乃复研求经旨脉理，剖晰证治方法，条分缕晰，详明其要，辑成二编：一为《抉要》，一为《集要》。洵为现身说法，和盘托出，务期观者了然心目，庶不致胶柱鼓

---

　　〔1〕维：文言助词，放在句首，无义。
　　〔2〕先严：对已离世的父亲的尊称。
　　〔3〕先慈：对已离世的母亲的尊称。
　　〔4〕爰：于是。
　　〔5〕荷：承蒙恩惠。
　　〔6〕观察：官名。康有为《〈日本杂事诗〉序》："吾友嘉应黄观察公度，壮使日本。"

瑟、刻舟求剑而固执，亦不至捕风捉影、指鹿为马而瞀〔1〕乱，又何致憾于草菅人命也哉？丁丑冬，承友人易丽昭等醵金〔2〕玉成刊版，惜以费资不敷，只得刻就《伤寒瘟疫抉要》一帙，而《虚劳失血集要》则仍藏之箧笋〔3〕而已。予今年及七十有二，适获诸友刘锡祺、杨广先、钟昌言、蔡磻溪等，利济为怀，欣然乐助，付诸剞劂，得与《抉要》合编，俾内伤、外感之间，见予夙昔研究之苦心。因总而颜之曰《内伤集要》，并以质证于同人，是又予生之厚幸也夫！

　　道光三年癸未岁仲夏月夏至前三日蔡贻绩乃庵氏自识

---

　　〔1〕瞀（mào 茂）：昏乱的意思。
　　〔2〕醵（jù 具）金：集资，筹款。醵：大家凑钱。
　　〔3〕箧（qiè 怯）笋：收藏文书或衣物的竹箱。箧：小箱子。笋：竹子的青皮。《书·顾命》：“敷重笋席。”郑注：“析竹青皮也。”

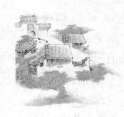

凡　例

是书专明内伤，述经旨，究其蕴也；晰脉理，探其本也；详证治及方法，明其用也。总期医之得其要耳，学者详玩之。

是书惟举虚痨、失血以阐其微，虽为错综参伍，究自条分缕析，熟玩之，则于治内伤无遗蕴矣。

是书言虚损、失血，虽未分男妇若何，究之妇人惟产有异，其余病证、治法，何尝有异。然不异而异，异而不异，会心不在远耳。

是书本只明内伤、虚损、失血，未及详其杂证，然杂证孰有重于此者。矧[1]能细心会通，则凡杂证之治疗，自无不得其要矣。

---

〔1〕矧（shěn 审）：况且。

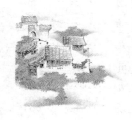

目　录

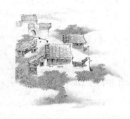

卷　　一

内伤虚损经旨

经曰：帝曰：愿闻五虚、五实。岐伯曰：脉盛、皮热、腹胀、前后不通、闷瞀者，谓五实；脉细、皮寒、气少、泄利前后、饮食不入者，谓五虚。帝曰：其时有生者，何也？曰：浆粥入胃，泄注止，则虚者活；身汗得后利，则实者活，此其候也。

久视伤血，久卧伤气，久坐伤肉，久立伤骨，久行伤筋。

邪之所凑，其气必虚。阴虚者，阳必凑之。

五脏，主藏精者也。不可伤，伤则失守而阴虚，阴虚则无气，无气则死矣。

邪气盛则实，精气夺则虚。

邪之所在，皆为不足。故上气不足，脑为之不满，耳为之苦鸣，头为之苦倾，目为之眩；中气不足，溲便为之变，肠为之苦鸣；下气不足，乃为痿厥、心悗[1]。

营气虚，则不仁；卫气虚，则不用；营卫俱虚，则不仁且不用，肉如故也。人身与志不相有，曰死。

――――――――――

　〔1〕悗（mán 蛮）：烦乱。心悗：心胸烦乱。《灵枢·五乱》云："清浊相干，乱于胸中，是谓大悗。"

得守者，生；失守者，死。得强者，生；失强者，死。言而微、终日乃复言者，此气夺也。

气海有余者，气满，胸中悗息，面赤；气海不足，则气少不足以言。

血海有余，则常想其身大，怫然不知其所病；血海不足，亦常想其身小，狭然不知其所病。

水谷之海有余，则腹满；水谷之海不足，则饥不受谷食。

髓海有余，则轻劲多力，自过其度；髓海不足，则脑转耳鸣，胫酸眩冒，目无所见，懈怠安卧。

下虚则厥，上虚则眩。

三焦者，并太阳之正，入络膀胱，约下焦。实则癃闭，虚则遗溺。

阴阳不和，则使液溢而下流于阴，髓液皆减而下，下过度则虚，虚则腰背痛而胫酸。

心藏神。神有余，则笑不休；神不足，则悲。

肺藏气。气有余，则喘咳上气；不足，则息利少气。

肝藏血。血有余，则怒；不足，则恐。

脾藏肉。形有余，则腹胀、泾溲不利；不足，则四肢不用。

肾藏志。志有余，则腹胀飧泄；不足，则厥。

内夺而厥，则为喑痱，此肾虚也。

精夺者，耳聋；气脱者，目不明。

津脱者，腠理开，汗大泄。

液夺者，骨属屈伸不利，色夭，脑髓消，胫酸，耳数鸣。

血脱者，色白，夭然不泽，其脉空虚，此其候也。

身热如炭，颈膺[1]如格，人迎躁盛，喘息气逆，此有余也。有癃者，一日数十溲，此不足也；太阴脉细微如发者，此

---

[1] 膺：胸部。

不足也。今外得五有余，内得二不足，此其身不表不里，亦正死明矣。

帝曰：何谓五夺？岐伯曰：形肉已夺，是一夺也；大夺血之后，是二夺也；大汗出之后，是三夺也；大泄之后，是四夺也；新产及大血之后，是五夺也。此皆不可泻〔1〕。

肝虚，则目䀮䀮无所见，耳无所闻，恐惧如人将捕之。

心虚，则胸腹大，胁下与腰相引而痛。

脾虚，则腹满肠鸣，飧泄，食不化。

肺虚，则少气不能报息，耳聋嗌干。

肾虚，则胸中痛，大腹、小腹痛，清厥〔2〕，意不乐。

气之所并，为血虚；血之所并，为气虚。有者为实，无者为虚，故气并则无血，血并则无气，今血与气相失，故为虚焉。

血之与气并走于上，则为大厥，厥则暴死。气复反则生，不反则死。

帝曰：阴之生实，奈何？岐伯曰：喜怒不节，则阴气上逆，上逆则下盛，下盛则阳气走之，故曰实矣。

帝曰：阴之生虚，奈何？岐伯曰：喜则气下，悲则气消，消则脉虚空，因寒饮食，寒气熏满，则血泣气去，故曰虚矣。阳虚则外寒，阴虚则内热。

气实形实，气虚形虚，此其常也，反此者病。谷盛气盛，谷虚气虚，此其常也，反此者病。

脉实血实，脉虚血虚，此其常也，反此者病。

气虚者热，此谓反也；谷入多而气少，此谓反也；谷不入而气多，此谓反也；脉盛血少，此谓反也；脉少血多，此谓

---

〔1〕泻：原作"写"，据《灵枢·五禁》改，下同。
〔2〕清厥：指足逆冷。王冰《重广补注黄帝内经素问》云："清厥，指足逆冷也。"

反也。

夫实者，气入也；虚者，气出也。气实者，热也；气虚者，寒也。

形气不足，病气有余，是邪胜也，急泻之；形气有余，病气不足，急补之。形气不足，此阴阳俱不足也。俱不足也，不可刺之，刺之则重不足，重不足则阴阳俱竭，血气皆尽，五脏空虚，筋骨髓亏，老者绝灭，壮者不复矣。

形气有余，病气有余，此谓阴阳俱有余也，急泻其邪，调其虚实。故曰有余者泻之，不足者补之，此之谓也。

智者之养生也，必顺四时而适寒暑，和喜怒而安居处，节阴阳而调刚柔，如是则僻邪不至，长生久视。

内伤虚损脉法

经云：平人脉大为劳，极虚亦为劳。气虚则脉弦[1]，血虚则脉大。凡脉虚细弱，为劳。

脉弦而大，弦则为减，大则为芤；减则为寒，芤则为虚，虚寒相搏，此名为革。妇人则半产漏下，男子则亡血失精。

寸口脉微而涩，微者卫气衰，涩者营气不足。卫气衰，面色黄；营气不足，面色青；营卫俱微，则寒栗、咳逆、唾腥、吐涎沫。

脉软者，为虚；缓者，为虚；微者，为虚；弱者，为虚；弦者，为中虚。脉细而微者，血气俱虚。脉小者，血气俱少。脉大而芤者，脱血、血虚。脉大如葱管，脉沉者、迟者、脱气。

平脉弦大，营损血虚。大而无力，阳衰易扶；数而无力，阴火难除。寸弱上损，浮大里枯。尺寸俱微，五劳之躯。血羸

---

〔1〕弦：原作"弦弦"，疑衍一"弦"字，据前后文意删。

左濡，气弱右虚；左右微小，气血无余。

男子久病，气口脉弱则死，强则生。女人久病，人迎脉弱则死，强则生。

虚劳之脉，大抵多弦。或浮大，或数大者，易治；弦者，难治。若双弦，则为贼邪，尤为难治。如数极，则殆。

寸口脉浮而迟，浮则为虚，迟则为劳。

凡诊虚、弱、细、数，皆为不足、阴阳俱虚之脉，惟平旦见之；日中，则必洪数；浮而大、浮而弦者，皆为火盛阴虚之脉，暮多见之。

至数多而数者，为至脉，即阴虚劳症也。至脉缓而无力，属气虚；数而无力，属血虚。

凡六部重手沉取损小，轻手浮取实大，谓之阳盛阴虚。以寸尺论之，阳主寸，阴主尺。寸浮者损小，尺沉者实大，谓之阴盛阳虚；寸浮者实大，尺沉者损小，谓之阳盛阴虚。脉浮属阳，沉属阴。阴虚则浮之洪大，沉之空虚。

脉沉缓无力者，阳虚；脉多弦数者，阴虚；气口脉大无力，为中气虚。

久病形肉俱脱，客邪虽去，元气亏极，故脉虽似和缓，实无神也。多不治。

久病脉沉细数者，死。

脉结者，三年死；脉代者，三月内死。左手脉细，右手浮大劲急，为正虚邪盛，必死；脉细数，骨蒸、干咳、声哑、寒热似疟者，死。

气口大而虚者，为内伤于气；气口脉大而时显一涩者，为内伤于血；气口脉大而涩，人迎及尺弦者，为醉饱入房，肝脾气血俱伤；人迎脉弦而数，为瘀血；气口脉滑而实，为宿食也。

内伤，左脉常细而涩，右脉多浮而大。阳气下陷，不能生阴，故血枯而左脉细涩；脾胃亏损不能生金，故气虚而右脉浮大。内伤，寸口大于尺内，此阳盛脉也。

男子平人，脉大为劳，极虚亦为劳。脉浮者，里虚也；脉虚浮弦，为短气、目瞑、衄血。脉大者，春夏剧，秋冬瘥。

男子脉弱而涩者，为无子，精气清冷；虚弱微细者，善盗汗出；脉沉小迟者，溏泄、食不化；脉虚芤迟及诸芤动微紧者，男子失精，女子梦交；紧数之脉，表里俱虚；紧，为寒伤营；数，为血不足；脉见短数，则无胃气；细数、紧数，俱非吉象。脉洪大按之虚者，须防作泄。凡见数脉，难治。病久脉数，尤非所宜。脉忽浮涩而数，忽沉弱而缓，变易不常，虚火之故也。虚损潮热泄泻，脉短涩者，不治。虚损，脉浮大者，属阳虚；细数者，属阴虚。芤，为失血。若两手俱芤，而中有一部犹弦者，为有瘀蓄。若见数大者，为火旺，必难治；若见涩，亦不可治。弦数，为骨蒸。自上而下者，必寸口浮数；自下而上者，必尺中弦急。若关尺俱弦细而急者，不治。尺中弦强，必因房室发热；若更犯房室，明日反暂软，后日弦强必愈甚，不可不察也。

气口脉浮大，按之反涩者，有宿食也；脉数而滑者，有宿食也；脉迟而滑者，宿食作胀也；气口脉紧，寒食停滞胃中也；脉沉紧而细，冷食停脾也；两手脉模糊不清，此宿食积滞，胃气不行也。脾不能鼓运，胃不能熟腐，故脉不滑而涩，涩甚模糊不清。若人迎紧盛而气口滑者，停食感冒也。

虚损之脉，凡甚急、甚数、甚涩、甚滑，甚短、甚长、甚弦、甚紧、甚洪、甚实者，皆虚劳太甚。然惟渐缓则有生意，若弦甚病甚，数甚病危。若弦细而加紧数，则百无一生。脉芤，为血虚；沉迟而小，为脱气；大而无力，为阳虚；数而无力，为阴虚；大而芤，为脱血；微细，为盗汗。寸弱而软，为上虚；尺弱软涩，为下虚；尺软滑疾，为血虚；两关沉细，为胃虚。脉来软者，为虚；缓者，为虚；弱者，为中虚；细而微小，气血俱虚。

喻嘉言曰：虚劳之脉，为不足之候，为精气内夺也。黄帝问何谓重虚，岐伯对以脉气上虚、尺虚是谓重虚，谓其上下皆虚也。气虚者，言无常也；尺虚者，行步恇然，谓其步履之不正也；脉虚者，不象阴也，谓其脉全不似乎太阴脉之充盛也。然以脉之无常，从来谓是上焦阳气虚，故其脉无常，果尔则下焦阴气虚，脉更无常矣。观下文云如此者，滑则生，涩则死，涩脉且主死，而寸脉之无常，宁复有生理哉。故气虚者，言无常也。此一语明谓上气之虚，由胸中宗气之虚，故其动之应手者，无常耳。乃知无常之脉，指左乳之动脉为言，有常则宗气不虚，无常则宗气大虚，而上焦之气始恢恢不足也。后之论脉者，但宗越人所述损脉而引伸触类曰：脉软者，为虚；缓者，为虚；涩，为虚；芤，为血虚；弦，为中虚；脉细而微者，气血俱虚；脉小者，血气俱少；脉沉小迟者，脱气。虚损之脉，实未足以尽其底里，惟赖仲景云：虚劳之脉，多兼浮大。前人所以谓：男子平人，脉大为劳，极虚亦为劳。又谓：脉浮者里虚。又谓：劳之为病，其脉浮大，手足烦，春夏剧，秋冬瘥。男子脉浮弱而涩，为无子。脉得诸芤动微紧，男子失精，女人梦交。脉极虚芤迟，为消谷、亡血、失精。脉虚弱细微者，善盗汗。而总括其义曰：脉弦而大，弦则为减，大则为芤，减则为寒，芤则为虚，虚寒相搏，此名为革。妇人则半产漏下，男子则亡血失精。可见浮大弦紧，外象有余，其实中藏不足，不专泥迟缓微弱一端以验脉也。

内伤虚损病源

经曰：人之血气精神者，所以奉生而周于性命者也。经脉者，所以行血气而营阴阳、濡筋骨、利关节者也。卫气者，所以温分肉、充皮肤、肥腠理、司开阖者也。志意者，所以御精神、收魂魄、适寒温、和喜怒者也。是故血和，则经脉流行，营覆阴阳，筋骨劲强，关节清利矣；卫气和，则分肉解利，皮肤调柔，腠理致密矣；志意和，则精神专直，魂魄不散，悔怒不起，五脏不受邪矣；寒温和，则六腑化谷，风痹不作，经脉通利，肢节得安矣。此人之常平也。五脏者，所以藏精神血气魂魄者也；六腑者，所以化水谷而行津液者也。两神相搏（阴阳、夫妇），合而成形，常先生身，是谓精。上焦开发，宣五谷味，熏肤、充身、泽毛，若雾露之溉，是谓气。腠理发泄，汗出溱溱，是谓津。谷入气满，淖泽注于骨，骨属屈伸，泄泽补益脑髓，皮肤润泽，是谓液。中焦受气取汁，变化而赤，是谓血。壅遏营道（约束也），令无所避，是谓脉。夫人身中精，乃脏腑之真，非荣血之比，故曰天癸。气为脏腑之大，经为动静之主，故曰神机。脉为天真，委和之大气。经谓：命之本，气之神，形之道，其机运升降，皆随气而动，因血而荣。精气资始，相生不失，为人之司命，形质之体用也。若精不足，则气失资化；气不足，则血失所营；血不足，则气无所附，天真散乱，而病生焉。

《内经》之论虚劳，惟是气血两端。盖以人过于劳，气血受伤，伤则五脏六腑气血不足为虚，虚甚而脏腑经络有亏为损，故劳有七情之伤，而遂致五极之应。劳伤乎肝者，应乎筋极；劳伤乎心者，应乎脉极；劳伤乎脾者，应乎肉极；劳伤乎肺者，应乎气极；劳伤乎肾者，应乎骨极。毋论劳心、劳力，皆能损其精血；而其房劳更甚者，则以形与神俱劳，而精与气均损矣。

凡劳伤虚损，五脏各有所主，而惟心脏最多。盖心为君主之官，一身生气所系，而五脏之神皆禀于心。故忧生于心者，肺必应之，忧之不已，则阳气日索，营卫日消，劳伤及肺，弗亡弗已。如经言：尝贵后贱之为脱营，尝富后贫之为失精，暴乐暴苦，始乐后苦，皆伤精气，精气竭耗，形体毁沮。盖因脱势而虑竭将来，追穷已往，故二阳并伤，潜消暗烁于冥冥之中矣。

喜因欲遂而发，似乎无伤。而经曰：喜伤心。又曰：暴喜伤阳。又曰：喜乐者，神惮散而不藏。又曰：肺喜乐无极则伤魄，魄伤则狂，狂者意不存人，皮革焦，毛悴[1]色夭，死于夏。盖心藏神，肺藏气，二阳藏也，故暴喜过甚则伤阳，而神气因以耗散矣。或纵喜无节，则淫荡流亡，以致精气疲竭，不可救药矣。

思本乎心。经曰：心怵惕思虑则伤神，神伤则恐惧自失，破䐃[2]脱肉，毛悴色夭，死于冬。然思生于心，脾必应之，故思之不已，则劳伤在脾。经曰：思伤脾。又曰：思则心有所存，神有所归，正气留而不行，故气结矣。脾气结，则为噎膈，为呕吐，而饮食不能运，饮食不运，则血气日消，肌肉日削，精神日减，四肢不为用，而生胀满、泄泻等症矣。

然思本伤脾，而忧亦伤脾。经曰：脾忧愁而不解则伤意，意伤则悗乱，四肢不举，毛悴色夭，死于春。盖人之忧思，本多兼用，而心、脾、肺所以并伤，故致损上焦阳气，而二阳之病发自心脾，以渐成虚劳之病耳。

淫欲邪思又与忧思不同，而损惟在肾。盖心耽欲念，肾必应之。凡君火动于上，则相火应于下。相火者，水中之火也，静而守位，则为阳气；动而无制，则为龙雷，而涸泽燎原，无所不至。故其为病，则为遗淋带浊，而水液渐以干枯；炎上入肝，则逼血妄行，而为吐衄血，或为营虚，筋骨酸疼；又上于脾，则脾阴受伤，或为发热，而饮食悉化痰涎；再上至肺，则皮毛无以扃固而亡阳喘嗽，甚至音哑声嘶。是皆无根虚火，阳不守舍，而光焰滔天，自下而上，由肾至肺，本原渐槁，上实

---

〔1〕悴：衰弱，憔悴。张介宾《类经·藏象类》云："毛悴者，皮毛憔悴也。"

〔2〕䐃："䐃"原作"胭"，据《素问·玉机真脏论》改。

下虚，是诚剥极之象也。凡男妇失偶之辈，虽非房室之劳，而私情系恋，思想无穷而欲不遂，则欲火摇心，真阴日削，遂至虚损不救。凡五劳之中，莫此为甚也。

七情伤肾，恐亦居多。盖恐畏在心，肾则受之。故经曰：恐伤肾。又曰：恐则精却。又曰：恐惧而不解则伤精，精伤则骨节痿厥，精时自下，或阳痿而终不能疗，或阴缩而遗尿。然恐固伤肾。经曰：肾藏志。盛怒而不止则伤志，志伤则喜忘前言，腰背不可以俯仰屈伸，毛悴色夭，死于季夏。是怒本伤肝，而肾亦受其害也。

怒生于心，肝必应之。故经曰：怒伤肝。又曰：怒则气逆，甚则呕血及飧泄，故气上矣。盖肝为阴中之阳脏，故肝之为病，如火因怒动而通血妄行，以致气逆于上而胀满喘急者，此伤其阴也；又或气以怒伤而木郁无伸，以致侵脾气陷而为胀痛呕泄、饮食不行者，此伤其阳也。

然怒本伤肝，而悲哀亦最伤肝。经曰：肝藏魂。悲哀动中则伤魂，魂伤则狂妄不精，不精则不正，当阴缩而挛筋，两胁不举，毛悴色夭，死于秋。盖怒气伤肝，肝气实也；悲哀伤肝，肝气虚也。但实不终实，而虚则终虚，虚必至于劳损也。

惊气本以入心，而实通于肝胆。经曰：惊则心无所依，神无所归，虑无所定，故气乱矣。又曰：东方色青，入通于肝，其病发惊骇。此所以惊能动心，而尤能伤及肝胆。心为君主，固不可伤，而胆以中正之官，实少阳生气所居，故十二经阳刚之气皆取决于胆。若或损之，则诸脏生气皆同消索致败，其危立见。若发惊畏日积，或一时大惊，致胆汁泄而通身发黄、默默无言者，皆不可救。此脏腑劳伤，虚损之源，不可不察也。

夫劳倦不顾者，多成虚损。经曰：阴虚生内热。有所劳倦，形气衰少，谷气不盛，上焦不行，下脘不通而胃气热，热气熏胸中，故内热。又曰：喜怒不节，起居不时，有所劳倦，皆损其气。气衰则火旺，火旺则乘脾土，脾主四肢，故胃热无气以动，懒于言语，动则喘乏，表热自汗，心烦不安。又曰：劳则气散，气短喘乏，汗出，内外皆热，故气耗矣。又曰：饮食不节，起居不时，阴受之。阴受之则入六腑，身热，不时卧，上为喘呼。此可见过于劳倦，必致脾胃气虚，而肝肾阴火得以乘其土位，遂至气高而喘，身热而烦，其为虚损，无不至矣。夫以贫贱之子，奔走食力，终日营劳，竟未有因劳生病者，则以其作息有常，无关荣辱，初不至过劳其心，而悴精敝神，以致虚损耳。惟膏粱柔脆之流，而苦竭心力，斯为害矣。盖或劳于名利，而不知寒暑之伤形；或劳以淫欲，而不知旦暮之伤命；或劳于游荡，而忍饥受冻于呼卢博戏[1]之场；或劳于勇敢，而角力逞强于争竞暴戾之地，则一任强作妄为，阴谋狡计，皆致伤气伤血，伤精伤脉，以及皮毛肌[2]肉筋骨，无不受伤，所以脏腑虚损而瘵成矣。

夫色欲过度者，多成劳损。人身之真阴，肾水也；真阳，相火也。相火为龙雷之火，居于水中，昼则应施受于心，夜则尽归藏于肾。过于房劳，而宵欢纵欲，致伤真阴，水既亏而火必旺，故有阴盛火动之症。若火冲于上焦，则必生寒热，而兼喘嗽痰血，或至肺痿、肺痈；火结于下焦，则必生寒热，而兼遗浊淋泄、腹痛燥涩、盗汗惊悸也。

人惟知百病生于心，而不知百病生于肾。肾水空虚，不能平其心火，心火纵炎，伤其肺金，是绝水之源，金水并衰，不能胜其肝木，肝木发则克脾土，火独旺而不生化，所以为壮火食气耳。

夫人自有生以后，惟赖精气以为立命之本。故精强神亦强，神强必多寿；精虚气亦虚，气虚必多夭。其有先天所禀原

---

〔1〕呼卢：一种古代赌博。博戏：古代一种赌输赢、角胜负的游戏。

〔2〕肌：原作"饥"，疑为"肌"之误，故改。

不甚厚者，能知自珍而培以后天，则无不获寿。设禀赋本薄，而又恣情纵欲，戕伐后天，则必成虚损劳瘵也。

又有年未及冠，壬水方生，保养正在此时，而无知孺子，遽摇其精，竟如苞萼未成而蜉蝣旦暮，良足悲也。独异为父母者，往往不明保生之道，急欲为儿图其婚育，致令稚幼罔识利害，以戕其生，及病成劳瘵，乃为之恳祷，呼号悲戚，诚何济耶。

然不止此也，近世愚昧无知，斫丧[1]亡身，固不足惜。乃有富豪中文学才艺者流，往往纵其淫欲，昵娼狎顽，药饵丹石，烟熏鸦片，以助阳火，煎熬阴精，至死不已，诚何心哉。是太可悯也矣。

夫少年纵酒，多成劳损。酒本狂药，大损真阴，虽少饮之，未始无益，而耽[2]饮则受其害矣。凡人之禀赋，藏有阴阳，而酒之质性，亦有阴阳。盖酒成于酿，其性则热；汁化于水，其质则寒。若以阴虚者纵之饮，则质不足以滋阴，而性偏动火，故热者愈热，而病为吐血、衄血、便血、尿血、喘嗽、躁烦狂悸等症，此酒性伤阴而然也。若阳虚者纵之饮，则性不足以扶阳，而质流为水，故寒者愈寒，而病为膨胀、泄泻腹痛、吞酸少食、亡阳暴脱等症，此酒质伤阳而然也。故纵酒者，既能伤阴，尤能伤阳，害有如此。矧酒能乱性，每致因酒妄为，则凡伤精竭力、动气失机及遇病助欲等事，无所不至，而阴受其损，多罔觉也。酒之困人若此，能勿慎乎。

夫病后误治，失于调理者，多成劳损。盖病有虚实，治有补泻，必补泻得宜，斯为上工。惟医不知邪正缓急，每致伐人元气，败人生机，而随药随毙者，已无从诉，或幸而得免，而

---

〔1〕斫丧：喻摧残、伤害，特指因沉溺酒色而伤害身体。
〔2〕耽：嗜；喜好。元代睢景臣《高祖还乡》云："你本身做亭长，耽几盏酒。"

受其残剥，以致病后多成虚损而不能复振者，比比然也。至于失于调养，或病初愈，或辄纵欲，以及寒暑不慎，劳倦不节，是乃自作之而自受之，其又何尤焉。顾常见富贵子弟，素来放纵、骄淫成性，而病已及身，延医调治，日服药饵，日食海参、燕窝，而究不知保养之道，惟静居密室，起居不时，喜怒无常，不寻乐趣，不顺人情，甚且少妇不离左右，不知欲念一动，即不交合，必有真精泄出，此必虚而益虚、损之又损，不自觉也。故或服药有济，病亦少安，而未几反复再三，彼乃归咎于医，而不知为自速其死矣。伤哉。

夫虚损之由，无非酒色劳倦、七情饮食所致。故或先伤其气，气伤必及于精；或先伤其精，精伤必及于气。而精气在人，无非谓之阴分。盖阴为天一之根，形质之祖，故凡损在形质者，总曰阴虚。然分而言之，则有阴中之阴虚者，其病为发热躁烦、颧红面赤、唇干舌燥、咽痛口疮、吐血衄血、便血尿血、大便燥结、小便痛涩等症；有阴中之阳虚者，其病为怯寒憔悴、气短神疲、头运目眩、呕恶食少、腹痛飧泄、二便不禁等症，甚至咳嗽吐痰、遗精盗汗、气喘声喑、筋骨酸疼、心神恍惚、肌肉尽削、梦与鬼交、妇人经闭等症，此皆由于真阴之败耳。

夫真阴惟肾为主。盖肾为精血之海，而人之生气即同天地之阳气，无非自下而上，所以肾为五脏之本。故肾水亏，则肝失所滋而血燥生；肾水亏，则水不归源而脾痰起；肾水亏，则心血不交而神色败；肾水亏，则盗伤肺气而喘嗽频；肾水亏，则孤阳无主而虚火炽。凡劳伤等症，使非伤人根本，何以危笃至此。故凡病甚于上者，必其竭甚于下者也。

饮食伤病源

经曰：五脏者，藏精气而不泻也，故满而不实；六腑者，传化物而不藏也，故实而不满。又曰：胃者水谷之海，六腑之大源也。五谷入口，藏于胃，以养五气。气口亦太阴也。是以五脏六腑之气味，皆出于胃，变见于气口。又曰：五谷之寒热，感则害人六腑。又曰：阴气者，静则神藏，躁则消亡。饮食自倍，肠胃乃伤。此乃混言之也，分之为二：饮入于胃，游溢精气，上输于脾，脾气散精，上归于肺，通调水道，下输膀胱，水精四布，五经并行，合于四时，五脏阴阳，揆度以为常也；食气入胃，浊气归心，滋精于脉，脉气流经，经气归于肺，肺朝百脉，输精于皮毛，毛脉合精，行气于府，府精神明，留于四脏，气归于权衡，权衡以平，气口成寸，以决死生。经曰：谷始入于胃，其精微者先出于胃之两焦，以溉五脏；别出两行营卫之道；其大气之薄而不行者，积于胸中，命曰气海。又曰：平人谷入于胃，脉道乃行；水入于经，其血乃成。水决则营散，谷消则卫亡，神无所依。凡水谷入胃，其浊者为渣滓，下出幽门，达大小肠而为粪，以出于谷道；其清者倏然而化为气，依脾气而上升于肺，其至清而至精者，由肺而灌溉乎四体，而为汗、液、津、唾，助血脉，益气力，为生生不息之运用也。

　　夫饮养阳气，食养阴气。过于大饮则气逆，形寒饮冷则伤肺，肺伤气逆，则为喘满、咳嗽、水泻等症矣；过于饱食而脾与胃并伤，形与神俱困，则为呕吐、痞满、筋脉横解、肠澼痔漏等症矣。此饮食不节而为内伤如此，可不谨哉。

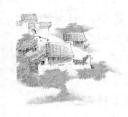

卷 二

内伤虚损证治

虚劳之证，《金匮》叙于血痹之下，可见劳则必伤其精血也。营血伤则内热起，五心常热，目眩耳鸣，口舌糜烂，不知正味，鼻干燥，呼吸不利，乃至饮食不为肌[1]肤，怠倦嗜卧，骨软足酸；营行日迟，卫行日疾，营血为卫气所迫，不能内守而脱出于外，或吐或衄，或出于二阴之窍；血出既多，火热进入，逼迫煎熬，漫无休止，营血有立尽而已。

更有劳之之极而血痹不行者，血不脱于外而但蓄于内，蓄之日久，周身血走之隧道悉痹不流，惟就干涸，皮鲜滋润，肉无荣泽。于是气之所过，血不为动，徒蒸血为热，或日晡、或子午，始必干热，俟[2]蒸气散，微汗而热解，热蒸不已，不死何待耶。亦有始因失血后遂痹者，血虚血少，难以流布，发热致痹，尤易易[3]也。

《内经》凡言虚病，不及于劳，然以大肉枯槁，大骨陷下，胸中气高，五脏各见危症，则固已言之，未有劳之之极而真脏

---

〔1〕肌：原作"饥"，疑为"肌"之误，故改。
〔2〕俟：等到。
〔3〕易易：非常容易。《礼记·乡饮酒义》云："吾观于乡，知王道之易易也。"

脉不见者也。

　　秦越人始发虚损之论，谓虚而感寒则损其阳，阳虚则阴盛，损则自上而下。一损损于肺，皮聚而毛落；二损损于心，血脉不能荣养脏腑；三损损于胃，饮食不为肌肤。虚而感热则损其阴，阴虚则阳盛，损则自下而上。一损损于肾，骨痿不起于床；二损损于肝，筋缓不能自收持；三损损于脾，饮食不能消化。自上而下者，过于胃则不治；自下而上者，过于脾则不治。盖饮食多，自能生血；饮食少，则血不生，血不生则阴不足以配阳，势必五脏齐损。越人归重[1]脾胃，旨哉言矣。

　　至仲景《金匮》之文，谓精生于谷，谷入少而不生其血，血自不能化精。《内经》于精不足者补之以味。味者五谷之味也，补以味而节其劳，则精贮渐富，天命不倾，所以垂训十则，皆以无病男子精血两虚为言，而虚劳之候，焕若指掌矣。夫男子平人，但知纵欲劳精，抑孰知阴精日损，饮食无味，转劳转虚，转虚转劳，脉从内变，色不外华，津液衰而口渴，甚则眼瞛衄血，阴精不交自走，盗汗淋漓，身体振摇，心胆惊怯者，比比然也。故血不化精则血痹矣。血痹则新血不生，并素有之血亦瘀积不行，血瘀则营虚，营虚则发热，热久则蒸其所瘀之血，化而为虫，遂成传尸瘵证矣。穷凶极厉，竭人之神气，而入虫之神气，人死则虫亦死。其游魂之不死者，传亲近之一脉，阅三传而非符药所能制矣。医和视晋平公疾，曰：是近女室，晦而生内热惑蛊之疾，非鬼非食，不可为也。惑，即下唇有疮，虫食其肛；蛊，乃三虫共载一器；非鬼非食，明指虫之为厉也。以故狐惑之证声哑嗄，劳瘵之证亦声哑嗄，是则声哑者，气管为虫所蚀明也。《巢氏病源》不察，谓有虚劳，有蒸病，有注病，另各分门异治，致令后人以歧路之多，茫然莫知所适矣。仲景于男子平人谆谆致戒，无非谓营卫之道，纳

────────

〔1〕归重：犹推重。

谷为宝，居常调营卫以安其谷；寿命之本，积精自刚，居常节嗜欲以生其精。至病之甫[1]成，脉才见端，惟以建中、复脉为主。夫建中、复脉，皆稼穑作甘之善药，一遵精不足者补之以味之旨也。及其血痹不行，仲景亟驱其旧、生其新，几希于劳瘵将成未成之间，诚有一无二之圣法，第牵常者不能用耳。倘有服膺[2]仲景几先之哲，吃力于疗病将成未成之界，其活人之功，皆足予以生全，而为彼苍所眷注矣。

　　夫劳瘵之证，无非脏腑之虚损所成也，故心劳血损，肝劳神损，脾劳肉损，肺劳气损，肾劳精损，其大端也。至其见证，忽生喜怒，大便苦难，口内生疮，此为心劳；短气面肿，不闻香臭，咳嗽唾痰、两胁胀痛，喘息不定，此为肺劳；面目干黑，精神不定，不能独卧，目视不明，频频下泪，此为肝劳；口苦舌燥，呕逆恶心，气胀唇焦，此为脾劳；小便赤涩，兼有余沥，腰痛耳鸣，夜多异梦，此为肾劳。然犹未已也，曲运神机，为心之劳，其证血少面无色，惊悸盗汗，梦遗，极则心痛咽肿也；尽力谋虑，为肝之劳，其证筋脉拘挛，极则头目昏眩也；意外过思，为脾之劳，其证胀满少食，四肢倦怠，极则吐泄肉削也；预事而忧，为肺之劳，其证气乏，心腹冷痛，津枯咳嗽，极则毛焦烘热也；矜持志节，为肾之劳，其证腰背痛，遗精白浊，极则面垢脊痛也。然要不外乎阴阳气血之虚损焉耳。凡见面红颧赤，或唇红者，阴虚于下，逼阳于上也。仲景曰：其面戴阳者，下虚故也。虚而多渴者，肾水不足，引水自救也。咳嗽声不出者，由肾气之竭，盖声出于喉，而根于肾，经曰内夺而厥则为喑痱，此肾虚也。虚而喘急者，阴虚格肺，气无所归也。喉干咽痛者，真水下亏，虚火上浮也。不眠恍惚者，血不养心，神不能藏也。时多烦躁者，阳中无阴也。

[1] 甫：刚刚。
[2] 服膺：牢牢记在心里；衷心信服。

易生嗔怒或筋急酸痛者，水亏木燥，肝失所资也。饮食不甘，肌肉渐削者，脾元失守，化机日败也。心下跳动，怔忡不宁，气不归精也。经曰：胃之大络，名曰虚里[1]，出于左乳下。其动应衣，宗气泄也。盗汗不止者，有火则阴不能守，无火则阳不能固也。吐而多痰，或如清水，或多白沫者，此水泛为痰，脾虚不能制水也。骨痛如折者，肾主骨，真阴败竭也。腰胁痛者，肝肾虚也。膝以下冷者，命门衰绝，火不归源也。小水黄涩淋沥者，真阴亏竭，气不化水也。足心如烙者，虚火燥阴，涌泉涸竭也。劳瘵之证，千形万态，无非由于内伤虚损也，危矣哉。

王安道云：经云有所劳倦，形气衰少，谷气不盛，上焦不行，下脘不通，胃气热，热气蒸胸中，故内热。此内伤之说之源乎。夫有所劳役者，过动属火也。形气衰少者，壮火食气也。谷气不盛者，劳伤元气则少食而气衰也。上焦不行者，清阳不升也。下脘不通者，浊阴不降也。夫胃受水谷，故清阳升而阴浊降，以传化出入，滋荣一身也。今胃不能纳而谷气衰少，则清无升而浊无降矣，故曰上焦不行、下脘不通。然非谓绝不行、不通也，但比之平常无病时，则谓之不行、不通耳。上不行，下不通，则郁矣，郁则少火成壮火，而胃居上焦、下脘两者之间，故胃气热则上炎，熏胸中而为内热也。东垣所言正与经旨相合，固宜引此段经文，于内外伤辨以为之主。然经曰劳者温之，温者养也，东垣以为温凉之温，谓用温药以补元气而泻火邪；又改损者益之为损者温之，又以温能除大热为《内经》所云，而遍考《内经》，并无此语也。然温药之补元气、息火邪者，亦惟气温而味甘者，斯可矣。盖温能益气，甘能助脾而缓火，故元气复而火邪息也。

虚损伤阴，本由五脏，虽五脏各有所主，然证治有可分、

---

[1]里：原作"理"，据《素问·平人气象论》改。

有不可分者。如诸气之损，其治在肺；神明之损，其治在心；饮食、肌肉之损，其治在脾；诸血、筋膜之损，其治在肝；精髓之损，其治在肾，此有可分者也。然气主于肺而化于精，神主于心而化于气，肌肉主于脾而土生于火，诸血藏于肝而血化于脾胃，精髓主于肾而受之于五脏，此其不可分者也。故凡补虚之法，但当明其阴阳升降、寒热温凉之性，精中有气、气中有精之因。但上焦阳气不足者，下必陷于肾也，当取之至阴之下；下焦真阴不足者，多飞越于上也，可不引之归源乎。所以治必求本，方为尽善也。

　　越人发明虚损一证，优入圣域〔1〕。谓一损损于肺，皮聚而毛落；二损损于心，血脉虚不能荣于脏腑；三损损于脾，饮食不为肌肤；四损损于肝，筋缓不能收持；五损损于肾，骨痿不能起于床，反此者至脉之病也。从上下者，骨痿不能起于床者死；从下上者，皮聚而毛落者死。其论治损之法，损其肺者，益其气；损其心者，调其营卫；损其脾者，调其饮食、适其寒温；损其肝者，缓其中；损其肾者，益其精。虽无方可考，而治法不大概可知乎。张景岳云：按上损、下损之说，其义极精，然犹有未尽悉也。盖凡思虑、劳倦、外感等证，则伤阳，伤于阳者，病必自上而下也；色欲、醉饱、内伤等证，则伤阴，伤于阴者，病必自下而上也。如经云二阳之病发心脾，有不得隐曲，女子不月之类，此即自上而下者也。又经曰五脏主藏精者也，不可伤，伤则失守而阴虚，阴虚则无气，无气则死矣，此即自下而上也。盖自上而下者，先伤乎气，故一损损于肺，则病在声、息、肤、腠；二损损于心，则病在血、脉、颜色；三损损于胃，则病在饮食不调；四损损于肝，则病在癥疝、头疼；五损损于肾，则病为骨痿、二便不禁。此先伤于阳

---

　　〔1〕圣域：神圣的境界。唐代韩愈《进学解》云："是二儒（孟轲、荀卿）者，吐辞为经，举足为法，绝类离伦，优入圣域。"

而后及乎阴，阳竭于下则孤阴无以独存，不可为也。自下而上者，先伤于精，故一损损于肾，则病为泉源干涸；二损损于肝，则病为血动筋枯；三损损于脾，则病为痰涎壅盛；四损损于心，则病为神魂失守；五损损于肺，则病为喘急短气。此先伤乎阴而后及乎阳，阴竭于上，则孤阳无以独生，不可为也。故曰：心肺损而神衰，肝肾虚而形敝，脾胃损而饮食不归血气。凡明哲之士则当察所由而预防其微，又何虚损之可虑也。

元气虚与虚损不同，元气虚可复，虚损难复也。至虚损病，亦有难复、易复两候。因病致虚者，缓调自复；因虚致损者，虚上加虚，卒难复也。故因病致虚，东垣、丹溪法，在所必用。若虚上加虚，而致于损，元气索然，丹溪每用人参膏至斤余，多有得生者。其见似出东垣之右，然则丹溪补阴之论，不过救世人偏于补阳之弊耳，岂遇阳虚之病，而不捷于转环耶。且丹溪不尝云：虚火可补，参、芪之属；实火可泄，芩、连之属。初何尝拘于滋阴降火之法乎哉。

饮食劳倦，为内伤元气，真阳下陷，内生虚热。东垣发补中益气之论，用人参、黄芪甘温等药，大补其气而提其下陷，此用气药以补气之不足也。若劳心好色，内损伤阴，阴血既伤，则阳气偏盛而变为火矣。是谓阴虚火旺劳瘵之证，故丹溪发阳有余、阴不足之论，用四物加知母、黄柏，补其阴而火自降，此用血药以补血之不足也。一则因阳气下陷而补其气以升提之，一则因阳火上升而济其阴以降下之，一升一降，迥然不同，亦医学之两大法门，不可不究悉之也。

丹溪论劳瘵主乎阴虚者，盖自子至巳属阳，自午至亥属阴，阴虚则热在午后子前。寤属阳，寐属阴，阴虚则汗从寐时盗出也；升属阳，降属阴，阴虚则气不降，气不降则痰涎上逆而连绵不绝也。脉浮属阳，沉属阴，阴虚则浮之洪大、沉之空虚也。此皆阴虚之证，用四物汤加黄柏、知母主之。然用之多不效，何哉？盖阴既虚矣，火必上炎，而当归、川芎皆味辛气温，非滋阴降火药；又芎辛窜，非虚炎短乏者所宜；地黄泥膈，非胃寒、食少、痰多者所宜；黄柏、知母苦辛大寒，虽曰滋阴，其实燥而损血，虽曰降火，其实苦先入心，久而增气，反能助火，至其败胃，所不待言。不若用薏苡仁、百合、天冬、麦冬、桑白皮、地骨皮、牡丹皮、五味子、酸枣仁之属，佐以生地黄汁、藕汁、人乳、童便等，以保肺而滋生化之源，往往应手而效。

虚劳之病，百脉空虚，非濡黏之物填之，不能实也；精血枯槁，非滋润之药濡之，不能润也。宜用人参、黄芪、地黄、二冬、枸杞、五味之属，各煎膏，另用青蒿以童便熬膏，及生地汁、藕汁、乳汁、薄荷汁，隔汤炼过，酌定多少，并麋角胶、霞天膏和合成剂，再用一匙汤化服之。如欲行瘀血，加入醋制大黄汁、桃仁泥、韭汁之属；欲止血，加入荆、京墨之属；欲行痰，加入竹沥之属；欲降火，加入童便之属。

凡虚劳之症，大抵心下引胁疼，盖滞血不消，新血无以养之，宜用膏子，加韭汁、桃仁泥。呼吸少气，懒于言语，无力动作，目无精光，面色㿠白，皆兼气虚，用麦冬、人参各二钱，陈皮、桔梗、炙草各半两，五味子二十一粒。为极细末，水浸油饼为丸，如豆大。每服十丸，细嚼津唾下，名补肾丸。气虚，则用生脉散，不用白术；血虚，则三才丸，不用四物。前言薏苡仁之属治肺虚，后言地黄参芪膏子之属治肾虚，盖肝、心属阳，肺、肾属阴，阴虚则肺肾虚矣。故补肺肾即是补阴，非四物、知、柏之谓也。

劳瘵治法，当以脾肾二脏为要。肾乃系元气者也，脾乃养形体者也。经曰：形不足者温之以气。气谓真气，有少火之温以生育形体。然此火不可使之热，热则壮，壮则反耗真气也。候其火之少、壮，皆在两肾间。经又曰：精不足者补之以味。五味入胃，各从所喜之脏以归之，以生津液，输纳于肾者。若五味一有过节，反成其脏有余胜克之患起矣。候其五味之寒热，初在脾胃，次在其所归之脏，即当补其不足，泄其有余，谨守精气，调其阴阳，夫是故天枢开发而胃和脉生矣。

东垣所论饮食劳倦，内伤元气，则胃脘之阳不能升举，并心肺之气陷入于中焦，而用补中益气治之。方中佐以柴胡、升麻二味，一从右旋，一从左旋，旋转于胃之左右，升举其上焦所陷之气，非自腹中而升举之也。其清气下入腹中，久为飧泄，并可多用升、柴，从腹中而升举者矣。若阳气未必下陷，反升举，其阴气干犯阳位，为变岂小哉。更有阴气素惯上干清阳，而胸中之肉隆耸为膜、胸间之气漫散为胀者，而误施此法，天翻地覆，九道皆塞，有濒于死而坐困耳。后人相传，谓此方能升清降浊，有识者亦咸信之，医事尚可言哉。夫补其中气，以听中气自为升降，不用升、柴可也，用之亦可。若以升清之药，责其降浊之能，岂不病乎。

经云：劳风，法在肺下。其为病也，强上冥视，唾出若涕，恶风而振寒。治之奈何？曰：以救俯仰，巨阳引精者三日，中年者五日，不精者七日。咳出青黄涕，其状如脓，大如弹丸，从口中或鼻中出，不出则伤肺，伤肺则死矣。读此可悟伤风不解成痨之故。劳风者，既劳而又伤风也。劳则火动于上，而风又乘之，风火相抟，气凑于上，故云法在肺下也。肺主气而司呼吸。风热在肺，其液必结，其气必壅，是以俯仰皆不顺利，故曰当救俯仰也。救俯仰者，即利肺气、散邪气之谓乎？然散邪气之散与否，在乎正气之盛与衰。若阳气旺，而精气引者三日，次五日，又次七日，则青黄之涕从咳而出，出则风热俱去，而肺无恙矣。设不出，则风火留积肺中而肺伤，伤则喘咳声嘶，渐及五脏，而虚劳之病成矣。今人治劳，日用滋养而不少益者，非以邪气未出之故欤。而久留之邪，补之固无益，清之亦不解，虚劳之病所以难治也。

又按：《脉解篇》云：太阳所谓强上引背者，阳气大上而争，故强上也。劳风之病，火在上而风乘之，风火皆阳也，风性善行，火性炎上，非所谓阳气大上而争者乎。

又按：虚劳之人，气血枯耗，生气不荣，则内生寒冷，所谓冷劳是也，宜建中、复脉、八味，肾气之属，甘温辛润，具生阳化阴之能者治之。亦有邪气淹滞、经络瘀郁者，《元珠》所谓体虚最易感邪，当先和解，次则调之，倘遽用补，使邪气不解，往往致死。是故治虚劳，故不可专以补阴降火为事也。

又按：有寒从中生者，是人多痹气也。又，肾者水也，而生于骨，肾不生则髓不能满，故寒盛至骨也。是故气痹精少，皆能生寒，不必其定责阳虚也。

薛立斋曰：痨瘵之证，大抵属足三阴亏损、虚热无火之症，故昼发夜止，夜热昼止，不时而作，当用六味地黄丸为主，以补中益气汤调补脾胃。若脾胃先损者，当以补中益气汤为主，以六味地黄温存肝肾，多有得生者。若误用黄柏、知母之类，则复伤脾胃，饮食日少，诸脏日虚，元气下陷，腹痞作泄，则不可救矣。夫吐血、衄血之类，因虚火妄动，血随火而泛行，或阳气虚而不能摄血归经而妄行，其脉洪弦，乃无根之火浮于外也。大抵此证，多因火土太旺、金水衰涸之际，不知保养，及三冬火气渐藏，不远帏幕，戕贼真元。故至春末夏初，患头疼脚软，食少体热，而为注夏之病。或少有老态，不耐寒暑，不胜劳役，四时迭病，此时血气方长，而劳心亏损，精神未满，而早为斫丧，故其见证难以名状者。左尺脉虚弱或细数，是左肾之真阴不足也，用六味丸。右尺脉迟软或沉细而数欲绝，是命门之相火不足也，用八味丸。至于两尺微弱，是阴阳俱虚也，用十补丸。此皆滋其化源也，仍须参前后发热咳嗽诸症治之。

李士材曰：夫人之虚，非气即血，五脏六腑莫能外焉。而血之源头在乎肾，气之源头在乎脾，脾为肝母，肺为主气之官，故肺气受伤者，必求助于脾土；肾为肺母，肝为藏血之地，故肝血受伤者，必借资于肾水。补肾补脾，法当并行，然

以甘寒补肾，恐妨胃气，以辛温补脾，恐妨肾水，须辨缓急而
为之施治，或补肾而助以沉香、砂仁，或扶脾而杂以山药、五
味，机用不可不活也。

虚劳之症，扶脾保肺，多不可缺。然脾性喜温喜燥，而温
燥之剂不利于保肺；肺性喜凉喜润，而凉润之剂不利于扶脾。
两者并列而论，脾有生肺之机，肺无扶脾之力。故曰土旺而生
金，勿拘拘于保肺。

泻火之亢以全阴气，壮水之主以制阳光，法当并行。然泻
火之刑多寒而损阳气，壮水之剂多平而损阴血。两者并列而
论，苦寒过投，将有败胃之忧；甘平常用，却无伤中之害。故
曰水盛而火自熄，勿汲汲乎寒凉。

凡阴虚多热，最嫌辛燥，恐助阳邪也；尤忌寒凉，恐伐生
气也。惟喜纯甘壮水之剂，补阴以配阳，虚火自降，而阳归于
阴矣。阳虚多寒者，最嫌凉润，恐妨阴邪也；尤忌辛散，恐伤
阴气也。只宜甘温益火之品，补阳以消阴，沉寒自敛，而阴从
乎阳矣。不知者惟知以热治寒、以寒治热，所以阴虚不宜降者
则服寒反热，阳虚不宜耗者则服热反寒，此无他，皆以专治旺
气，故病反如此。

春夏之令主生长，秋冬之令主肃杀，人知之矣。殊不知药
之温者，行天地发育之德；药之寒者，象天地肃杀之刑。如四
物汤加黄柏、知母，名坎离丸，举世奉之以为滋阴上剂、降火
神丹，不知凉血之药常滞腻，非痰多食少者所宜；凉血之药多
滋润，多用必至泄泻。尝见虚劳之死，多死于泄泻，而泄泻之
因，多因于清润。况黄柏苦寒，苦先入心，久而增气，反能助
火，至其败胃，所不待言；川芎上窜，非火痰上气者所宜；知
母滑肠，岂元气下陷者可服。丹溪云：实火可泻，芩、连之
属；虚火可补，参、芪之属。知、柏之药，如病初起而相火正
旺，口舌燥渴而右尺滑，暂投亦自无妨，久用断乎不可。故用
温补，病不增即是减，内已受补故也；用寒凉，病不减即是

增，内已受伐故也。

虚劳精滑无度，或交寅刻梦泄，气少力微，日渐瘦削，目视不明者，因房劳太过，督任不交，不能制约阴火也。阳虚者，鹿茸丸、龟鹿二仙胶；阴虚者，六味丸加鳔胶〔1〕、五味，或六味丸杂聚精丸一分合服；脾胃〔2〕阴阳俱虚者，宜兼补先、后天药也。男子精未充满，色欲过度，泄出多有半精半血者，此竭力伤肝，不能藏血也。盖少阴常少血多气，厥阴常多血少气，少阴之精气既竭，则厥阴之血气亦伤，是以并血泄出。肾主闭藏，肝主疏泄，气竭肝伤，中空无主，所以二脏俱闭，其治总不出上法也。若夫思欲不遂，郁火无下，精为火扰而亡脱者，又当清利泻火为主，设与固涩，其滑愈甚矣。

凡虚损有不能受补药者，此为虚不受补，何以复生。若劳损失血之后，嗽不能止而痰多甚者，此以脾肺虚极，饮食无能化血，而随食成痰，此虽非血而实血之类也。经曰：血出者死。故凡痰之最多最浊者，不可治。人身之左右，为阴阳之道路，而一边难转者，此其阴阳之气有所偏竭而然，多不可治。

凡病虚损者，原无外邪，所以病虽至困，终不愦乱。其患虚证，别无邪热，而谵妄失伦者，此心脏之败，神去之兆也；劳嗽喑哑，声不能出，或喘息气促者，此肺脏之败也；劳损肌肉脱尽者，此脾脏之败也；凡虚损有筋骨疼痛至极者，乃血竭不能荣筋，此肝脏之败也；虚损既久而泄泻不禁者，此肾脏之败也，皆为必死不救矣。

刘默生曰：虚劳多起于郁，郁则其热内蒸，内蒸则生虫，虫浸蚀脏则咳。初起早为杜绝，不致蔓延；若迁延日久，咳嗽不止，痰如白沫，声哑喉痛，不可治矣。脾胃泄泻，六脉细数

---

〔1〕鳔胶：也称"鱼胶"。《本草纲目·鳞部》云："鳔胶，甘、咸、平，无毒。"

〔2〕胃：据文意疑为"肾"。

而坚急，久卧床褥，烦躁血多者，不治；如六脉平缓，重按有神，饮食不减，大肉未削，二便调[1]。肾痿而热甚，泄泻无度而畏寒，失血而脉数实，咳吐白痰及呕血声散，暮热如焚，面色夭然白，及衄下血，寒热脱形，脉坚搏者，皆不可治。如病久痞闷，忽得气血冲和，心肾交媾，阳事必举，尤宜切戒房室，犯之必复，愈难调治也。

大抵虚劳起于斫丧者，肝肾过劳，多致亡血失精、强中阴竭而死；起于郁结者，内火烁津，多致血竭干咳、嗜食发痈而死；起于药误者，脾肺受病居多，多致饮食少减、咳嗽泻泄而死。此证多患于膏粱，不但所禀柔脆，且性喜服药，小病必然变重，展转戕贼，必至伤残不已也。

面色不衰，肌肤日瘦，常如无病，内实虚伤，俗名桃花证。其证蒸而咳嗽，或多汗或无汗，或多痰或无痰，或经闭，或泄精，或吐血，或衄血，或善食，或泄泻，须察其所见何证、何脏受伤而治之。然此皆为阴火煎熬之证，治多不效。室女过时不嫁，男子过时不娶，及少寡者，皆犯此证。以阴火虽乘阳位，非但不能消烁阳分之津液，阴分之津液竭力上供阳火之消烁，故肢体日削，而面色愈加鲜泽也。轻者嫁娶渐愈，重者虽暂[2]。流通，即不能留而下，下后半月十日自愈。下血时能食者，不死；不能饮食，精神倦怠者，必死。吐血后，反骤能食者，亦不可治。

凡虚损，脉六七至，在春夏火令，津液枯槁，肾水正行死绝之乡，肺绝脾燥，无有不死者；若秋冬火令已退，金水正旺，脉虽数，可治也。设病者骨立声哑，喉痛寒热，腹疼作泻，而脉细数，亦属不治。

凡病延至三四月，服药已多，其不效者，必过用寒凉，五

---

〔1〕"调"后原书缺页。
〔2〕"暂"后原书缺页。

脏愈虚，邪火愈炽。初用补药数剂，邪火一退，反觉头眩恶心，骨疼足痿，神气昏倦，不思饮食。倘脉见和缓，用保元、四君，大剂连服，便安寝半日，觉时精神顿爽，再服亦然，饮食渐增，则为可治。倘脉细如丝，腹痛昏愦者，难治。

凡久病，脉大小、浮沉、滑弦而三部不匀，或寸浮尺沉，或尺浮寸沉，但见病脉，反属可治。如久病，浮中沉俱和缓，细察无神，而体倦甚者，必死。更看其面色光润，此精神皆发于外，死期速矣。

凡久病元气虚，而脉反和缓，假气也。遇七八月间服补剂，病得渐减，此生机也。或延至十一月，一阳初动，阳气渐升，内气空虚，无以动生发之气，则变憎〔1〕寒壮热，服补药十余剂，寒热渐退，犹可延挨，调理至二三月，不变则生，有变则不治。

劳损久而嗽血，咽痛失音，此为下传上；若不嗽不痛，久而溺浊脱精，此为上传下，皆死证也。

---

〔1〕憎：原作'增'，据前后文意改，下同。

卷 三

内伤虚损证治

内伤始于热中病似外感阳证

头痛大作，气高而喘，身热而烦，上焦鼻息不调，四肢困倦不收，无气以动，或烦躁闷乱，心烦不安，或渴或不渴。心火[1]上炎，克肺则渴；血脉中有湿，则不渴。或表虚不任风寒，目不欲开，口不知味，气门脉大于人迎两三倍，但急大而时见一代，此内显脾气不续之脉也，宜补中益气汤。有宿食，则右关独沉而滑，宜枳术丸。

内伤未传寒中病似外感阴证

腹胀，胃脘当脐痛，四肢与两胁拘急，膈噎不通，或涎唾，或清涕，或多溺，足下痛不能任身履地，骨乏无力，两丸多冷，阴茎作痛，或妄见鬼状，腰背肩髀脊臀皆痛，不渴不泻，脉盛大以涩，名曰寒中。宜枳术理中，加桂、附、益智、草蔻。兼肾脏火衰，面黑足寒，小便不利者，八味丸加鹿茸、五味子。

---

〔1〕心火：原作"火心"，据文意乙转。

内伤似外感阳明中热证

天气大热，时劳役得病，与阳明伤寒白虎汤证相似，此脾胃太虚、元气不足之证。肌热燥闷，烦渴引饮，口鼻气促，目赤面红，壮热昼夜不息，脉大而虚，重按全无。经曰：脉虚则血虚，血虚则发热。误服白虎必危。宜当归补血汤。

内伤似外感恶风寒证

因劳役心苦，肾中阴火沸腾，后因脱衣或沐浴、歇息于阴凉处，其阴火不行，还归皮肤，腠理极虚无阳，被风与阴凉所遏，以此表虚不任风寒，与外感恶风寒相似。其证少气短促，懒于言语，困弱无力。不可同外感治，补中益气汤加紫苏、羌活，甚者加桂枝最当。

劳倦所伤虚中有寒

脾胃虚弱不能运化，致寒物冷痰胶固于中焦，时时痞闷，不觉饥饱，其脉虽弦而按之不鼓。当温暖以助脾健运，宜理中丸。若脐下筑者，肾气动也，去术，加桂；上多者气上壅也，下多者气泄而下收也，还用术；悸者，饮聚也，加桂、苓；渴欲饮水者，津液不足也，倍用术；腹中痛者，倍人参；寒者，倍干姜；腹满者，去术，加附子。

劳倦所伤虚中有热

饥饱劳役损伤脾胃，元气不足之人，其脉多弦，或洪缓，按之无力，中时一涩，其证身体沉重，四肢困倦，百节烦疼，胸满短气，膈噎不通，心烦不安，耳聋耳鸣，目热如火，视物昏花，口中沃沫，饮食少味，忽肥忽瘦，怠惰嗜卧，溺赤或清利而数，上饮下便，或时飧泄，腹中虚痛，不思饮食，调中益气汤。如时显热燥，是下元真火蒸蒸然发也，加生地、黄柏；

如大便虚坐不得，或了而不了，腹中常逼迫，气血虚涩也，倍当归。

饮食劳倦所伤，腹胁满闷，短气，遇春则口淡无味，遇夏虽热犹有恶寒，饥则常如饱，不喜食冷物，升阳顺气汤。

劳倦所伤，寒温不时，身热头疼，自汗恶寒，脉微而弱，黄芪建中汤。

饥饱劳役，胃气不足，脾气下溜，气短无力，不时寒热，早饭后转增昏闷，须要眠睡，怠惰嗜卧，四肢不收，懒于动作，五心烦热，先服升阳补气汤二三剂，后服补中益气汤。

辨内伤外感证

内伤外感乃病之大关键，于此昧焉，何足云医？人迎脉大于气口，为外感；气口脉大于人迎，为内伤。外感则寒热俱作而无间，内伤则寒热间作而不常。外感恶寒，虽近火不除；内伤恶寒，得暖则解。外感恶风，乃不禁一切风寒；内伤恶风，却恶门隙中风。外感显证在鼻，故鼻息不利而气壅有力，虽不能食而不恶食；内伤显证在口，故口不知味而腹中不和，怯弱妨食，恶闻食气。外感则邪气有余，发言壮厉，先轻而后重；内伤则元气不足，出言懒怯，先重而后轻。外感头痛，常常而痛，多见于脑后、额上，以及遍身肢体、腰脊筋骨挛痛；内伤头痛，时作时止，不离两太阳、额颅，多兼肩背、胁胸、腰腿骨节酸痛。外感则手背热，而手心不热；内伤则手心热，而手背不热。外感小便赤涩而痛，终日难得；内伤小便必短而烦。外感便燥则发热，腹中硬痛；内伤秘则虚坐，或见些小白脓。外感则腹绞痛，而痛不可按；内伤有时胃脘当心痛，而上支两胁。外感则手足动摇，烦扰不宁；内伤则四肢不收，倦怠嗜卧。外感传经入里，则大渴；内伤邪在血脉中，故不渴，间有渴亦不甚。东垣辨法如此。

丹溪云：内伤症，皆以补元气为主，看所挟而兼用药。则引伸其意，若显外感症多者，则外感重而内伤轻，宜以发散为急；然既兼内伤矣，则发散中能无斟酌乎。

虚损之因有五劳七伤，症分营卫脏腑，然总之斯人赖以生者，惟此精气，而病为虚损者，亦惟此精气。气虚者，即阳虚也；精虚者，即阴虚也。凡病有火盛水亏，而见营卫燥、津液枯者，即阴虚之症也；有水盛火亏，而见脏腑寒、脾胃败者，即阳虚之症也。此惟阴阳偏困所以致然。凡治此者，但当培其不足，不可伐其有余。惟是有似阳非阳、似阴非阴者，不可不详察也。且复有阴阳俱虚者，则阳为有生之本，而所重者，又当在阳气耳。知乎此，则虚损之治思过半矣。

阳虚者多寒，非谓外来之寒，但阳气不足则寒生于中也。若病见虚弱，别无热症者，便是阳虚之候，即当温补元气也。盖阳虚之候，多得之忧愁思虑以伤神，或劳役不节以伤力，或色欲过度而气随精去，或素禀元阳不足而寒凉致伤等证，皆阳气受损之所由也。欲补阳气，惟甘温而兼辛燥为宜，万勿兼清凉寒滑之品，以残此生发之气耳。

阴虚者多热，水不济火而阴虚生热也。此病多得于酒色嗜欲，或愤怒邪思，流荡狂劳，以动五脏之火。而先天元阳不足者，尤多此候。凡患虚损，而多热多燥、不宜热食者，便是阴虚之候。欲滋其阴，惟宜甘温而加醇静之品。凡阴中有火者，大忌辛燥，盖恐阳旺则阴愈消、热增则水愈涸耳。然又忌寒凉，盖苦劣之性，断非滋补之物，且多伤胃也。虚损夜热，或午后发热，或喜冷便实者，此皆阴虚生热、水不制火也。若火在心、肾而惊悸失志者，或外热不已而内不甚热，则但宜补阴，不可清火。其有元气不足而虚热不已者，则又当培其元气也。

东垣云：仲景论内伤不足、发热自汗之症，认作有余，误用表药，汗大出而表益虚也。手足不和，两胁俱热如火，先少阳也。从内而之外者，为内伤。伤食，令人头痛发热，脉数，但左手和平，身不疼痛是也。人迎、气口俱紧盛，或举按皆实大，发热而恶寒，腹不和而口渴，此内外俱伤也。中脘有痰，令人憎寒发热，恶风自汗，寸口脉浮，胸膈痞满，有类伤寒，但头不痛、项不强为异耳。虚烦与伤寒相似，身热，脉不浮紧，不恶寒，不头痛，但热而烦是也。四肢发热、口舌咽干、烦躁闷乱者，心与小肠之火乘脾土，脾主四肢，脾热，四肢发热也。经云：阴虚则发热。夫阳在外，为阴之卫；阴在内，为阳之守。精神外驰，嗜欲无节，阴气耗散，阳无所附，遂致浮散于肌表间而发热也。实非有热，当作阴虚治，而施补养之法可也。

丹溪论昼夜发热，昼重夜轻，口中无味，为阳虚；午后发热，夜半则止，口中知味，为阴虚；至于或昼或夜，或作或止，不时而热者，此脾胃气血俱虚、火气不宁之症，不可拘于昼夜之候也。阳虚则在胃，阴虚则在肾。盖饥饱伤胃，劳役则兼伤脾，阳气虚矣；房劳伤肾，竭力则伤肝，阴血虚矣。肾虚火不归源，游行于外而发热者，烦渴引饮，面目俱赤，遍舌生刺，两唇黑裂，喉间如烟火上冲，足心似烙，痰涎壅盛，喘急气促，脉洪大，数疾无伦，按之微弱者是也。法当导火归源，倘用寒凉必殆。即或知其本虚而用补益，不辨阴虚、阳虚，漫投参、术，则阳愈盛而阴愈虚，壮热转增，八味、桂附之属愈不敢施，不得已而用知、柏、芩、连折之，必致燥渴咽痛、腹痛泄泻而死也。

潮热，有作有止，如潮水之来，不失其时。若日三五发者，即是发热，非潮热也。惟伤寒日晡发热乃胃实，别无虚证。其余有潮热者，当审其虚实。若大便坚涩，喜冷畏热，心下怏然，睡卧不着，此皆气盛，所谓实而潮热也。若胃气消乏，精神憔悴，饮食减少，日渐尪羸，病虽暂退而五心常有余热，此属虚证。有每遇夜身发微热，病人不觉，早起动作无事，饮食如常，既无别症可疑，只是血虚，阴不济阳也。有潮热似疟，胸膈痞塞，背心疼痛，气弱脉弦，服补药不效者，此属饮证随气而潮，故热亦随饮而潮，于痰饮门求之。气口脉滑，内有宿食，常暮发热，明日复止者，于伤食门求之。

　　经云：阳虚则外寒，奈何？曰：阳受气于上焦，以温皮肤、分肉之间。今寒气在外，则上焦不通，而寒气独留于外，故寒栗。恶寒者，虽当夏月，若遇风寒，欲得重绵，时觉懔懔战栗，如丧神守，此热伏于里，反觉自冷，实非寒也。仲景云：心下有留饮，其人背恶寒，冷如冰，指迷〔1〕茯苓丸。身前寒，属胃经。曰胃足阳明之脉，气虚则身以前寒栗。掌中寒者，腹中寒；鱼上白肉有青血脉者，胃中有寒，理中丸。表虚恶贼风，上焦不通，阳气抑遏，而皮肤、分肉无以温，故寒栗，升阳益胃，开发上焦，以升阳气出外温之也。外感、内伤、伤食、湿痰、火郁，皆有恶寒，非独阳虚也。若脉浮紧，头痛拘急，身疼，微恶寒，热起，是外感，审时令轻重发散之；脉缓，或气口虚大，按之无力，兼见倦怠，心下热，是内伤元气证；脉弦滑，恶心头痛，饱闷溢酸，是内伤宿食；或脉涩伏，腹满烦热，喘促者，是冷食结滞于内者也；脉滑或沉，周身冷痛而恶寒者，属痰湿，乃痰在上焦，遏绝阳气而然，肥人多此；内虚里急，恶寒少气，手足厥逆，少腹挛急，足胫疼，此阳不足也；背恶寒，脉浮大而无力者，为气虚；脉弦数，寒热兼作，乃疮肿之候。大抵恶寒症，除阳虚外，属表症者多也。然恶寒而不发热者，亦多火郁之症，一概以阳虚为治，则误矣。背恶寒，瘀血内滞，而头汗目黄，小便清利，大便溏黑，小腹偏左或左胁、中脘有疼处，脉必关尺弦紧，或带芤，桃核承气、犀角地黄，随上下虚实清理之。

　　〔1〕迷：原误作"述"，据《全生指迷方》改。

上热下寒、上寒下热

热发于上，阳中之阳邪也；热发于下，阴中之阳邪也。寒起于上，阳中之阴邪；寒起于下，阴中之阴邪也。《脉经》云：阳乘阴者，腰以下至足热，腰以上寒，栀子豉汤吐以升之。阴气上争，心腹满者死。阴乘阳者，腰以上至头热，腰以下寒，桂苓丸利以导之。阳气上争，得汗者生。若杂上热下寒，既济汤。兼大便秘，既济解毒汤。火不归源，八味丸。上寒下热，五苓散送滋肾丸。阳虚下陷者，加减八味丸。

凡似损非损之症，惟外感寒邪者乃有之。盖以外邪初感，不为解散而误作内伤，或用清凉，或用消导，以致寒邪入腹，久留不散，而为寒热往来，或为潮热咳嗽，其症则全似劳损。用治损之法以治之，则滋阴等剂愈以留邪，热蒸既久，非损成损矣。然辨此者，但当详察表里而审其致病之由。若身有疼痛，而微汗则热退，无汗则复热，或见大声咳嗽，脉虽弦紧而不甚数，或兼和缓等象，则虽病至一两月，而邪有不解、病终不退者，本非劳损，毋误治也。

阴虚多火人，偶感客邪，其蒸热咳嗽虽异平时，然察其脉，不能便显浮紧之象，但较平时必然稍旺，慎勿轻用疏风散表，以风药性皆上升，咳嗽咸非所宜；亦不可妄与清肺止嗽，转伤胃气，为害不浅。当此宜停补药，静以养阴，邪自退听，内本多火，腠理必疏，或啜热汤稀粥，汗气随通，邪即解散。先哲有云：阴虚火旺人，元气伤损，虽有客邪，切忌升发散表。设不知此，误用风药，则风乘火势，火助风威，以煽动其阴邪，轻则虚扬扰乱不宁，重则气随汗脱而毙。盖邪气方张，遏之愈逆，不得已而用药，只宜小剂葱白、香豉以解散之。若阴火原不大盛，小建中、黄芪建中亦无妨碍，误用保肺药，必咳嗽益甚。即如建中汤，稍加葳蕤、细辛以搜散之。俟其势衰，脉虚，如六味合生脉，去萸肉，倍地黄、人参，加葳蕤，大剂作汤，晨夕兼进，合标本而为施治。服后咳嗽稍减，蒸热未除，此阳虚不能敛制也，加牛膝、鳖甲以滋下源，分先后而为处裁。若饮食过伤者，亦宜暂停补药，慎勿轻为消导，戕伐其胃，以招虚虚之谤耳。

虚劳不足，汗出而闷，脉结心悸，行动如常，不出百日危矣。甘草汤主之。

婺妇师尼，所欲未遂，阴阳离绝，郁火亢极，不得发泄，而成失合证，较之房劳更甚。始则肝火郁热，继则龙火上煽，致心肺受伤，而喘嗽烦热，甚则迫血骤亡者有之，经闭不行而吐衄者有之。此症先宜开郁降火，后服滋养之药。若郁火不泄，血气不荣，而发痈疽者，去生远矣。

虚损咳嗽，虽五脏皆有所病，然专主则在肺肾。盖肺为金脏，金之所畏者火也，金之化邪者燥也，燠则必痒，痒则必嗽。正以肾水不能制火，所以克金；阴精不能化气，所以致燥。故为咳嗽喘促、咽痛喉哑等证。治宜甘平、至静之剂资养金水，使肺肾相生，不受火制，则真阴渐复，而咳嗽愈矣。

人有终日咳嗽，吐痰，微喘，少动，短气不足以息，此乃肺气自损也。盖肺主气，心火刑肺，气必损；而形寒饮冷，肺亦自损。且脏腑虽各有气，要皆仰肺中清肃之气分布。今肺损，自卫不足，何能分布，但虽不能分布，而脏腑之取给自若，是肺气愈耗。且肺为肾母，肾水非肺气不生，肺不分布各脏，忍见肾子渴死不救乎，惟杯水难济肾枯，卒之[1]子病母气亦尽矣。治宜大补肺而兼滋肾水也，六味汤加麦冬、五味。

人有目眕眕，面无血色，脚隐隐痛，热则吞酸，寒则作呕，痰如臭涕，或清或黄臭，眦泪干涩，常欲合目，睡卧不安，多惊怖，此肺劳传肝也。盖肺本克肝，肝旺则肺何能克，无如肾劳久不生肝，肺乘肝弱，将虫气交之，肝不能拒，遂受

---

〔1〕卒之：最终。

其虫气，而虫气久居肾，肾欲生肝，虫随以入之，虫蚀肝血，肝又何养也。治宜救肾生肝，兼杀虫也。援瘵汤，服三月全愈。此不宜消痰逐秽，以伤脾胃也。

人有咳嗽吐痰，气逆作喘，卧更甚，鼻口干燥，不闻香臭，恶心欲吐，肌肤枯燥，时疼痛，干皮如麸片起，肺管内似虫行，此乃心瘵传肺也。盖肺娇脏，最恶心火克，心正火刑肺，尚有金实不鸣之症，况尸虫病气移而刑肺乎。然肺为肾母，肺自能交肾，肾之虫气何不交肺乎。治宜消心中虫气，尤须消肾中虫气。要必健胃以分布津液，庶心肾有益而胃无损，虫自得诛也。健土杀虫汤，此补胃不助阳，消肾不损液，肾足制心，心不刑肺，实妙法也。

人有日日向火，致汗出不止，久则元气大虚，口渴引饮而发热，此乃肺受火伤也。盖肺金最畏火，肺为外火所逼，必致暗损气，内火又乘虚而烁之，肺则虚而益虚也，并不能生其肾水，势必皮肤不充，而风邪易入矣。治宜补肺滋肾，倘徒祛风，因伤益伤，有不至成瘵怯哉。安肺汤甚效。

人有勤于功名，劳瘁，饥饱不时，忽感风邪，咳嗽身热，此乃内伤于肺也。盖肺主气，诵读伤气则肺虚，肺虚则腠理亦虚，邪自易入；肾因肺虚而亦虚，无力上灌，邪气往来于肺肾之间，故身热而咳嗽也。治宜补肺气，亦兼补肾，胃亦生肺，亦必于胃中散邪而邪乃遁矣。助功汤甚效。

人有终日捕鱼，时发热畏寒，此乃肺气闭塞也。盖肺主气，气旺则周流一身，皮毛外卫，邪不能侵。惟肺虚气尚停住，身入水中，遏抑皮毛，虚气难舒，湿宜中之，从皮毛而入，使气闭塞不通故畏寒，而肺与湿相战故身热矣。此热乃肺虚不能敌邪，非风邪入之而身热也。治宜补肺，兼利水湿，水自从膀胱出也。利肺汤甚效。

人有劳心经营太过，心火沸腾，先则夜梦不安，久则惊悸健忘，心神憔悴，血不华色，此乃心血太亏也。盖心君宜静不宜动，静则火不炎，肾水自来相济。若动，则肾与心气两不相交，火升水降，漠不相关也。夫肾水得心火温则生，肾水得烈火熬则竭。过劳火动，肾畏之而不敢升，水不升，心愈躁，且自焚，而虚损必成，不必外邪耗也。五脏损至心而亡，今心虽先损，而诸脏腑不损，则心有所取给，犹有生机也。治宜补脾肾肝肺气以救心也，卫主生气汤甚效。

人有用心思虑太过，精神恍惚，懒言语，忽忽若失，腰脚沉重，肢体困倦，此乃心劳伤神也。盖心藏神，神久安于心者，心血旺也；思虑无穷则心劳，心劳则血沸，血沸则渐耗，血耗则神无所养，故恍惚无定也。治宜肝肺脾胃并培，则扶助有资，心神自旺，而劳伤自愈矣。定神汤甚效。

人有过喜，大笑不止，致唾干津燥，口舌生疮，渴欲引水，久之形槁，心头汗出，此乃阳火上炎也。盖心属火，乃阳火，肾属水，乃阴水，阴水得阳火而烁干，阳火须阴水以灌溉，心火非肾水相交，不能止炎上之性。惟肾水有时不交心，心中无液则必燥。喜主心，而喜极则心气大开，反伤乎心，而津不上于唇口，尽越于心头之皮肉，故肾津即化汗，何能上济于廉泉也。治宜补心气，不必补肾水，而廉泉自通矣。通泉饮甚效。

人有尽情喜笑，遂致感寒畏风，口干舌苦，此乃内伤心包络也。盖心包，膻中也，臣使之官，喜乐出焉。惟大笑不止，则津干液燥，而心包必盗心气以自肥，则心气虚空，邪自易入也。治宜极补心，心旺则心包亦旺，其邪不易散乎，倘用苦寒降火则大误矣。卫心汤效。

人有恐惧，遂致感冒风寒，畏寒作颤，此乃内伤心胆也。盖过恐则胆气寒，过惧则心气散，胆寒则精移，心丧则精耗，精移精耗，心胆愈虚，邪乃易入也。治宜急救胆气，胆不寒，心亦不丧，协力同心，祛邪自易耳。倘徒用祛邪，则心胆之气愈耗，邪岂肯轻出乎。加减小〔1〕柴胡汤甚效。

人有怔忡善忘，口淡舌燥，多汗发热，四肢厥软，小便白浊，脉虚大而数，此乃思虑过度所致也。盖心本君火也，相火膻中火也，膻中、手厥阴经主热，古以厥阳名，以其火不可遏也。越人云：忧愁思虑则伤心。心气伤，心血自耗而心火不宁，心包火必不安，故有多汗、发热诸症矣。治宜补心气，滋肾水，使水上济心，火无亢炎也。倘徒用寒凉，则心气益虚，激动焦焚之害，岂有底乎。坎离两补汤甚效。

人有动多气恼，遂致感触风邪，身热胸胁胀，此乃内伤肝经也。盖肝性急，气恼则肝叶开张，气愈急而不能顺而逆作，逆则气不得舒而胀，气既不舒，血亦不畅，气既不顺，血亦不能藏，木郁欲泄，木乃生火，火郁欲宣，火乃生风，内外风动火焚，风邪易入也。治宜平肝经之风火，而外之风火亦兼治也。倘徒泄风火，而不顾肝之气血虚，未及调养，将风火虽散，肝木仍燥，怒气终不能解，岂尽善哉。风火两济汤甚效。

人有怀抱素郁，忽感风寒，身热咳嗽，吐痰不已，此乃肝气不舒也。盖肝木喜条达，忧郁则肝气结塞，必生火，故感风寒则风火相合而热炽，所以作热；且肝反凌肺，肺必与肝相战，而肺畏火刑，呼救肾子，咳嗽生矣；胃来援肺，津液上升，又为肝中风火所耗，变痰涎矣。治宜舒肝郁，则火息而风尤易散也。加味逍遥散甚效。

人有动则大怒，两胁胀满，头痛面热，胸膈胀痛，此乃肝血损也。盖肝得血以藏之，则性不急，惟肝血不藏，则肝无血养，而肝气不舒，遂易怒。是肝气藏，肝血必外越；肝血藏，肝气必外疏；肝气泄，肝血内生；肝血泄，肝气内郁，二者相反而相成也。易怒者，血欲藏不得藏，气欲泄不得泄也。治宜补肝血使之藏，平肝气使之泄也。加味逍遥散甚效。

---

〔1〕小：原为"小小"，疑衍一"小"字，据上下文意删。

人有血虚，面无色泽，肌肉焦枯，大肠干燥，怔忡健忘，饮食少思，羸弱不堪，夜热无汗，此乃肝燥生火也。盖肝属木，木中火盛，每自焚。然肝生火，由于肾水不足，木无水润，则木变为火，非失血吐于内，即耗血燥于外也。治宜补肾水，以滋肝木耳。滋肝饮甚效。

人有抑郁不伸，致两胁胀闷食减，颜色沮丧，肢瘦形凋，畏寒热，此乃肝气不足、下克脾胃也。盖肝木喜飞扬，一遇风寒忧愁，便郁而不伸，上不生心，乃下侮脾胃而饮食难化，何能分灌脏腑也。治宜舒肝郁而补脾胃也。顺适汤甚效。

人有胸前饱闷，时不消化，吐痰不已，时溏泄，肚腹疼胀，空则雷鸣，唇舌焦干，毛发干耸，面黄而黑，短气难续，便如黑汁，痰似绿涕，此乃肝痨传脾也。盖肝痨传脾，本为不救，但胃气未绝，尚有生机。治宜助胃气，胃气健则脾有援也。二白散甚效。

人为僧尼、寡妇、未字女、久离妾，有欲不遂，内火烁干阴水，致血枯经断，潮热夜热，盗汗鬼交，饮食少思，体倦肌削，面黑，此乃肝血痨瘵也。盖肝藏血，肝火动则血不能藏而泄，屡动屡泄，血安得不枯。此似宜泄肝火，然可暂泄以止炎，不可频泄以损肝也。治宜补肾滋肝，兼开郁也。消欲汤效。

人有不食则饥，食又饱闷，吞酸溏泄，面色萎黄，吐痰不已，此乃脾气损也。盖脾为胃行传化，胃气全借脾气运动，胃化其精微，不特脾益，各脏腑皆受益矣。今脾气伤，不能代胃行其传化，不特胃气无主，脾不得胃气之化，则脾亦损，至脾胃损，何能分津液以注脏腑也。治宜大健胃，兼补脾也。益脾汤甚效。

人有饮食太过，以致食不能化，胸中饱闷，久成痞满，似块瘕非块瘕，恶食，每饭不饱，面黄体瘦，此乃脾衰不化也。盖胃强则未食多思，脾弱则已食难受。人恃胃强，不论精粗生冷，未免损胃，而胃伤未有脾不伤者。但肾火旺，则胃虽伤脾不能伤，盖肾火生脾而心包火生胃也。此乃脾衰，治宜补心包、命门火也。助火生土汤效。

人有终日贪卧，致风寒袭之，头痛背疼，发热恶寒，此乃内伤脾气也。盖脾主四肢，四肢倦怠欲睡，脾不能运动也；略睡，亦足以养脾气；惟久于睡卧，则脾气不醒，转足伤气。因气虚而思睡，后因睡而伤气则为虚，虚安得不招外风乎。治宜补脾以益气也。补中益气汤效。

人有色白神怯，秋间发热，热炽头痛，吐泄少食，两目喜闭不开，喉哑，昏昧不省，粥饮俱碍，手常扪着阴囊，此乃劳倦伤脾也。盖人本阳和，身劳则阳和之气变为邪热，不必风袭而身始热；诸阳皆会于头，阳虚则清气不升、邪热乘之作头痛，不必外风犯之而作头痛；清浊拂乱，安得不吐泄；人身之脉皆属于目，眼眶脾之所主，脾伤不能养目，所以闭不欲开；脾络连舌本、散布舌下，脾伤则舌络失养，此言语所以难也；喉虽通于肺，然脾虚肺气先绝，肺虚难司出入，故致哑；脾虚无气以输四脏，故心之神明亦为之昏瞀也；阴囊属肝，脾虚肝欲侵之，故风火动而频按其囊也。治宜大健其脾，斯风邪自消也。补中益气汤效。

人有忍饥腹空，遇天气时寒时热，致胸膈闷塞，如结胸状，此乃内伤胃气也。盖胃为水谷之海，多气多血，然必受水谷，气血始旺。今忍饥则胃无水谷，而胃火沸腾，乃遏抑不舒，则胃气消，故天时不正之气乘虚而入，盘踞胃中，因致闷塞。治宜助胃则邪自退也，倘拘于寒热，用热祛寒，用寒祛热，则胃气虚而寒热相战，胃何能堪也。加味四君子汤效。

人有贪用饮食，甚至难化之物、过寒之味，胸膈饱闷，已而疼痛，后至起嗳吞酸，见美味生嗔，供苾芬[1]意憎，此乃

---

〔1〕苾芬：祭品。

胃气损也。盖脾胃相为表里，然能入不能出者，脾气衰；能出不能入者，胃气乏。虽胃伤必损脾，脾伤必损胃，要必辨其何经，使损者多获其益，则胃易开，脾易健。脾虚肾火寒，胃虚心火冷，故补脾必补肾火，补胃必补心火。今恶食乃不能食，非不能受，明是胃虚也。治宜补心火，则胃气自开也。加味六君子汤效。

人有贪饮成酒积，脾气损伤，五更作泄，久之饮食少思，多呕吐、盗汗，此乃脾胃亏也。盖酒从胃入，宜伤胃，但脾受之；脾恶湿，酒性正湿，乃移于肾，肾虽水脏，藏精不藏湿，酒气熏蒸，肾受酒毒，仍传于脾；脾又不受，遂传大肠而出，大肠恶酒湿，而遄发下泄甚多，亡阴也。治宜先戒酒，后解酒毒，仍健脾益胃也。消酒汤甚效。

小儿多食瓜果、肥甘成疳，身黄瘦，毛竖肤焦，此乃脾胃虚也。盖小儿脾胃本娇，恣食果物肥甘以伤之，脏腑之气不能运化，势必积滞而成疳、成痨也。治宜补脾胃气也，倘徒泄火降痰、消食杀虫，反损真元，必致危殆矣。加味六君子汤效。如虫疳，椒梅理中汤效。

人有忧思不已，加饮食失节，脾胃有伤，面黑环唇，尤甚如饥而见食则恶，气短促，此乃阴阳相逆也。盖心肺居上焦，行营卫，而光泽于外；肝肾居下焦，养筋骨，而强壮于内；脾胃居中焦，运化精微，以灌注四脏，脾胃伤，四脏无所取资则俱病矣。今忧思不已则脾胃气结，饮食不节则脾胃气损，必致阴气上溢于阳中，而黑色遂著于面矣；而脾气通于口，而华于唇，今肾侮土，故黑色著于唇，非阴阳相反而成逆乎，是脾胃阴阳之气虚。治宜急救中上也。和顺汤甚效。

人有多食肥甘，积久不化，偶遇风邪，便觉气塞不通，此乃伤食，因而外感也。盖胃强则土能生金，肺气必旺。食本助胃，而多食则反伤胃，胃气虚肺亦必虚，肺主皮毛，不能外卫，无怪风寒易袭也。治宜内消食而外逐邪，又不伤胃，若徒治外感，则非也。

人有伤感冒风寒，咳嗽而卧不安，此乃内伤于肾也。盖肾为肺子，肾泄过多必取给于母，然肾虚肺亦必虚，肺气不能充于皮毛，故邪易入。要知肾虚感邪，最难愈，以散邪药不能直入肾经，然邪不遽入于肾仍在肺，散肺邪仍补肾气，肾得益，肺又无损，斯善于散邪也。治宜补肾更补肺，使子母两旺则反邪自遁矣。倘徒用散邪，则肺气益虚，肾又取资，将内外盗肺气，是肺气太伤，不惟不生肾，且反耗肾，遂至成为痨瘵矣。金水两滋汤效。

人有终日思虑忧愁，面黄体瘦，忽感风寒，此乃内伤脾肾也。盖脾胃为后天，肾为先天，最不宜病，亦最易病。天下无不思不愁之人，但过于思虑，则胃气不升，脾气不降，食积不化，何能生津液以灌诸脏；且思虑伤脾，忧愁伤肾，肾伤则水不灌肝，肝无以养，仍克脾胃，忧思相合，脾肾两伤，外邪尤易深入也。治宜脾肾并补，但须补土无妨水，补水无碍土耳。脾肾两益丹效。

人有饥饱劳役，损其津液，口渴舌干，又感风寒，头痛发热，此为内伤于阴也。盖人身血足，津液自润；血伤，津液自少；血少，皮肤无养，毛窍空虚，故风寒易入。然风入皮肤，不能骤进经络，以阴虚阳未衰也，阳与邪战而发热，故头痛。治当补其阴血，少佐祛风也。倘用攻于补阳之中，则阳旺阴消，邪转炽矣。养阴辟邪丹效。

人有气虚者，气息短促不足以息，迥殊劳役气急促者，懒于言语，饮食无味，体倦，此乃阳虚下陷也。盖人身之气，阳升阴降，阳气主升，何以降？由于为伤元气也。元气藏关元中，上通肺，下通肾，元气不伤，肾中真阳自升肺，肺气始旺，得行清肃，分布脏腑。若元气一伤，不特[1]真阳不能

---

〔1〕特：副词，单单的意思。

升，且下陷至阴中而发热，此乃虚热，非实热也。是宜甘温以退虚热，然非用升发以提下陷之阳，则阳沉于阴，气不能举，虽补气无益也。治宜于补中提气也，加味补中益气汤。

人有任情房战，初则鼓勇，不轻泄精，久则阳衰，而易走泄，后乃频举频泄，而骨软筋麻，饮食少而畏寒，此乃肾中水火两衰也。盖肾中无火水不生，无水火难养，久战不泄，命门火旺也；频泄者，水去火亦去也；过于泄精，乃肾火不能藏也。火不藏，水始泄，泄精不多，正肾火不太动也；火动极，水泄极，泄极，火无以养水，火更易动，肾之损可知矣。治宜大补肾水，不可遽补火也。六味地黄汤效。

人有夜卧常惊，或多恐怖，心烦不安，气吸吸欲尽浮，梦时作，盗汗不已，食不知味，口内生疮，胸中烦热，无力思眠，唇如朱涂，颧如脂抹，手足心热，液燥津干，此乃肾传心，心初受病也。盖心主宁静，邪不可侵，邪侵则神必外越。肾劳生虫，岂虫亦传心，肾气无日不交，肾中虫气乌得不上交，虫气交心，心受其损矣。治宜仍在肾，必须杀虫，则心能救也。起瘵至神汤效。

人有阴虚火动，夜热如火，五更身凉，汗时有时无，骨髓蒸炎，饮食渐少，痰如白沫，此乃肾水不能制火也。盖肾中水火必须两平，火有余水不足也，惟水足制火，则肾既不热，骨髓内又何致热也；骨中热，骨外安得不热，骨中髓热必耗骨外血，骨外血热必烁骨中髓矣。治宜补肾水，且凉骨髓，以消骨外血热也。凉髓丹甚效。

人有恣欲伤精，两腿酸疼，腰背拘急，足弱遗精，阴汗神倦，饮食减少，耳如听风雨声，此乃伤肾而痨瘵初起也。盖房劳伤肾，势便成痨，成痨必失血，因而吐痰咳嗽，夜热盗汗，畏寒畏热，似疟非疟，饮食不思，食亦不化，见色动意，思色降精，鬼交梦遗，于是寒热不已，骨髓中生痨虫矣。治宜补真阴，固肾气，加杀虫也。救瘵汤甚效。

人有小便中溺砂石，其色不一，坚实如石，投热汤中不能即化，又或闭塞溺孔中不下，溺时疼痛欲死，用尽力溺始出，日稀夜数，此乃肾火煎熬也。盖肾火盛由于肾水衰，凡入房必泄精，精泄水亏矣，水亏后火未能遽息；加之行役劳筋骨，鸦片提真阳，火且大动，此肾火乃虚火；又或沐浴涉水，外水乘肾气虚，直入遏火，火不能外散，反闭守肾宫，自熬肾水，肾水本至阴水，犹如海水，海水得火可成盐块，肾水得火必成石淋，但肾原有水火，而外水淡，肾水咸，肾火喜咸畏淡，一遇淡水，肾火遂结不伸，乃行于膀胱，煎熬咸水成石。治宜通肾气，利膀胱。膀胱利，肾火亦解；肾火解，砂石自化。化石汤甚效。

人有多言伤气，咳嗽吐痰，久则气怯，短气嗜卧，不思饮食，骨节拘急酸疼，梦遗滑精，潮热汗出，脚膝无力，此乃伤乎气也。盖肺主气，伤气伤肺也，肺伤则金不生水，肾无化源，何以滋养脏腑乎？此肺所以生热也。肺热而清肃之令不行，斯膀胱之气不化，脾胃亦失运化之机，而土亏金益弱，金弱水亦虚，水难养肝则木燥，水不济心则火炎，木燥侮土，火炎克肺，欲气之旺可得乎；气衰则不能摄精，精涸不能收汗，汗出不能生力，故以前诸症所由作也。治宜补肺，兼补脾胃也。益肺丹甚效。

人有入房纵欲，不知葆涩，形体瘦削，面色萎黄，足软膝细腿摇，皮聚毛落，不能任劳，难起床蓐，盗汗淋离，此乃因于损精也。盖阴精足者，其人必寿。治宜填精补髓也。然泄精既多，不特伤肾，且伤脾，脾伤而胃亦必伤，是填精药须合三经同治也。开胃填精汤甚效。

人有劳倦中暑，服香薷饮，反虚火上炎，面赤身热，六脉洪数无力，此乃内伤中气也。盖人正气足，暑邪不能犯，今暑气侵，皆气虚招之也。夏月伏阴在内，重寒相合，反激虚火上炎，此阴盛格阳之证也。治宜补阳以退阴，但骤用阳药入至阴，必扞格〔1〕不入，惟热因寒用为妙也。顺阴汤甚效。

人有素虚，忽感风寒，遍身淫淫循行如虫，或从左脚腿起，渐上至头，下行至脚，自觉身痒有声，此乃内伤气不足也。盖人气行则血行，惟气血俱虚，身欲作汗，邪又留而不去，两相争斗，拂抑其经络，皮血作痒，不啻如虫之行，非真有虫也。伤寒汗多亡阳，亦有虫行证；伤寒本外感，至亡阳变为内伤矣。今非伤寒而现虫行证，非内伤而何。治宜大补气血也。加味补中益气汤效。

人有日夜呼卢斗贝，筋骨痛，足重腹饥，致冒风邪，遍身痛，发寒热，此乃内伤气血也。盖呼卢则液干，斗贝则神瘁，损伤气血尤甚，必至败坏脏腑也。治宜大补气血，而少加和解也，倘徒治外感，则正益虚，邪益旺，定成劳瘵矣。加减十全大补汤效。

人有行役，劳苦不休，致筋拳不伸，缩不弛，卧床呻吟，身疼痛，肢酸麻，此乃损筋也。盖筋属肝，损筋损肝也。然肾足则肝旺，肾虚则肝衰，肝得肾滋，枝叶条达，筋自润矣。但心亦取给于肾，而盗泄于肝也。治宜心、肝、肾三经同补也。养筋汤甚效。

人有久立腿酸，立而行房，足必无力，久之面黄体瘦，口臭肢热，盗汗骨蒸，此乃伤其骨也。盖骨全赖乎髓，无髓则骨空，而伤骨亦能耗髓，立而行房，骨与髓两伤矣。然髓足者，精必足，肾水涸而精少，不能化髓，故骨空也。治宜填精以充髓也，倘用寒药补肾，热药助阳，愈熬津液，必成痨瘵矣。充髓丹甚效。

人有好勇，或赤身不顾，血流不知，致风入皮肤，发寒热，头疼胁痛，此乃内伤筋骨也。盖筋属肝，骨属肾，肝足筋舒，肾满骨健，是筋骨必得髓血之充。人至斗殴必怒，怒则肝

---

〔1〕扞格：互相抵触。此处可理解为格拒的意思。

叶开张，血多不藏而太耗，肝血耗必取给于肾，肾水供肝，木火内焚，又易干燥，肾滋肝不足，又何能充润于髓，血髓两亏，筋安能舒，骨安能健，则风邪乘虚易入矣。治宜补其血髓也。加味四物汤效。

内伤传尸劳瘵证治

夫传尸劳者，男子自肾传心，心而肺，肺而肝脾；女子自心传肺，肺而肝，肝而脾，脾而肾，五脏复传六腑而死矣。虽有诸候，其实不离乎心阳、肾阴也。若明阴阳用药，可以起死回生。

《苏游论》曰：传尸之候，先从肾起，初受之，两胫酸疼，腰背拘急，行立脚弱，饮食减少，两耳飕飕直似风声，夜卧遗泄，阴汗痿弱；肾既受伤，次传于心，夜卧心惊恐怖，心悬悬，气吸吸欲尽，梦见先亡，有时盗汗，饮食无味，口内生疮，心气烦热，惟欲眠卧，朝轻夕重，两颧、口唇悉皆纹赤，有时手足五心烦热；心受已，次传于肺，咳嗽上气，喘卧并甚，鼻中干燥，不闻香臭，如或忽闻，惟觉臭腐，有时恶心欲吐，肌肤枯燥，时复疼痛，或似虫行，干皮细起，状如麸片；肺受已，次传于肝，两目眈眈，面无血色，常欲皱眉，视不能远，目常干涩，又时赤痛，或复睛黄，常欲合眼，及时睡卧不着；肝受已，次传于脾，两胁虚胀雷鸣，唇口焦干，或生疮肿，毛发干耸，或时上气，撑肩喘息，利赤黑汗，见此证者，乃不治也。

《紫庭方》云：传尸、伏尸皆有虫，须用乳香熏病人之手。乃仰手掌以帛覆其上，熏良久，手背上出毛长寸许，白而黄者，可治；红者，甚难；青黑者，即死。若熏良久无毛者，即非其证，属寻常虚劳也。又法：烧安息香，令烟出，病人吸之，嗽不止，乃传尸也；不嗽，非也。

按：内伤劳损之病，因于酒色者固多，而因于思虑忧闷郁结者，亦不少，治之原未可或误也。如酒伤肺，则湿热熏蒸，肺阴消烁；色欲伤肾，则精室空虚，相火无制；思虑伤心，则血耗而火亦上炎；劳倦伤脾，则热生而内伐真阴；惟忿怒伤肝者，一为郁怒，则肝火内炽而灼血，一为暴怒，则肝火上升而逼血。《道经》云：涕唾津精血汗液，七般灵物皆属阴。阴火内热，而劳瘵成矣。

其为病也，在肾，则为腰脊腿酸或攸[1]隐而痛，为骨蒸盗汗或至夜发热，为遍身骨酸或疼痛如折，为梦遗泄精，为耳中鸣、足心热；在心，则为惊悸怔忡，为掌中灼热或魇梦不宁，为口苦舌干或口舌糜烂；在肺，则为痰嗽干咳，为气逆喘促，为鼻中燥热，为颧红吐衄，甚则吐涎白沫，侧眠咽痛，音哑声嘶；在肝，则为寒热如疟，为头项瘰疬，为胁胀肋痛，为两目涩痛，为头晕眼花，为多怒，为吐血；在脾，则为食减不化或恶心呕吐，为腹满腹痛，为肠鸣泄泻，肌肤消瘦。此皆五脏虚劳之本症。

经曰：治病必求其本。须审因何而损，何脏受伤。如因于色者，则知肾伤，纵有他经现症，亦当补肾为主，而兼治他证；因于酒者，必当清肺为主，此为正治。然又当明其传变，如肾传心，心传肺，肺传肝，肝传脾，脾再传肾，此传其所胜之脏，侮而乘之，谓之贼克，大凶之兆。经曰：诸病以次相传者死。谓五脏以次相传，则克遍也。《难经》曰：七传者死。谓如病始于肾，而脾复传肾，是谓六传已尽，不可再传也。又如肾病不传心而传肺，此间一脏而传于生我之母，以母子气通也。如肾病不传心、肺而传肝，此间二脏而传于己生之子，以母及子也。如肾病不传心、肺、肝而传脾，此间三脏而传己所不胜之脏，经所谓轻而侮之也，传乘不明，岂能疗病。

---

〔1〕攸：文言文助词，无词义。

虚劳一证，方书皆以血虚、气虚、阴虚、阳虚混同论治，而不知偏于阴虚者居多。夫气虚者，面白无神，言语轻微，四肢无力，脉来微弱；阳虚者，体冷畏寒，手足逆冷，溲清便溏，脉沉小迟，惟能服参、芪温补，乃为受补，可治也。而其阴虚之误，治者可详而指之。

一在乎误认阳虚。命门之火，龙火也，亦谓真阳。如果肾中阴火盛，龙火不得安其位，而为上焦假热，面赤烦躁，口虽渴而不欲饮，足冷过膝，小便清长，右尺脉沉小而迟，或浮大无根，此阴盛逼阳之假证，宜用八味之属冰冷与服，以引火归源也。至若虚劳之症，是因肾水真阴虚极，水不济火，火因上炎，而致面赤唇红，口鼻出血，齿痛齿衄，虽亦龙火上炎，与虚阳上浮不同，纵有下部虚寒足冷，要因虚火上升所致，非真阳衰而然，故其小便必黄赤，其脉必带数，有内热的证可据，设用引火归源之法，是抱薪救火，上焦愈热，而咳喘燥渴益甚、咽痛喉烂，诸症至矣。

一在乎误认中寒。腹痛之属于虚寒者，水谷不化而澄彻清冷，必有寒虚之脉可凭。今人一见腹胀腹痛、食不消化、肠鸣泄泻等症，便误认为虚寒，而投理中温燥之剂，再补其阳，则阳益亢而阴亦竭矣，更有见其胀满泄泻，遂引经文"清气在下，则生飧泄；浊气在上，则生䐜胀"，而用补中益气，反提阴气上逆，以致咳喘频增，吐衄交至，而立见危亡也。

一在乎误认外感。世之真阴虚而发热，十之六七亦与外感无异，火逆冲上则头微胀痛，火热壅肺则时亦鼻塞，阴虚阳陷入里则洒淅恶寒，阴虚阳无所附则浮越肌表而热，但其发时，必在午后，先洒淅恶寒，少顷发热，至寅卯时微汗而热退，或无恶寒，而午后发热，必现肾虚之证，或兼唇红颧赤，口渴烦躁，六脉极数，或虚数无力。此宜大剂滋阴，若误作外感表之，则魄汗淋漓，诸虚蜂起。有失血之人，表亦无汗，经所谓夺血者无汗也，再强发之，必然吐衄，为下厥上竭之证，此尤人多孟浪〔1〕者也。

一在乎误用苦寒泻火。实火为病，可以直折；虚火为病，非惟不能清热，抑且败其胃气，食少泄多，将何以救。甚者见其燥结，妄用硝、黄，不知肾主二便，肾主五液，肾液既亏，自不濡润，滋其阴，润其燥，而使自通。彼既亏之阴，岂能胜硝、黄之攻伐乎。

一在乎误用二陈攻痰。痰在脾经，为湿痰，滑而易出；若稀如清水，为痰饮。湿者燥之，半夏自为正治。若阴水不足，肺受火伤，津液凝浊，不生血而生痰，此当润肺滋阴，使上逆之火得反其宅，痰自消矣。二陈之燥，立见其殆。

一在乎误用参、芪助火。凡虚劳之可用参、芪者，肺必无热也，肺脉按之而虚，必不见数，故有土旺生金、勿拘拘于保肺之说。若其火已烁金而发咳，火蒸津液而为浓痰，君相亢甚，而血随上逆矣。犹引阳生阴长、虚火可补之言，漫用参、芪，因之阳火愈旺，金益受伤，所以好古有肺热还伤肺、节斋有服参必死之叮咛也。至于血脱者，益气而用之，则又不在此例矣。

此内伤虚损之所为难治也，医可不细审而明辨之哉。

按：孙真人云补脾不如补肾，许学士云补肾不如补脾，两先生深知二脏为生人之本，而有相赞之功，故其说似背，而其旨实同也。救肾者，必本于阴血。血主濡之，血属阴，主下降，虚则上升，当敛而抑也。理脾者，必本乎阳气。气主煦之，气属阳，主上升，虚则下陷，当升而举之。是内伤虚损之治，补肾、健脾，法当并行。经曰：肾者主水，受五脏六腑之精而藏之。精藏于此，气化于此，精即阴中之水也，气即阴中之火也，故命门之水火，为十二经之化源。火不畏其衰，水则畏其少，所以保阴、六味、左归之属，皆甘寒滋水添精之品，

---

〔1〕孟浪：鲁莽，莽撞。

补阴以配阳，正王太仆所谓壮水之主以制阳光、朱丹溪所谓滋其阴则火自降也。则可知因于色者，固当补肾矣。而因于酒者，清金润燥为宜，而保阴之属仍不可废，盖补北方正所以泻南方而救肺也。因于思虑者，清心养血为宜，而佐以保阴，所谓壮水而火熄，勿亟亟于清心是也。因于劳倦者，培补脾阴为宜，而佐以保阴。经曰：有所远行劳倦，逢火热而渴，渴则阳气内伐，热舍于肾。故知劳倦伤脾，内热者必及于肾也。若忿怒伤肝，动血，保阴、六味丸为正治。盖水旺则龙火不炎，雷火亦不发，乃肝肾同治之法。而脾胃为后天根本，经曰安谷则昌，盖精生于谷，饮食多，自能生血化精，虽有邪热，药得以制之，久则火自降而阴自复也。若脾胃一弱，则饮食少而血不生，阴不能以配阳，必五脏齐损。故越人归重脾胃，而言：一损损于肺，皮聚而毛落；二损损于心，血脉不能荣养脏腑；三损损于脾，饮食不为肌肤；四损损于肝，筋缓不能自收持；五损损于肾，骨痿不能起于床。从上而下者，过于肾则不治，至骨痿不能起于床者死；从下而上者，过于脾则不治，至皮聚而毛落者死。所以仲景治虚劳惟用甘药，建立中气，以生血化精，一遵精不足者补之以味之旨也。味，非独药也。补以味而节其劳，则精贮渐富，大命不倾。而经云：阴阳形气俱不足者，补之以甘药。故中气不足者，非甘药不可。况土强则金旺，金旺则水充。又男子以脾胃为生身之本，女子以心脾为立命之根，故治虚损，当以调养脾胃为主耳。然以甘寒补肾不利于脾，辛温扶脾愈妨于肾，贵宜于补肾之中不脱扶脾，补脾之中不忘滋肾，斯为善也。要以两者并衡，而较重脾土，以脾土上交于心、下交于肾故也。若或肾火虚而势危困者，则于补水之中再补其火，则不独肾家之水火相济，而补脾之功亦寓于中矣。是在人之神而明之已耳。予尝深为《内经》精不足者补之以味与阴阳形气俱不足者调以甘药之旨，酌取甘而不寒、温而不燥诸品，合成方剂，用治虚损，渍渐与服，颇多济益也矣。

　　按：内伤劳损，病之至剧至危者也。自《内经》《难经》明其根源，脉证治法赖仲景《金匮》阐发其义，始得以窥其微妙，至东垣主于补中益气，丹溪主于滋阴降火，究亦举一节以立言，非以概其全体也。迨后喻嘉言深体《金匮》之旨，诚得治虚损之良法耳。而薛立斋、张景岳、李士材诸公，又何尝非遵内典以著论施治也。近世医流，未能融会贯通，往往胶柱鼓瑟，物而不化。予尝见其治虚损也，每执乎滋阴降火，而奉知柏、四物为神丹，不知丹溪所以用之者，为救其偏于扶阳之弊也。彼不尝用人参斤许以为治疗乎，其全书原自可考焉。抑又有重用地黄为滋阴补肾者，不知此惟景岳用之，但彼多有人参以相斡旋，借以固其元气而鼓舞药力，不至有泥膈坏胃之愆，今则无参可用，安能重用地黄耶。比皆不善读书以明其理，何漫以医任而夭枉人命也哉。然而补阳，则又未可苟矣。古方用桂、附以补命门之真阳，若虚损而至失血，则辛热之药大非所宜。故嘉言深契《金匮》建中之义，惟在补脾中之阳气，而谓桂、附之用，恐已亏之血无能制其悍，而未动之血不可滋之扰也。试深绎其言，惟用稼穑作甘之本味，而酸咸辛苦，在所不用，舍是别无良法。则可知劳损而不失血，成方有可专施；劳损而至失血，成方未可尽泥也。予所以于干血劳证，而不存《金匮》之大黄䗪虫汤、百劳丸，以其过于峻劫，未敢轻用。勿令昧昧者之贻害无穷也。谬为僭削，仁人君子谅有以明其心者矣。

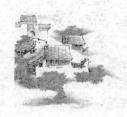

卷　四

内伤虚损失血经旨

经曰：黄帝曰：何谓血？岐伯曰：中焦受气，取汁，变化而赤。

谷入于胃，脉道乃行；水入于经，其血乃成。

营者，五谷之精气也，调和于五脏，洒陈于六腑，乃能入于脉也。故循脉上下，贯五脏，经六腑也。

血为营，营于内。目得血而能视，足得血而能步，掌得血而能握，指得血而能摄。

血脱者，色白，夭然不泽。

心主身之血脉。

诸血者，皆生于心。

人卧血归于肝。

肝藏血。

血有余则怒，不足则恐。

孙络外溢，则经有留血。

气血以升，阴阳相倾，气乱于卫，血逆于经，气血离居，一实一虚；血并于阴，气并于阳，故为惊狂；血并于阳，气并

于阴，故为热中；血并于上，气并于下，心惋〔1〕善怒；血并
于下，气并于上，乱而喜忘。

血气者，喜温而恶寒，寒则泣不能流，温则消而去之。

气之所并为血虚，血之所并为气虚。

帝曰：血并为虚，气并为虚，是无实乎？岐伯曰：有者为
实，无者为虚，故气并则无血，血并则无气，今血与气相失，
故为虚焉。络之与孙脉俱输于经，血与气并，故为实焉。

血之与气并走于上，则为大厥；厥则暴死，气〔2〕复反则
生，不反则死。

血脉和，则精乃居。

营卫者，精气也；血者，神气也。故夺血者无汗，夺汗者
无血；故人有两死，而无两生。

卒然多食饮而肠满，起居不节，用力过度，则络脉伤。阳
络伤则血外溢，血外溢则衄血；阴络伤则血内溢，血内溢则
后血。

不远热，则热至血溢，血泄之病生矣。

阳气者，大怒则形气绝，而血菀于上，其人薄厥。

怒则气逆，甚则呕血及飧泄，故气上矣。

脾移热于肝，则为惊衄。

胞移热于膀胱，则为癃溺血。

脉实血实，脉虚血虚，此其常也，反此者病。

脉盛血少，所谓反也。脉少血多，所谓反也。

谷入多而气少者得之，有所脱血，湿居下也。

脉小血多者，饮中热也。

脉大血少者，脉有风气，水浆不入，此之谓也。

臂多青脉，曰脱血。

---

〔1〕惋：内热。《素问·解精微论》云："夫志悲者惋，惋则冲阴。"
〔2〕气：原脱，据《素问·调经论》补。

安卧脉盛，谓之脱血。

悲哀太甚，则胞络绝。

阳气内动，发则心下崩，数溲血也。

肾，足少阴也，是动则病饥不欲食，咳唾则有血。

喝而喘，少阴所谓咳则有血者，阳脉伤也。阳气走盛于上而脉满，则咳，故血见于鼻也。

阳明厥逆，喘咳身热，善惊，衄、呕血。

阳明司天，咳不止而血出者，死。

结阴者，便血一升，再结二升，三结三升。

妇人之生，有余于气，不足于血，以其数脱也。

夫人之常数，太阳常多血少气，阳明常多气多血，少阴常多气少血，太阴常多血少气，此天之常数也。

月事不来者，胞脉闭也。胞脉属心，而络于胞中。今气上迫肺心，气不得下通，故月事不来也。

咸走血，血病无多食咸。阳病发于血，目久视伤血。

苦走血，血病无食苦。凡太阳、太阴、少阳、少阴司天、在泉之年，皆有见血等症。

凡血逆行，难治；顺行，易治。无潮热者，轻；有潮热者，重；潮盛脉大者，死。

九窍出血，身热不得卧者，死。

凡血症，阳盛则身热多渴，阴盛则身凉不渴，身凉易愈。

如心肺血破，血若涌泉，口鼻俱出者，不治。

淫而形脱，身热，色夭然白，反后下血、衃血、衄，笃重，是为逆。

血溢上行，或唾、或呕、或吐，皆凶也。若变而下行，为恶痢者，顺也。上行为逆，其治难；下行为顺，其治易。故仲景云：蓄血症，下血者，当自愈。若无病之人，忽然下血痢者，其病进。

无故忽然泄下恶血，名曰心绝，为难治。

伤寒太阳症，衄血者，病欲愈；热结膀胱而血自下者，亦欲愈。

鼻头黑白者，亡血也。

蓄血，为瘀血积蓄也。血蓄上焦，则善忘；血蓄中焦，胸满身黄，漱水不欲咽；血蓄下焦，则发狂，粪黑，小腹硬痛；蓄血外症，痰呕燥渴，昏愦迷忘，常喜汤水漱口。凡病日轻夜重，便是瘀血，发狂，喜漱水而不欲下咽。

内伤虚损失血脉法

经云：脉得诸涩濡弱，为亡血。

诸症失血，皆见芤脉。脉贵沉细，浮大难治。

芤为失血，涩为少血。

吐血之脉，必大而芤，大为发热，芤为失血。

衄血不止，脉大者逆。

脉至而搏，血衄身热者，死。

腹胀便血，脉大时绝者，死。

若吐衄血，脉当沉细。反浮大而牢者，死；失血而脉实者，难治。

吐衄血，脉滑数者，难治。诸失血症，脉大且数者，殆。

安卧脉盛，谓之脱血。

失血脉数大，为阳盛；涩细，为少血；细数，为阴火郁于阴中；芤，为失血，血虚气不归附也；弦紧胁痛，为瘀结。

诸血皆属于肝也。脉来寸口大，尺内微，为肺中伏火；尺中盛，则寸口虚大，为肾虚阴火；尺滑而疾，为血虚有热；右手虚大，为脾胃之火；左手数盛，为肝胆之火。大抵失血，脉微弱细而和缓，易治；洪数实大弦急，或虽小按之如引葛、如循刀，及衄血身热、脉至而搏，呕血胸满引背、脉小而疾者，皆不治。

肺脉搏坚而长，当病少血。

心脉微涩，为血溢；肺脉微急，为寒热、怠惰、咳呕血；肺脉微滑，为上下出血；涩甚，为呕血；肝脉大甚，为内痈，善呕血；脾脉微涩，为痰，多下脓血；肾脉微涩，为不月。血泄者脉急，血无所行也。秋脉不及，则令人喘，呼吸少气而咳，上气见血，下闻病音。

衄血不止，是为逆。

咳且溲血，脱肉，其脉小劲或搏，是为逆。

身热脉大者，难治；身凉脉静者，易治。

六脉弦细而涩，按之空虚，其色必白而夭然不泽者，脱血也。

内伤虚损失血症治

万物生成之道，惟阴与阳。人有阴阳，即为血气。阳主气，故气全则神旺；阴主血，故血盛则神强。人之初生，必从精始。血即精之属也，但精藏于肾，所蕴不多，而血富于冲，所至皆是。盖其源源而来，生化于心，总统于脾，藏受于肝，宣布于肺，施泄于肾，灌溉一身，无所不及也。是以人有此形，惟赖此血，故血衰则形萎，血败则形坏，而百骸表里之属，凡血亏之处，则必随所在而各见偏废之病。倘至血脱，则形何以立，气何以归，亡阴亡阳，其危一也。然血化于气而成于阴，阳虚固不能生血，所以血宜温而不宜寒；阳亢则最能伤阴，所以血宜静而不宜动。苟能察其精义，而得养营之道，又何血病之足虑哉。

血本阴精，不宜动也，动则为病。血主营气，不宜损也，损则为病。盖动者多由于火，火盛则逼血妄行；损者多由于气，气伤则血无以存。故有以七情而伤气者，有以劳倦色欲而动火者，有以色欲劳倦而伤阴者，或外邪不解而热郁于经，或

纵饮不节而火动于胃，或中气虚寒则不能收摄而注陷于下，或
阴盛格阳则火不归源而泛溢于上。是故妄行于上则见于七窍，
流注于下则出乎二阴，或壅瘀于经络则发为痈疽脓血，或郁结
于肠脏则留为血块血症，或乘风热则为斑为疹，或滞阴寒则为
痛为痹，此皆血病之症也。若七情劳倦不知节，潜消暗烁不知
养，生意本亏而耗伤弗觉，则为营气之羸，形体之弊，此以真
阴不足，亦无非血病也。故凡治血者，当察虚实，是固然也。
若实中有虚，则于疼痛处，有不宜于攻击者，此似实非实也。
热中有寒，则于火症中，有速宜温补者，此似热非热也。夫正
者正治，谁不得而知之；反者反治，则吾未见有知之者，矧反
症甚多，不可置之忽略也。

　　失血于口者，有咽喉之异。盖上焦出纳之门户，惟咽与喉
为胃之上窍，故由于咽者必出于胃；喉为肺之上窍，故由于喉
者必出于肺。而肺总五脏之清道，咽连于胃而实统六腑之浊
道，此其出入于肺者。人之病在五脏，而不知出于胃者亦多由
于五脏也。何也？《内经》曰：五脏者，皆禀气于胃。胃者，
五脏之本。而五脏之病，独不及于胃乎？古人云呕血者出于
胃，岂知亦由乎脏也。盖凡胃火盛而大吐者，此本家之病，无
待言也。至若怒则气逆，甚则呕血者，亦必出于胃脘，此气逆
在肝，木邪乘胃而然也。又如欲火上炎，甚则呕血者，亦出于
胃脘，此火发源泉，阴邪乘胃而然也。由此观之，则凡五志之
火皆能及胃，但咳而出者，必出于喉，出于喉者，当察五脏；
呕咯而出者，必出于咽，出于咽者，五脏六腑皆能及之。且胃
为水谷之海，故为多气多血之腑，而实为冲任、血海之源。故
凡血枯经闭者，当求生血之源，源在胃也；而呕血、吐血者，
当求动血之源，源在脏也。于此不明，济者鲜矣。

　　失血一发，颇多咳嗽，生痰上气，面青少泽，其脉肝部独
伤，原于忿怒之火无疑，合色脉详谛，总是阴血不足也。夫脉
之充也，色之华也，皆气与血之为也。以脱血，故致令气亦

脱，每每上升，胸膈喘促胀闷，不利于言语、行持。诚欲气不上升，无过于血日滋长，暗将浮游之气摄入不息之中，乃为良治。然胸膈肺胃，顽痰胶固，似乎痰不驱除则无生血之法，惟先以微阳药开其痰，继以纯阴峻投生其血，久久血生而气反血室，如浪子归家，转能兴家。所借以驱胶结之痰者，即此气也。庶几痰去气存，而病自痊耳。然饮食最宜致慎，不特肥甘生痰，厚味伤阴已也。人身自平旦至日中，行阳二十五度，饮食易化；自日中至夜分，行阴二十五度，饮食不消，故易成痰。故贤人常以秋冬养阴，法天地之收藏，况乎血欲不再脱，尤贵退藏于密，而厥阴肝木受病，其憔悴之色见于三时者，犹可诿之；病色至春月发荣之时，更何诿耶。春月之荣，不自春月始也，始于秋冬收藏之固。设冬月水脏所储者少，春月木即欲发荣，其如泉竭，不足以溉苞稂[1]何。故失此不治，至春病危殆始图之，则万无及矣。

　　人身血为阴，男子不足于阴，故以血为宝。是以失血之症，阴虚多致发热，面色多致枯黑，肌肉多致消瘦。彼嗜酒之人，饮醇伤胃。胃为水谷之海，多气多血，平素水谷充养之精华以渐内亏而不外觉也。胃脉从头至足，本下行也，以呕血之故，逆而上行，则呼吸之音必至喘急矣。胃之气传入大小肠、膀胱等处，亦本下行也，以屡呕血之故，上逆而不下达，则肠腹之间必致痛闷矣。胃气上奔，呕逆横决，则胸中之气必乱，至紧逼痛楚，则乱之甚矣。胸中含有限之气，无处可容，势必攻入于背，以背为胸之府也。至于肩髃骨空，钻如刀刺，则入之深矣。故一胃而分三脘，胃中既乱，气血混矣。胃之上为膈，其心烦多怒者，正《内经》所谓血并于膈之上、气并于膈之下致然，气血倒矣。所以《内经》又言：血并于阳，气并于

　　[1]苞稂（láng狼）：田间丛生的杂草。《朱熹集传》云："苞，草丛生也。稂，童粱，莠属也。"

阴，乃为热中。病者之嗜饮，为热积胃中，而或呕血者，必以醉饱入房而得之。盖人身气动则血动，而媾精之时，其血大动。精者血之所化，灌输原不止胃之一经，独此一经所动之血，为醉饱之余所阻，不能与他〔1〕之血缉续于不息之途，是以开此脱血一窦，而竟成熟路矣。然不惟胃之经也，胃之大络，贯膈络肺，不辨其络，亦孰知膈间紧进，肺间气胀痰胶，为胃病之所传哉。

失血，诊其脾脉大而空，肾脉小而乱，肺脉沉而伏，此患在亡阴。经云：暴病非阳，久病非阴。失血数年，其为阳盛、阴虚无疑。况食减而血不生，渐至肌削而血日槁，虚者益虚，盛者益盛。势必阴火大炽，上炎而伤肺金，咳嗽生痰，清肃下行之令尽壅，由是肾水无母气以生，不足以荫养百骸，肢体瘦损，每申酉时洒淅恶寒，转而热至，天明微汗始退也。

吐血者，营气溢入浊道，留聚膈间，满则吐血，名曰内衄。然先哲皆以为热，其因于寒者理亦有之。何则？寒邪属阴，营血亦属阴，风伤卫，寒伤营，各从其类。人果身受寒邪，口伤寒物，即入血分，郁遏内热，无从发泄，血乃沸腾，在上则从口而出，在下则从便而出。若此者，实病机之所有也。但其血色之黑，与吐血因热极而反兼水化者相似，兹则宜于脉症间求之。脉微迟而身清凉者，寒也；洪数而身烦热者，热也。寒则温之，热则清之，治法大不同矣。若吐血发渴者，名为血渴，宜四物汤、十全大补汤。凡古方纯用补气，不入血药，何也？盖阳统乎阴，血随乎气，有形之血不能速生，无形之气所当急固。凡失血后发热，名曰血虚发热，古方用当归补血汤，黄芪一两、当归四钱，名为补血，而以黄芪为君，阳旺能生阴血也。

血之来也，虽火以迫之，然此火宜导以归源，则血亦归

---

〔1〕他："他"后疑脱"经"字。

经；切忌寒凉，则反激浮火上逆，且伤胃气，脾愈不能统血矣。更宜养肝，使肝平而血有所归；切忌伐肝，盖肝为将军之官而主藏血，吐血者肝失其职也，若再伐之则无力摄血收藏，而血愈不止也。更宜行血不宜止血，盖吐血者气逆上壅而血不行，经络行血则血循经，不止自止耳。若勉强止之，则瘀血凝滞，胸胁胀满，发热恶食，反成痼疾。况血生化于脾，而脾又统血，倘不调理脾胃为主，而概用四物纯阴伤胃，徒增其病矣。故失血诸症，每以胃药收功。

褚氏云：血虽阴而运药之其阳和乎。观时珍发明药性，谓童便性温不寒，饮之入胃，随脾之气上归于肺，下运水道而入膀胱，乃其旧路，故能治肺病，引火下行，其味咸而走血，故治血病。但当乘热即饮，则真气尚存，其行自速，冷则惟有咸寒之性而已。彼用苦寒以为滋阴降火者，曷[1]弗思之甚也。

凡治血症，前后调理，须按三经用药，以心主血、脾统血、肝藏血，而归脾汤一方，三经之主剂也。远志、枣仁，补肝以生心火；茯神、龙眼，补心以生脾土；参、芪、术、草，补脾以固肺气；木香者，香先入脾，总欲使血归于脾，故以归脾汤名，有郁伤脾、思虑伤脾者，尤宜。火旺者，加山栀、丹皮；火衰者，加丹皮、肉桂。又有八味丸，以培先天之根。治无余法矣。

夫血病而用血药，亦必兼气药为主。经曰：无阳则阴无以生血。血脱者益气，为血不自生，必得阳和之药乃生，阳生则阴长也。若单用血药，血无由而生，反有伤犯中州之患矣。东垣云：人参甘温，补肺气。肺气旺，则四脏之气皆旺，精自生而形自盛也。自王好古、节斋之论出，而天下皆以人参为虚劳毒药，殊不知肺家本有火，右脉必大而有力，东垣所谓郁热在肺者，诚当勿用；若肺虚而虚火乘之，肺已被病，非人参何以

---

〔1〕曷（hé 何）：加强反问语气，相当于难道、岂。

救之。古方治肺寒以温肺汤，肺热以清肺汤，中满以分消汤，血虚以养营汤，皆用人参。自《内经》以至诸贤，谆谆言之以气药有生血之功，血药无益气之理，可谓深切著明，人亦奈何不察耶。

　　虚损吐血，伤其阴也，故或吐或衄，所不能免。但其火盛而载血逆上，其脉症之间，自有热症可据，急则治标，不得不暂用清凉泻之。若阴虚而兼微火，则当养血，而不可过用寒凉。若无实火，而全属伤阴，则阴虚水亏，血由伤动，此宜纯甘养阴之品，以静制动，以和治伤，使阴气安静得养，则血自归经矣。若血而兼嗽者，阴虚连肺也；因劳役而动血者，心脾肾三阴受伤也；若阴虚于下，格阳于上，六脉无根，而大吐大衄者，此火不归源，真阴失守而然，惟因思虑劳倦过伤者，多有此症也；若因劳倦而素易呕泄者，多有脾不摄血也。若大吐大衄而六脉细脱，手足厥逆，危在顷刻，而血不止者，速用止血也。若血脱至盛，气亦随之，因是厥逆、昏愦者，速当益气也，倘用寒凉则殆矣。总之，失血必其阴分大伤，使非加意[1]元气，培养真阴，而或用寒凉，则其阴气益损，血虽得止而病必日败矣。

　　凡失血，无论衄血出于经，咳血出于心，嗽血出于肺，吐血出于胃，咯血出于肾，呕血出于肝，唾血出于脾，但以色紫黑者，为瘀积，久血；色鲜红者，为暴寒，新血；色淡青者，为气虚挟痰，总属炎火沸腾。故治血，以降火下行为首务，不可骤用酸寒收敛，使瘀积发热转增上炎之势。先用瑞金丹，次用童真丸，引血与火下行最速。若血色甚赤，吐出即凝，剔起成片如柿皮者，此守藏之血因真阴受损而脱，虽能食倍常，必骤脱而死。若吐淡红，如肉如肺者，谓之咳白血，此肺肾并伤，虽淹岁月，亦终不救也。

---

〔1〕加意：特别留意，非常留心。

《内经》论风寒暑湿燥火六气之变，皆能失血。若不察其所因，概与寒凉折之，变乃生矣。服寒凉后，症虽大减，脉反加数者，阳郁也，宜升、宜补；倘执迷不省，复用寒凉者，必死而后已。七情妄动，形体疲劳，阳火相迫，致血妄行，脉洪多热，口干便涩，宜行凉药。若使虚气挟寒，阴阳不相为守，血亦妄动，必有虚冷之状，所谓阳虚阴必走也。更验其血之色，必瘀晦不稠，非若火盛迫血妄行之色浓厚紫赤也，宜理中汤加肉桂收摄之。因气而发者，加香附、乌药；或饮食伤胃，亦主吐衄，加香附、楂、曲。劳嗽吐血，上热下寒，四味鹿茸丸选用之。久病虚劳失血，血枯发热，及女人经闭血竭者，宜四乌贼骨一藘茹丸，或四物换生地，加桃仁、虻虫，为丸服。吐血成升斗者，花蕊石散，然必阳虚不能制、阴气暴逆者为宜；若气虚、血随火涌者，误用必殆，宜十灰散。若胃脘蓄血者，吐血多而久不止者，并宜独参汤主之。气虚有热，保元汤加童便、藕汁，即有血，亦无碍。一切失血，或血虚烦渴，燥热不宁，五心烦热，宜圣愈汤。血症既久，古人多以胃药收功，异功散加丹皮、山药、泽泻；咳嗽，更加葳蕤，此虚家神剂也。

凡治血症，须知其要，而动血之由，惟火与气耳。故察其有火、无火，气虚、气实，而得其所以，则治血之法无余义矣。

凡忧虑过度，损伤心脾，以致吐血、咯血，其症当见气短、气怯，形色憔悴，或胸怀郁怒，食饮无味，或腹虽觉饥而不欲食，神魂惊困而卧不安。若素多劳倦、思虑，或善呕吐，或常泄泻而致吐血、下血者，是皆脾虚不能摄血，非火证也。治当培其中气，切不可用清寒等药。格阳失血之症，多因色欲劳伤过度，以致真阳失守于阴分，则无根之火浮泛于上，多见上热下寒，或颊红面赤，或喘促躁烦，而失血不止，但其六脉细微，四肢厥逆，或小水清利、大便不实者，此格阳虚火证也。治当引火归源，若用寒凉，阳绝则死矣。凡所吐之血，色黑而黯，必停积失位之血，非由火逼而动也，或面白息微，脉见缓弱，身体清凉者，此必脾肾气虚不能摄血而然，若用寒凉，必致殆矣。暑气逼心，火毒刑金，多令人吐衄失血。然暑热伤心，又能伤气，证必脉虚气弱，体倦息微，若但知为热，而过用寒凉，则气必愈伤而害斯甚矣。凡血逆上焦，紫黑成块，或痛或闷，结聚不散者，惟宜行散。大都治血之法，多忌辛散，恐其动血也，惟此留滞之血，不妨用之，或韭汁，亦善行瘀也。吐血不能止者，惟饮童便最妙。或捣侧柏叶汁，以童便二分，酒一分，和而饮之，大能止血。

凡鼻口见血，多由阳盛阴虚，二火逼血而妄行也。盖血随气上，有升无降，惟宜补阴抑阳，则火清气降而血自静矣。凡火盛逼血妄行者，或上或下，必有火脉、火症可据，乃可以清火为先。若以假火作真火，则害不旋踵矣。凡气逆于上，则血随气乱而错经妄行，此必有气逆喘满，或胁痛胀，或尺寸弦紧等症脉，则当以顺气为先，气顺则血自宁也。其或实中有虚，则消耗断不可用矣。若火不盛、气不逆而血动不止者，乃其元气受损，营气失守，病在本根而然。经曰：起居不节，用力过度，则络脉伤。阳络伤则血外溢，血外溢则吐衄；阴络伤则血内溢，血内溢则后血。此二言最得损伤失血之源。故凡治损伤，无火、无气而失血不止者，不宜妄用寒凉以伐生气，又不宜妄用辛燥以动阳气，而治此之法，但宜纯甘至静之品培之养之，则营气自将宁谧，不待治血而自安矣。且今人以劳伤而病者，多属此症，若不救根本，终致败亡矣。

失血之症，凡见喘满咳嗽及左右胸胁间有隐隐胀痛者，病在肺也；若胸膈膻中间觉有牵痛如缕如丝，或懊憹嘈杂，有不可名状者，病在心主包络也；若胸腹膨胀，不知饥饱，饮食无味，多呕沫者，病在脾也；若胁肋牵痛，或躁扰喘急不宁，往来寒热者，病在肝也；若气短似喘，声哑不出，骨蒸盗汗，动气怔忡者，病在肾也；若大呕大吐，烦渴头痛，大热，不得卧者，病在胃也。于此而察其兼症，则病有不止一脏者，皆可参合以辨之也。

吐血之病，在偶有所伤而根本未摇者，但随其所伤，宜清则清，宜养则养，随药可愈，无足虑也。惟积劳积虚，以致元气太虚，真阴失守，乃为危证。凡患此者，非加意慎重，而徒恃药力以求活，则诚难矣。凡成盆无声为吐；或咯而出血屑，甚咯而出带红丝，为咯血。因劳损而气虚，脉静或微弦无力，既非火证，又非气逆而血妄行者，此真阴内损、络脉受伤而然，惟用甘醇补阴，培养络脉，俟营气渐固而血自安。此证最忌寒凉。吐血、咯血，凡兼口渴咽痛、躁烦喜冷、脉滑便实、小便赤热等证，此水不济火、阴虚阳盛而然，治当滋阴壮水，而大忌辛温也。吐血，全由火盛，逼血上行而根本多伤，宜察其火之微甚而治之。若胃火热甚而烦渴，头痛气壅，或兼便结腹胀者，治当泻火；若兼阴虚水亏，则宜慎之也。

吐血而倾盆盈碗，或鲜散中兼带紫黑大块，吐后不即凝结，盖血出于胃，以其杂水谷也，皆劳力内伤中气而得，亦有醉饱接内而致者。治法不可骤止，亦不宜峻攻，只宜清理胃气以安其血。若血色瘀晦如污泥，为阳不制阴，宜花蕊石散温以散之。

吐血初起，脉洪数者，属外因，须用参苏饮加当归、茯苓。盖茯苓能守五脏真阴，泻肾中伏火，去脾胃中湿。数剂后，脉数退而洪不退者，用六味地黄加沉香，以纳气归源。若洪退弱极，用异功散以补脾生肺，慎不可用寒凉耳。

吐血，脉洪大弦长，按之有力，上膈壅热，胸似满痛，精神不倦，或血似紫黑块者，用荆芥、丹皮、当归、阿胶、酒大黄、桃仁泥之属，从大便导之。不知此，而用四物汤加芩、连、知、柏行之，使气血俱伤，脾胃俱败，百无一生也。

若饮酒过多，伤胃吐血，四君子加香、砂、甘葛。

因食太过，不能消化，烦闷强呕，因伤胃吐血，腹中绞痛，自汗，其脉紧而数者，难治，枳实理中汤加丹皮、扁豆灰。

劳心太过，吐血不止，归脾汤去木香，加麦冬、阿胶。有时吐血两日，随即无事，数日又发，经年累月不愈者，小乌沉汤送黑神散，不时常服；吐甚不止者，柏叶、干姜等分，加艾叶少许。入童便服。

暴吐血新止后[1]，用燕窝、冰糖各四钱，同煮服之，五七日，永不发。

吐血发渴，名血渴，十全大补汤、生脉散加干葛，量胃气虚实用之。

吐血，脉微细为顺，洪大为逆。

血若暴涌如潮，喉中汩汩不止，脉见虚大，此火势未敛，急以热童便或藕汁服之；俟半日许，脉势稍缓，可进调养之药，倘寸关虽弱，而尺中微弦，为阴虚，须防午后阴火上升，上午宜独参、保元以统其血，下午与六味丸加童便以济其阴，服后脉渐调和，饮食渐进，肢体轻爽，面色不赤，足膝不冷，身不灼热，额无冷汗，溲便如常。虽有紫黑血块，时欲咯出，而无鲜血上行，尚属可治；若血虽止而脉大不减，或虽小而弦细数疾，或弦硬不和，勿轻许为可治；亦有他部柔和，而左关尺弦强者，为阴虚火旺，最为危兆。其变有三：一则阴火引血复上而暴脱，一则虚阳发露而发热，一则火上逼肺而喘咳，此终不救也。

诸失血后，倦怠昏愦，面色憔悴，懒于言语，宜独参汤加陈皮，所谓脱血益气也。

失血后头昏发热，此虚火上炎、外扰之故，不可误认外感。

---

〔1〕止后：原作"后止"，据文意乙转。

妇人倒行，血溢于上，蒸热，咳嗽不已，及男子精未完而御女，而成虚劳失血，并宜乌骨鸡丸、巽顺丸选用之。若血色晦淡不鲜，无论上吐下失，但当用温热之剂，如甘草、干姜温理中气，切忌寒凉。若至衄血、血水，则难已矣。血脱用人参益气以固气血，惟血色鲜明或略见紫块者宜之。若见晦淡者，为血寒而不得归经，须兼炮黑干姜温之。尺部脉弦，用生料六味，加肉桂引之。亦有用肉桂为末，和独参汤服者。

若血色如珠，光亮如漆，吐出即干，以指甲剔之，成片而起者，虽能食不倦，后必暴脱而死。

若血中见似肉似肺，如烂鱼肠，此胃中脂膜为邪火所烁，凝结而成。方书咸谓必死，然吐后凝结既去而不发热，能进饮食，今服小剂异功、保元，大剂六味、都气，多有得生者，不可尽委之不救也。

呕血成碗而有声，怒气伤肝，动肝火则火载上行，动肝气则气逆血奔，所以皆能呕血。肝火盛者，必有烦热脉证；肝气逆者，必有胸胁痛满等症。但凡肝气为邪，每多侮土，故常致脾胃受伤及营血失守，而脉虚神困，治宜理其中气，勿谓始因怒气而专意伐肝也。然血从腹胁而上，大呕而出，本肝火内旺，鼓激胃中之血上涌也。而症治犹有三焉。一或暴怒火逆伤肝，其症胸胁痛，甚则厥逆，柴胡疏肝散加酒大黄；亦或极劳奔驰伤肝，其症遍身疼痛，或时发热，犀角地黄汤加当归、肉桂、桃仁泥；亦或竭力房劳伤肝，其症面赤足冷，烦躁口渴，生脉散、加减八味丸。

若阳衰不能内守而呕者，异功散研服八味丸，然不戒房室、思虑、劳役，终不救也。

唾血者，平时津唾中有鲜血，或如丝，或浮散者，此属思虑伤脾，脾虚不统血也。有兼心、兼胃、兼肾之不同，兼心，加味归脾汤；兼肾，六味丸加肉桂；兼胃，四君子汤加黄芪、山药、粟米，名七珍散。食少溲清者，异功散加扁豆灰；胃中痰食不清，吐血，加半夏、生姜，即白扁豆散。

咳血者，因咳嗽而见血，或干咳，或痰中见红丝、血点一两口，气急喘促，此虽肺体自燥，亦为火逆咳伤血膜，而血随痰出也。其脉微弱平缓，易治；弦数紧实，气促、声嘶、咽痛者，不治。得此症者，若能静养，庶有生理。治宜清金壮水为主。

咳血，久而成痨，或劳成而咳血，肌肉消瘦，四肢倦怠，五心烦热，咽干颊赤，心中潮热，盗汗减食，异功散加阿胶，或四君子加鳖甲、麦冬、黄芪、五味。

阴虚火动而咳血，或痰中有血星如珠者，生料六味丸加茜草根、乌贼骨、童便。

咳血不止，至夜发热，吐痰或带血丝者，六味丸加蛤粉、童便，临卧服。

咳唾脓血，咳即胸中隐隐痛，脉反滑数或数实者，此为肺痈也。

咯血者，不嗽而喉中咯出小块或血点是也，其症最重，而其势甚微，常咯两三口即止。盖缘房劳伤肾，阴火载血而上。亦有兼痰而出者，肾虚水泛为痰也。阴虚多火，黑瘦之人最忌犯此。初起宜清手足少阳、厥阴诸经游散之火，后以六味丸加牛膝，滋补肾阴，以安其血，不可用攻血药也。滑伯仁曰：咯血，为病最重，以肺金为阴火所制，水亏火旺，逼而上行，逆之甚矣。经谓上气见血、下闻病音，言喘出于肾而咯出于肺也。宜用生料六味丸加麦冬、五味，下灵砂丹治之。然多有兼于风寒、饮食而发者，若兼风寒，则人迎紧盛或见弦紧，宜黄芪建中汤，不可误认本病而与前药，亦不可妄用他药也。

溲血，经云胞移热于膀胱则癃浊，可知溺血之由，无不本诸热者。多欲之人，肾阴亏损，下焦结热，血随溺出，脉必洪数无力，治当壮水以制阳光。溺血不止，牛膝一味煎熬，不时服之。有气虚不能摄血者，玉屑膏最妙，方用人参、黄芪等分，为末，以白莱菔切片，蜜炙，不时蘸食之，岂非虚火宜补、宜缓之意欤。

惟痛属火盛，谓之血淋；不痛属虚，谓之溲血，二者不可不辨。溲血，先与导赤散加茯苓，作汤服；若不效，此属阴虚，五苓散加胶艾，下四味鹿茸丸。

小便自利，后有血数点者，五苓散加桃仁、赤芍。暴病，脉滑实者，大黄、滑石、甘草、延胡索下之。

元气大虚而挟虚热，所下如砂而色红，有如血淋之痛，神砂妙香散加泽泻。病久滑脱者，去黄芪、山药、桔梗、木香，加煅飞龙骨、益智仁，即王荆公妙香散。虚寒，以此汤合四味鹿茸丸。

老人溲血，多是阴虚，亦有过服助阳而致者，多难治，惟大剂六味丸加紫菀茸，作汤服。

咳血、溲血，形脱，脉小劲而搏，逆也；溲血日久，形色枯萎，癃闭如淋，二便引痛，喘急虚眩，行步不能者，与死为邻矣。

下血，血之在身，有阴有阳。阳者，顺气而行，循流脉中，调和五脏，洒陈六腑，如是者谓之营血也；阴者，居于络脉，专守脏腑，滋养神气，濡润筋骨。若是脏感内外之邪，伤则循经之阳血至其伤处为邪气所阻，漏泄经外；或居络之阴血，因蓄留之邪擗裂而出，则皆渗入肠胃而泄矣。

世俗每见下血，率以肠风名之，不知风乃六淫中之一耳。或有风从肠胃、经脉而入客者，或外淫风木之邪内乘于肠胃者，则可谓之肠风。若其他不因风邪，而肠胃受火热之淫，与寒、燥、湿怫郁其气，及饮食不节，用力过度，伤其阴络之血者，亦谓之肠风可乎。盖肠风所下之血，清而色鲜，四射如溅，乃风性使然，《素问》所谓久风入中则为肠风飧泄是也。先与泻青丸一二剂，后与逍遥散加酒煮黄连、羌活、乌梅；虚人，人参胃风散最捷，人所不知。

若肛门射血如线，或点滴不已者，乃五痔之血，当详本门治之。

血浊而色黯者，为脏毒，蕴积毒气，久而始见也，宜小乌沉汤下黑神散。脉实便秘，势盛者，脏连丸。肠风挟湿毒者，下如豆汁，兼紫黑瘀血，此醉酒厚味所酿，由足阳明随经入胃，淫溢而下也，脉细而有寒者，升阳除湿防风汤；脉数有热者，去二术，加黄连、当归、甘草。肠风下血，以刘寄奴草二两，芽茶一两，墨灰三粒，为散，分三服，乌梅汤送下。其血止后，宜多服归脾汤。下血久而不已，面色萎黄，下元虚惫者，四君子加黄芪、归、芍，下断红丸；虚甚，十全大补汤去茯苓，加防风。

洁古云：下血，防风为上使，黄连为中使，地榆为下使。

阴结便血者，厥阴肝血内结，不得阳气统运，渗入肠间而下，非谓阴寒内结也，补中益气倍黄芪，加炮姜。

血枯，大便燥结而下鲜紫血者，此大肠燥结而下也，一味槐角胶凉润之。

又方，真麻油冲入腐花，空腹食之，三日而愈。

肠风便血，一味旱莲花，浓煎葱白汤服，立效。

又方，刘寄奴半两，松萝茶一钱，乌梅肉一枚，煎服，效。

中蛊，脏腑败坏，下血如鸡肝、如烂肉，心腹绞痛者是也。治用马蔺根末，水服方寸匕匙，即吐出。

蓄血，夫人饮食起居失节，皆能使血瘀滞不行也。衄血者，血蓄上焦，犀角地黄汤；心下手不可近者，血蓄中焦，桃核承气汤；脐腹下肿，大便黑者，血蓄下焦，抵当汤丸、下瘀血汤、代抵当汤。血如泉涌不止者，外用杏仁研细，拌白面，水调涂之。

人有一时狂吐血，必本于火。然吐多，火必为虚。况血去无血养身，又用泄火，重伤胃气，无论血不骤生，气亦不转，必致气脱而亡。法禁止血，当活血，不仅活血，急固气。盖气固，则已失之血渐生，未失之血再旺，用固气生血汤。若吐血久者，不可服。

人有久吐血未止，或半月或一月一吐，或三月数次，或经年一次，虽咳嗽吐痰不已，委困殊甚，此肝肾病也。吐血未必皆肝肾病，然吐久未有不伤肝肾者。肾枯肝燥，龙雷之火不安，本宫下克脾胃，脾胃虚寒，火逆冲上，肺金挟胃血沸腾，随口而出，必肾肝肺三经统补为妙，用三台救命汤，后以地黄丸服之。

人有吐黑血，虽未倾盆，痰咳必甚，口渴思饮，此肾经实火。肾有虚无实，盖肾火又挟心包相火并起上冲耳。肾火禁泄，心包火亦禁泄乎，然泄心包火，必致伤肾，惟肝为心包母，泄肝则母虚而子弱矣。用两泄汤。

人有冒暑，一时气不及转，狂呕血块，此暑邪犯胃，必头痛如破，汗出如雨，口大渴，狂叫，作虚治反剧。宜清暑热，佐下降归经药，则气血自安，用解暑止血汤。

人有痰中吐血丝，日少夜多，咳嗽不已，多不能眠，此肾火冲咽喉，不归命门，故沸为痰上升，心火又欺肺弱，复来相刑，故痰中见血丝。用化丝汤，此肺、肾、心三经兼治，加去痰退火药，愈后用益阴地黄丸。

人有大怒，吐血色紫，气逆，两胁胀满作痛，此因怒伤肝也。盖肝藏血，怒则肝叶开张，血即不藏；肝气急，怒则更急，血自难留，故涌出，往往有倾盆者；血涌肝无所养，自两胁痛，轻则胀满。急宜平肝，少加清凉，龙雷并收，一味止血，反拂火性，动其呕逆之机，用平肝止血散。

人有咯血，血不骤出，先咳嗽，觉喉下气不能止，必咯其血而后快，此乃肾气逆，非肺逆也。盖肾气者，肾中虚火也。虚火盛由于真水衰，水衰则不能制火，火逆冲上，血宜大吐。何以必咳而出？盖肺气阻也。肺乃肾母，肾本有水火，肺乃生水不生火，而肾火上夺肺血，肺不遽予，故两相牵而咯血。用六味地黄汤加麦、味，滋水益肺以制火也。

人有咳嗽出血，多因劳伤耗肾水，水不能分给各脏，又多房劳，水益涸，水涸金生，已泄肺气，无如肾取给无已，肺求救于胃，胃受肝凌，不暇生肺，肝木生火，心火太旺，心旺必乘肺，而肾水不能制火，火凌肺愈甚，故咳嗽吐血。治宜救肺，然救肺肾涸，肺仍顾肾，治须补肾，肾足肝平，心火息而肺安。用麦冬、熟地、地骨皮、丹皮、白芥子。

人有鼻衄，经年不止，或愈或不愈，此较吐血少轻，然不治或不得法，皆杀人。吐血犯胃，衄血犯肺，胃浊道，肺清道，犯浊道五脏反复，犯清道止肺逆，然气逆则一，逆则变生。宜调肺气。但肺逆成于肺火，肺无火，肺火仍是肾水，肺因心逼，肾水来救，久之水涸，肾火来助，二火斗，血从鼻上越。则调气舍调肾无他法，调肾在补水制火。用止衄汤。

人有耳出血，涓涓不绝，三日人毙。此病少，实有其症耳。肾窍耳流血，自是肾虚，然血不走胃从口出，乃从耳出，心包火引之耳。心包与命门火相通，胃为心包子，胃恐肾火害心，兼害胃，故引火上走于耳。耳窍虽细，原无冲决之处，而涓涓不绝，其能久乎。用填窍止氛汤。

人有舌上出血不止，舌必红而烂，裂纹中有红痕，血从痕出，久亦必杀人，此心火炎、肾水不济也。邪水犯心则死，真水养心则生，故心肾似相克实相生。今水不交心，欲求肾养而不得，乃求救于舌下之廉泉。然肾足，廉泉亦足，今肾水既不济心，又何能上升于唇口，此廉泉欲自养方寸舌而不能，又济心乎，故泉脉断而井甃[1]裂，亦无济于心，并烂其舌，舌烂必流血。大补心肾，使交济，舌血自断。用护舌丹。

---

〔1〕甃（zhòu 昼）：用砖瓦砌的井壁。《说文解字》云："甃，井壁也。从瓦，秋声。"

人有齿缝出血如线摽〔1〕，此肾火沸腾也。盖齿属肾，齿若坚固，无隙可乘。然肾为本，齿为末，肾中龙雷之火直奔咽喉，宜从口出，何以入齿。盖肾火走任、督，上超唇齿，乘隙而出，火性急，齿缝隙小，故摽如线。用六味地黄加味治。

人有脐中出血，不多，如水流出。盖脐通气海、关元、命门，乌可泄气，虽但血流，日日如此，气必随泄，可不急治。此大小肠火斗于肠中，小肠火欲趋于大肠，大肠火欲升于小肠，两不相受，火乃无依，上下莫泄，直攻脐隙而出，血即随之。似宜急安二肠火，然火动肾枯，无水润也，故治二肠火，仍须治肾。用两止汤。

人有九窍出血，气息奄奄，欲卧，不欲见日，头晕身困，此血热妄行，上走九窍，症较狂血走一经反轻。人身无非血，九窍出血，由近而远，非尽从脏腑出，法仍治脏腑，不可止治经络，以脏腑统经络也。用当归补血汤加味治。

人有大便或前或后出血，人谓粪前属大肠火，粪后属小肠火，其实皆大肠火。肠本无血，因大肠火燥干肠液，肠薄开裂，血从外渗入，肠裂在上血来迟，肠裂在下血来速，非小肠出血也。小肠出血，人立死，盖小肠无血，出血则心伤，安能活乎。宜单治大肠，然肾主二便，肾水无济于大肠，故火旺，致便血。用三地汤。

人有尿血痛涩，马口如刀刺，人谓小肠火，不知小肠出血人立死，安得痛楚犹生，此因不慎酒色，欲泄不泄，受惊而成。精欲泄，因惊缩入，精已离宫，不能仍返肾内；小肠因惊，不能直泄其水，则水积火生，热极煎熬，所留之精化血而出，实本肾精，非小便血也。法宜解小肠火，然不利水则水壅，火仍不出。用水火两通汤。

人有毛孔出血，或摽或渗如线，或头身，或两胫，皆肝肾

---

〔1〕摽（biào 鳔）：落下。

亏，火乘隙越出，舍补肾无二法。然补肾功缓，当急补气，气旺肺自旺，皮毛自固。用肺肾两益汤。

人有唾血，止唾一口，人谓似轻，不知实重，盖唾出脾，不出于胃也。脾胃相表里，血犯胃，后天已亏，况更犯脾阴乎。胃主受，脾主消，脾伤不能为胃化其津液，虽糟粕已变，但能化粗，不能化精以转输于脏腑而皆困，是脾唾甚于胃唾也。然脾之所以唾，仍责胃虚，不特胃虚，尤责水衰。盖胃为肾关门，肾衰胃不能司开阖，脾血上吐，胃无约束，任其越出，故脾唾虽脾火沸腾，实肾、胃二火相助。法平脾火，必须补脾土，补脾土以平脾火，必须补肾水以止胃火。用滋脾饮。

人有两目流血，甚直射出，女经闭，男口干唇燥，此肾中火动，非丹血妄行也。盖肾，相火也，君火宁，相火不敢上越于目；惟君火衰，心动嗜欲，相火即挟君以令九窍，心系通于目，肝窍开于目，肝、命门、心包同为相火，同气相助沸腾，上走心肝之系窍。法似宜补心以制肾火，然心既虚，补不易旺，必补肾生心，则心火不动，肾火亦静。用助心丹。

人有舌上无故出血不止，细观有小孔摽血，此心火上升克肺也。鼻衄犯气道，舌衄止犯经络之小者耳。然血出于舌，无异血出于口，出于口，犯胃不犯心；出于舌，犯心不犯胃，胃腑、心脏乌可忽视哉。宜内补心液，外填舌窍之孔，心火自宁，舌血易止。用补液丹。

妇人有年未七七，经先断，此为血闭，乃心、肝、脾气郁也，若血枯则必死也。经水乃天一之水，出肾经，至阴精有至阳之气，故色红，似血非血，以经水为血，千古之误。果是血，何不名血水。古圣呼经水者，以水出肾经名之也。是经早断，必肾水衰涸，何谓心、肝、脾气郁。盖肾水生，虽不由三经，而肾非肝气相通，肾气不能开；非心气相交，肾气不能上；非脾气相养，肾气不能成。一经郁则气不入肾，肾气即闭塞不通，况三经同郁乎。肾水足，尚格格难出，况肾气原虚，何以构精盈满，化经外泄，此经闭似血枯耳。必散三经郁火，补肾，仍补三经气，则精随经自通。用温正汤。

室女有月经不来，腹大如娠，面乍赤乍白，脉乍大乍小，此为鬼凭，非血枯经闭也。盖心邪则鬼来，或梦里求亲，日中相狎，或托戚属贪欢，或言仙子取乐，久之精神仅供腹中邪，邪旺正衰，必经闭血枯。欲导经，邪据腹，经难通；欲生血，邪引精，血难长，因成痨瘵，至死不悟。悲夫！宜先去邪，后补正，用荡邪丹下秽物，后再用调正汤。

妇人有血崩，双目黑暗，昏晕于地，此非火盛动血，乃虚火也。世治血崩，每用止涩，然虚火不补，易于冲击，必随止随发，终不能愈。须补中行止。用固本止崩汤。

妇人年老血崩，眼黑昏晕，此不慎房帷也。妇人七七，天癸绝，宜关闭不战，倘如少年浪战，必血室大开，崩决而下。用当归补血汤加味治。

妇人受娠三月，血崩胎堕，此乃房事太过也。盖气衰不奈久战，久战泄精必多，则气又衰，不能摄血；况久战虚火内动，精门不关，血室亦不关，胎必不固，内外齐动，血又何能固。自当补气，少佐止血，用固气汤。

妇人有交感，虽不如血崩，然涓涓不已，未免气血两伤，久必血枯经闭，此因前月水来，贪欢交战，精冲血管也。血管不可精伤，受孕乃血管已净，经来血正旺，彼欲出精射之，则血退缩，既不受孕以成胎，势必聚精而化血，交感淫气，触动旧日之积，两气相感，精欲出，血随出。须通胞气[1]，引精外出，益以填精补气，血管之伤可再补。用引精止血汤。此方实有调理曲折之妙，故除旧疾，然必慎房事三月，则破者不重损，补者不再伤，慎之。

---

[1] 胞气：指膀胱气化。"胞"同"脬"，即膀胱。《素问·通评虚实论》云："胞气不足，治在经俞。"

　　妇人有甚郁作渴，呕吐吞酸而血崩，以火治，或时效或不效，此肝气结也。肝藏血，气结宜血结，何反崩。盖肝性急，气结则更急，急则血不藏。法宜开郁，然不平肝，则肝气大开，肝火更炽，血何能止。用平肝止血汤。

　　妇人每战即如血崩，人谓胞胎有伤，触即动血，此乃子宫血海因热不固也。子宫在胞胎下，血海在胞胎上。血海，冲脉也。冲脉寒，血亏；冲脉热，血沸。血崩正冲脉热，然冲脉热何以交战始血来？盖人未入房，君相二火不动，虽冲脉热，血不外泄；及战，子宫大开，君相火齐动以鼓精房，血海泛溢不可止遏，肝欲藏血而不能，脾欲摄血而不得，故经水随交感而至。必绝色三月，用滋阴降火药凉血海，则终身之病可半载愈。用清海丸。

　　喻嘉言曰：虚劳病，而至于亡血、失精，消耗津液，枯槁四出，难为力矣。《内经》于针药所莫制者，调以甘药。《金匮》遵之，而用小建中汤、黄芪建中汤，急建其中气，饮食增而津液旺，以致充血生精而复其真阴之不足，但用稼穑作甘之本味，而酸咸辛苦在所不用，盖舍此别无良法也。

　　又曰：失血病有新久微甚，无不本之于火，然火有阴阳不同，治法因之迥异。经云暴病非阳，则其为火也，即非阳火甚明。阳火者，五行之火也，可以五行之火折之。惟夫龙雷之火潜伏阴中，方其未动，不知其为火也；及其一发，暴不可御，以故载阴血而上溢，故凡用凉血清火之药，未有不转助其虐者。大法惟宜温补其阳，以制阴火之僭。经谓咯血者属肾，明乎阴火发于阴中，其血咯之成块而出，不比咳嗽痰中带血，为阳火也。此义从前未有发明，惟仲景云：误发少阴汗，动其经血者，下厥上竭，为难治。下厥者，阴气逆于下也；上竭者，阴血竭于上也。盖气与血两相维附，气不得血则散而无统，血不得气则凝而不流，故阴火动，阴气不得不上奔，阴气上奔而阴血不得不从之上溢而竭矣。血既上溢，其随血之气散于胸中，不得复返于本位，则下厥矣。厥阴逆于下，势必龙雷之火应之，血不尽竭不止也。仲景所以为难治者，非直不治也。吾则以健脾中之阳气为第一义，是一举而有三善：一者脾中之阳气旺，而龙雷之火潜伏也；一者脾中之阳气旺，而胸中窒塞如太空之不留纤翳也；一者脾中之阳气旺，而饮食运化精微，复生其已竭之血也。今方书妄引久嗽成劳、痰中见血之阳症，不敢用健脾增咳为例，不思咯血即有咳嗽，不过气逆，气下则不咳矣。古方治龙雷之火，每用桂、附引火归源之法，然施之于暴血之症，可暂不可常。盖已亏之血，恐不能制其悍，而未动之血，恐不可滋之扰耳。此宜崇土为先，土厚则浊阴不升而血患自息也。

缪仲醇曰：吐血有三诀，宜行血不宜止血。血不循经络者，气逆上壅也。行血则循经络，不止自止；止之则血凝，血凝则发热恶食，病日痼矣。宜补肝不宜伐肝。经曰：五脏者，藏精而不泻者也。肝主藏血，吐血者，肝失其职也。养肝，则肝气平而血有所归；伐肝，则肝虚不能藏血，血愈不止矣。宜降气不能降火。气有余便是火，气降则火降，火降则气不上矣，血随气行，无溢出上窍之患矣。降火则必寒凉之剂，反伤胃气，胃气伤则脾不能统血，血愈不能归经矣。今之医者，专用寒凉，往往伤脾作泄，以致不救。或专用人参，肺热还伤肺，咳嗽愈甚也。亦有用参而愈者，此是气虚咳嗽，气属阳，不由阴虚火炽所致，要亦百中之一二耳。

刘默生曰：吐血一证，人惟知气逆血溢、火升血泛，不知血在脏腑，另有膈膜隔定，其血不能渗溢。然膈膜极薄极脆，凡有所伤则破，破则血溢于上矣，故有阳络伤则血上溢，阴络伤则血下渗。膈膜虽伤，伤处有阴血凝定，血来则缓；若阴火骤冲破瘀积之血，血来如潮之上涌，自觉沥沥有声。彼时喘息不定，面色如醉，烦躁不宁，心神昏乱，一皆龙雷使然，脉亦急疾难凭；少顷火退神清，面白气平，血亦渐止，方可诊切用药。此时不可骤壅，亦不可用耗气之药。能知此义，治血有本矣。

按：缪氏三诀，而谓宜补肝不宜伐肝，伐肝固不宜也，补肝亦未为尽善，惟养之、和之则可也。谓宜降气不宜降火，降火固不宜也，降气亦未可尽行，惟调之、顺之则可也。

按：内伤劳损而不致失血者，盖亦鲜矣。夫血从上窍出者，为上溢；从二阴出者，为下渗。下渗为顺，上溢为逆，理固然也。然上溢者，因火逼血而上逆，要自有阳火、阴火之分。大抵由于六淫之邪气，多属阳火；而根于七情之逆气，即系阴火。阴火者，龙雷之火也，相火也。相火本主命门而寄于肝胆，所以为乙癸同源，故有龙火、雷火之称。肝属木，居于东，配震，震为雷，所以为雷火也；命门之火居于水中，龙藏海底，动则火腾，所以为龙火也。故凡劳伤肝肾，则相火无不煽动也。相火煽动，而阴分之血有不随之而逆上者乎。矧以房劳过度，虽伤在肾，而肝与诸脏亦与之俱损者矣。是以内伤劳损之血溢，原由阴火所迫而逆上，其病至重至危也。然则治劳损之血症，岂可苟焉已哉。

尝观方书不曰滋阴降火，则曰引火归源。夫泥于滋阴降火，则恣用知、柏、归、地，究致败胃伤脾、闷心泥膈，欲止血而反耗血，竟至百不一救，此不知先哲垂戒谆切亦已久矣。即在泥于引火归源，而遽用附子、肉桂，究致药偏温热，大能燥血，欲息火而反激火，亦竟十无一生。此不知名贤机用灵活，贵得当耳。试观《内经》所云精不足者补之以味，《针经》所云调以甘药，明以脾胃为主，务在崇培中土，俾饮食增而津液旺，以致生血化精而复其真阴之不足也。善哉嘉言，深会其旨，谓用稼穑作甘之本味，而酸咸辛苦在所不用，舍是别无良法，诚得神圣之心，传为后世振聋觉愦者矣。然不特此也，即彼叔和、景岳、士材、路玉，亦何尝不互相发明也哉。

要之，古人制方原有加减，自是圆通。如四君、四物、六味、八味、建中、补脾、养营、大补、大造，何一非以治虚损者。然参、芪补气，归、地补血，白术补脾，桂、附补火，以及升、柴之散，芍药之敛，茯苓之渗，用之不当，讵〔1〕不足以酿祸。须知相其先后、缓急、轻重而权衡适合，斯能有济，此所谓用药如用兵。

以予因病虚损而攻医，殚心数十年，研求前贤治法，诚见成方未可拘泥。常体嘉言所发《金匮》之意，创立方法，不外补之以味，调之以甘，惟以培元、养阴为务，于扶脾、保肺中微寓调气泄水，或煎或丸服之，大有裨益于脏躯，今幸年臻七十矣。至其治内伤虚损，济人获效，亦难更仆数〔2〕也，即或万难挽回，亦未致令其生烦发喘、少食作泻，而皆以善终。此则生平所谓用药无过者尔。兹因详述劳损失血之症治，用附管见以质高明，未知其果，悉有当否。

内伤虚损宜耐医说

尝观先哲有言，凡治虚损，如奉鲁哀朝，惟导以法祖而已。昔鲁哀公问政孔子，知公柔弱，不能骤行王道，并难成其霸业，惟道以上法，文武渐致振兴，以庶几于安全已尔。以此而喻虚损之调理，洵为切当矣。何则？病至虚损，血气大亏，阴阳不和，孱弱〔3〕之至，势甚危笃。此时用药攻之不可以轻攻，补之亦难于骤补，惟有温养一法，渍渐以培之、调之，庶有生理耳。王节斋尝言：治此者轻则数十剂，重则期以岁年，慎柔思训，谓至调摄二三年方愈。诚以虚损之培养，必须日积

---

〔1〕讵：岂，怎。

〔2〕难更仆数：原意是儒行很多，一下子说不完，一件一件说就需要很长时间，即使中间换了人也未必能说完。后形容人或事物很多，数也数不过来。

〔3〕孱弱：瘦弱，衰弱。

月累，以奏成功，非若外感之可邀速效也。尝见病者多求速效，不能坚心定志，委任良工，明明用药适中，毫无变症，乃或以延久为嫌，反疑其医无奇功，因而庸庸者流乘间抵隙以图侥幸，遂令更医数四，竟致戕贼毙命而后已。殊不观先哲有言，用药而病不增即是减，何弗思受病之已深，而归咎于医术之未至，每至自误而罔觉也，良足惜哉。

内伤虚损宜重保养说

尝观王节斋云：人若色欲过度，伤损精血，必生阴虚火动之病。睡中盗汗，午后发热，咯咯咳嗽，倦怠无力，饮食少进，甚则痰涎胶固，咳血、吐血、衄血、泄血，脉息涩数，肌肉消瘦，此为劳瘵，最难以治。轻者用药数十剂，重者期以岁年，然必病人惜命，坚心定志，绝房室、息妄想、戒恼怒、节饮食，以自培其根，此谓内外交治，庶可保全。而张景岳亦云：病者不善保养，惟徒恃药力以求活，斯诚难矣。观二公之言如此，不可知内伤虚损珍重保养，非为第一切要者乎？

夫保养莫重于绝房室。尝见富贵子弟，既由色欲致病，犹不离房闼[1]，即或各移床笫，而究竟艳冶当前，朝夕供奉，恐或欲念一生，而相火随动，虽不交合，必有真精数点即时溜出，此乃便为发泄，则向之药力仍归乌有，其阴精损益加损而不自觉也。惟善保养，则必退藏于密，即病愈，尚自珍惜矣。

保养莫要于节饮食。不但肥甘生痰、厚味伤阴之必戒，即饥饱亦宜兢兢致意。人身自平旦至日中，行阳二十五度，饮食不消，不妨于饱；自日中至夜分，行阴二十五度，饮食不消，宜于微饥。尝见膏粱素惯，至病更多嗜好，药之误不敌饮食之误，应如桴鼓。因口腹不慎而至伤残，比比然也。惟善保养，

---

〔1〕闼：小门。

则必谨节所欲，即终身不敢稍忽矣。

保养莫善于息妄想、戒恼怒。其为妄想也，好名好利，往往病笃而倦恋不忘，因而忧愁抑郁，愈伤愈损，莫可救药，此虽云有志，究亦太愚。至若淫于酒色，迷于佚乐〔1〕，敝精竭神于冥索之中，致令病终不起，则又为愚之愚者矣。其为恼怒也，尝见生长富贵之人，一役使一供俸稍不如意，辄至叱咤呼号，逞忿伤怀，毫无顾忌，此皆由骄恣成性，忘乎病之所由来，致令愈伤愈损，以及于危殆而不知悔矣。惟善保养，则必能养心、养气，有毕生不忘者矣。呜呼！内伤虚损，人每不知保养，而徒恃药饵，亦思草木之资，果有回天之力也哉。以予本因内伤虚损而习医，迄今年至七十，虽常服药，并无峻补，所堪自信者，实在乎保养云尔。且于阅历中，见夫病之死于不保养而生于善保养者，亦云多矣。故为是说以正告，窃愿人之知所保养，以长享其年寿焉耳。

〔1〕佚乐：悠闲安乐。

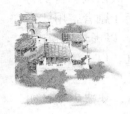

卷　五

内伤虚损方法

桂枝龙骨牡蛎汤《金匮》　失精家，少腹弦急，阴头寒，目眩发落，脉极虚芤迟，为清谷、亡血、失精。脉得诸芤动微紧，男子失精，女子梦交，此汤主之。

桂枝二两　芍药二两　生姜二两　甘草二两　大枣十二枚　龙骨煅　牡蛎煅

分三服。

脉虚芤迟者，亡血、失精，本虚之脉也。芤动微紧者，本虚中伏有微邪，肝气内动，所以魂梦不宁也。夫亡血、失精，皆虚劳内因之症，仲景独用桂枝汤，其义何居？盖人身之气血，全赖后天水谷以资生，水谷入胃，其清者为营，浊者为卫，营气不营，则上热而血溢，卫气不卫，则下寒而精亡。是以调和营卫为主，营卫和则三焦各司其职，而火自归根，热者不热，寒者不寒，水谷之精微输化，而精血之源有赖矣。以其亡血既溃，恐下焦虚滑不禁，乃加龙骨、牡蛎以固敛之。盖龙骨入肝敛魂，牡蛎入肾固精。后世每疑其止涩而非之，殊不知二味入于石脂、钟乳、苁蓉、金樱之类，则为劫剂；入于桂枝汤，则为固蛰封藏之本药也。至虚劳、失精、悸、衄、腹痛、烦躁，则于本方加饴糖，为小建中；虚劳里急，为营卫枯槁，更加黄芪，为黄芪建中。此皆后天不足所致，故以调和营卫为主治也。后人专用滋阴降火，误治贻害，未至于剧者，用此悉可挽回。若夫肾虚致病者，又当八味肾气丸；以虚烦不得眠，主以酸枣汤；内有干血劳者，主以大黄䗪虫丸。以上诸治，除酸枣汤外，后世皆所切禁，可慨已夫。

小建中汤《金匮》　虚劳悸衄，里急腹痛，梦遗失精，四肢酸疼，手足烦热，咽干口燥，此汤主之。

桂枝去皮，三两　甘草炙，三两　大枣十二枚　芍药六两　生姜二两　饴糖一升

日三服。

黄芪建中汤　虚劳里急，诸不足，此汤主之。

桂枝三两　甘草炙，三两　大枣十二枚　芍药六两　生姜二两　饴糖一升　黄芪两半

气短胸满，加生姜；腹满，去枣，加茯苓两半；肺虚损不足，补气，加半夏二两。

上条明系阳气内夺之证，下条较上，虚证更剧，故加黄芪，以大补卫中阳气也。

按：虚劳至于亡血、失精，消耗精液，枯槁四出，难为力矣。《金匮》用小建中、黄芪建中汤，以急建其中气，后人乐令建中，并用前胡、细辛以退表热；十四味建中，兼用熟附、苁蓉以补下虚，均失建中之义。

八味肾气丸　虚劳腰痛，少腹拘急，小便不利，此方主之。

熟地　怀药　茯苓　枣皮[1]　泽泻　制附　上桂

除桂、附，即六味地黄汤。

按：腰痛，少腹拘急，纯属肝肾虚寒，而小便不利，又似虚中有热，岂桂、附所宜用乎。殊不知肝既失其疏泄之权，肾

---

[1] 枣皮：即山萸肉，又名蜀枣、萸肉。

亦伤其生发之气，水道自难流利，故以桂、附导火归源。设非辛温蒸其至极之阳，则沉疴有加无已，乃于补阴药中稍加阳药，使阴阳适中，无偏胜之虞，斯其为至治也。

按：此即八味地黄丸，用桂、附乃补两肾之阳，非补命门也。附子补气中之阳，由肺以入于肾，故阳虚肺气喘急者，服之即止；肉桂补血中之阳，由肝以入于肾，故阳虚肝火上浮者，服之则纳。如以附为补命门，则以命门属气，桂不得为补命门矣；以桂为补命门，则以命门属血，附不得为补命门矣。前人加入地黄丸，不特附、桂一气一血，俱入两肾，非命门也。以命门为阳者，此命门与两肾分阴阳，则命门为阳，两肾为阴。命门为始生之根本，即是万物资始之乾元，故为先天之元阳，非以火为阳也。如以两肾分析而论，则左血为阴，右气为阳，亦非以水火分也。如专以一肾而论，则左肾不独有精，气亦有之，右肾不独有气，精亦有之，精即为阴，气即为阳，此两肾各有阴阳，故八味地黄丸各补其阴阳也。

六味地黄丸　治肝肾不足，真阴亏损，精血枯竭，羸弱憔悴，腰痛足酸自汗，水泛为痰，发热咳嗽，头昏目眩，耳聋耳鸣，遗精便血，消渴淋沥，失血失音，舌燥喉痛，足跟作痛，下部疮疡。

熟地八两　山药四两　枣皮四两　白苓三两　丹皮三两　泽泻三两

此为补阴之主方，补五脏之阴以纳于肾也。脏阴亏损，以熟地大滋肾阴，壮水之主以为君。用枣皮之色赤入心，味酸入肝者，从左以纳于肾；山药之色白入肺、味甘入脾者，从右以纳于肾。又用三味通腑者，恐腑气不宣，则气郁生热，以致消烁脏阴，故以泽泻清膀胱，而后肾精不为相火所摇；又以丹皮消血分中热，以主血之心、藏血之肝，俱不为火所烁；又以茯苓清气分之热，则饮食之精由脾输肺以下降者，亦不为火所烁矣。然后四脏之真阴无所耗损，得以摄纳精液，归入肾脏，肾受诸脏之精液而藏之矣。此方之元妙，将枣皮、山药分看，一入心肝，一入肺脾，既极分明，而气味又融洽；将熟地、枣皮、山药三味总看，既能五脏兼入，不致偏倚，又能将诸脏之气，尽行纳入肺脏，以为统摄脏阴之主而不致两歧；至泽泻、丹皮、茯苓与三补对看，其配合之妙，亦与三补同法。制方妙义，周备若此，非臻于神化者，其孰能之。惟其兼补五脏，故久服无虞偏胜，而为万世不易之祖方也。

酸枣汤　虚劳虚烦不得眠，此汤主之。

枣仁炒，二升　甘草一两　知母二两[1]

分三服。

深师[2]，有生姜二两。

虚烦者，肝虚而火气乘之也，故特取枣仁以安肝胆为主，略加川芎调血以养肝，茯苓、甘草培土以荣木，知母降火以除烦，此平调土木之剂也。

六味地黄汤加麦冬、五味，此六味补肾，麦、味补肺，入六味汤仍是补肾，补肾以治肺，此善于治肺也。盖肾旺，不取给于肺也。

补中益气汤　人参三分，嗽者去之　白术三分，土炒　黄芪一两，炙　当归五分，酒焙　柴胡　升麻　陈皮各二分　甘草五分，炙

是方以辛甘温之品，温足太阴、厥阴，升足少阳、阳明。黄芪、当归，和营气以畅阳；佐柴胡，从左出阴之阳；人参、白术，实卫气以填中；佐升麻，引春升之气，从下而上达阳明；陈皮运卫气，甘草和营气。东垣以后天立论，气者后天之气，出于胃者也，故为补中益气云。

---

[1]《金匮》此处尚有"茯苓二两、川芎二两"。
[2]深师：南北朝时宋齐间医家，僧人。

枳术丸　治痞，消食强胃。本方[1]仲景为汤剂，易老改为丸也。

白术二两　枳实一两，面炒

为末，用荷叶裹，饭上蒸，饭和丸，梧子大。白汤下五七十丸。

理中丸　人参三两　炙草三两　白术三两　干姜三两

理中者，理中焦之气，以交于阴阳也。上焦属阳，下焦属阴，而中焦则为阴阳相偶之处。仲景立论，中焦热，则主五苓以治太阳；中焦寒，则主理中以治太阴。治阳用散，治阴用丸，皆不及汤。人参、甘草，甘以和阴也；白术、干姜，辛以和阳也。辛甘相辅以处中，则阴阳自然和顺矣。

四君子汤　治一切阳虚气弱，脾衰肺损，面白或黄，饮食少思，四肢无力，皮聚毛落，脉来细软。

人参二钱　白术炒，二钱　茯苓二钱　炙草二钱

姜、枣，煎服。

经曰：气主煦之。四味皆甘温之品，故专主气分，甘得中之味，温得中之气，扰之不偏不倚之君子也。功专健脾和胃，以受水谷之精气，而输布于四脏，一如君子成人之德也，诚为生化良方。加广皮、半夏，名六君子，不特为脾经治痰，而半夏入胃，有交通上下阴阳之神妙。

四物汤　治一切血虚，日晡发热。

当归酒洗　生地各三钱　白芍酒炒，二钱　川芎一钱

经曰：血主濡之。四味皆濡润之品，故为血分主药。地黄，入心肾以沃血之源，入心脾而壮主血、摄血之本；芍药入肝，而敛疏泄之血海；川芎通足三阴，而行血中之气。然吴氏曰：失血太多者，禁勿与之。四物皆阴，得天地闭塞之令，非所以生万物者也。本方加黄柏、知母，为知柏四物汤；又蜜

---

〔1〕方：原无，据文意补。

丸，为坎离，皆用为滋阴降火主剂。要惟初病而实火大旺，方可暂用；病久亡血失精，断非所宜，前于丹溪治法，论之悉矣。

补血汤　治伤于劳役，肌热面赤，烦渴引饮，脉大而虚。

黄芪五钱。一方作一两　当归二钱，酒洗。一方作四钱

是方治因饥困劳役，致面红目赤，身热引饮，脉洪大而虚，重按全无。此血虚发热，证似白虎，惟脉不长实为辨耳。误服白虎汤，必殆。

调中益气汤　治内伤，大便飧泄，时见白脓。

炙芪二钱　人参　苍术　甘草各一钱　陈皮　升麻　柴胡各四分　木香二分

升阳顺气汤　治内伤，春月口淡，夏月虽热犹畏寒，胸膈满闷，饥常如饱。

黄芪炙，二钱　草豆蔻八分　神曲炒　当归各一钱　陈皮人参各六分　升麻　柴胡　甘草各四分

姜煎。

升阳补气汤　治饮食失节，饥饱劳役，胃虚气短，四肢倦怠，早饭后昏闷要眠，五心烦热。

柴胡钱半　生地一钱　升麻　泽泻　防风　羌活　独活甘草各七分　厚朴炒，五分

姜、枣，煎服。

升阳益胃汤　治脾胃虚弱，怠倦嗜卧，时值秋燥，湿热方退，体重节痛，口苦舌干，不思饮食，不知味，大便不调，小便数，兼肺病洒淅恶寒，乃阳气不升也。

羌活五钱　防风五钱　柴胡二钱　独活五钱　黄连二钱　白芍五钱　黄芪二两　炙草一两　人参一两　白术三钱　茯苓三钱广皮四钱　半夏一两　泽泻三钱

姜、枣，煎，早饭、午饭之间服。

此东垣治所生受病肺经之方也。盖脾胃虚衰，肺先受病，

金令不能肃清下行，则湿热易攘，阳气不得升，而为诸病。当以羌、防、柴胡，升举三阳经气；独活、黄连、白芍，泻去三阴郁热；以六君子调和脾胃。其重用参、芪、半夏、炙草，若轻于健脾，重于益胃，其升阳之药，分轻则易升，仍宜久煎，以厚其气；用于早饭、午饭之间，借谷气以助药力，总是升胃之阳耳。至于茯苓、泽泻，方后注云小便利、不淋勿用，是渗泄主降，非升阳也。

桃核承气汤　桃仁五十个，去皮尖　桂枝二两，去皮　大黄四两，去皮　芒硝三两　甘草二两

先煎四味，后纳芒硝，温分三服。

是方治太阳热结解，而血复结于少阳枢纽间者。必攻血通阴，乃得阴气上承。大黄、芒硝，甘草，皆入血之品，必主之以桃仁，直达血所，攻其急结；仍佐桂枝，泄太阳随经之余热，内外分解，庶血结无留恋之处矣。

犀角地黄汤　犀角三钱　生地五钱　连翘三钱　甘草五分

原方有丹皮、泽泻，无连翘、甘草，是治厥阴、阳明药也。温热入络，舌绛烦热，八九日不解，医反治寒，散之、攻之，热势益炽。得此汤立效者，非解阳明热邪，解心经之络热也。犀角、地黄，走心经，专解营热；连翘入心，散客热；生甘草入心，和络血以治热症。热邪入络，于理无悖也。又《回春》于原方内，加当归、黄芩、黄连各一钱，治衄血不止。

葱豉汤　葱白　豉

煎服。无汗，加葛根。

此足太阳药也。葱，通阳而发汗；豉，升散而发汗。邪初在表，宜先服此解散之，免用麻黄汤者之多所顾忌，用代麻黄之所更纷也。

桂苓丸　治暑月伤冷湿吐泻。

桂心　赤苓等分

为末，蜜丸，一两作八丸。井水化下一丸。

既济丸 治膀胱虚，小便不禁。

菟丝子酒煮　益智仁炒　茯苓　韭子炒　肉苁蓉酒洗　当归　熟地各五分　黄柏　知母盐水炒　牡蛎煅　山茱萸酒蒸，各五钱　五味一钱

为末，酒、面糊丸，梧子大。空心盐汤下百丸。

既济汤 治霍乱，虚烦不得眠。

麦冬二钱　人参　竹叶　半夏　附子炮　炙草各一钱

姜五片，粳米百粒，煎服。

滋肾丸 治胃虚蒸热，脚膝无力，阴痿阴汗，冲脉上冲而喘，及下焦邪热，口不渴而小便秘。

黄柏酒炒，二两　知母酒炒，一两　肉桂一分

蜜丸。

此足少阳药也。水不胜火，法当壮水以制阳光。黄柏苦寒微辛，泻膀胱相火，补肾水不足，入肾经血分；知母辛苦寒滑，上清肺金而降火，下润肾燥而滋阴，入肾经气分，二药每相须而行，为补水之良剂；肉桂辛热，假之反佐，为少阴引经，寒因寒用也。

甘草汤 一药治病，是曰奇方。甘草为九土之精，生用则凉，故用伐肾泄热。治咽痛者，功在缓肾急而救阴液也。

甘草二两

炙甘汤 一名复脉汤。

炙草四两　桂枝三两，去皮　人参二两　麻仁半斤　生地一斤　阿胶二两　麦冬半斤，去心　生姜三两　大枣十二枚

先煎八味，后纳胶。

是方仲景治心悸，王焘治肺痿，孙真人治虚劳，三者皆是精涸燥淫之证。《至真要大论》云：燥淫于内，金气不足，治以甘辛也。第[1]药味不从心肺而主乎肝脾者，是阳从脾以致

---

〔1〕第：但。

津，阴从肝以致液，各从心肺之母以补之也。人参、麻仁之甘，以润脾津；生地、阿胶之咸苦，以滋肝液；重用地、冬浊味，恐其不能上升，故君以炙草之气厚、桂枝之轻扬，载引地、冬上承肺燥，佐以清酒芳香入血，引领地、冬归心复脉，使以姜、枣和营卫，则津液悉上供于心肺矣。

十全大补汤　治男妇诸虚不足，五劳七伤。此药性温补，常服生血、壮脾胃。

人参　肉桂　熟地　白芍　川芎　白苓　当归　黄芪炙　白术　炙草各一钱二分

姜、枣，煎。

补肾丸　治肾水不足，阴虚。

龟板酒炙，四两　知母　黄柏酒炒，各二两　干姜炮，一两

为末，粥丸，梧子大。空心盐汤下五七十丸。

三才丸　治血虚。

天门冬　熟地黄　人参等分

为末，蜜丸，梧子大。每服百丸，酒下。

黄芪十补汤　补虚劳，养气血。

炙芪　当归去尾、酒洗　熟地　茯神去心、皮，各一钱　沉香　木香各五钱　麦冬去心　乌药　肉桂　半夏姜汁炒　五味炒　枣仁炒　白术　人参　白芍炒　陈皮　炙草各八分

姜、枣，煎。

坎离丸　治阴虚嗽血、遗精、盗汗、潮热。

当归　白芍　川芎　生地　黄柏　知母

蜜丸。

坎离膏　黄柏　知母各四两　生地　熟地　天冬去心　麦冬去心，各二两　杏仁去皮、尖，七分　胡桃肉　白蜜各四两

上锉。先将知、柏，以童便三碗，侧柏叶一把，煎三四碗，去渣；又将二冬、二地入汁内，添水二碗，煎汁去滓，再捣烂如泥；另用水一二碗煎熬，绞取汁，入前汁；将杏仁、胡

桃肉用水擂烂，滤汁，再擂再滤，至无滓，同蜜入前汁内，慢火熬成膏，入水内去火毒。每三五匙，以侧柏叶汤调服。忌铜、铁器。人每徒服二地，而不知用二冬为引，何也？盖生地能生新血，用麦冬引入所生之地；熟地能补肾精，用天冬引入所补之地，故古方多四味互相为用也。

清肺汤　治先痰后血，为积热也。

赤苓　陈皮　当归　生地　赤芍　天冬　麦冬　黄芩　栀子　紫菀　阿胶炒　桑白皮各七分　甘草三分　枣二枚　乌梅一枚

煎服。

鹿角胶丸　治房室劳伤，小便出血也。

鹿角胶一两，炒珠　没药　油发灰各六分

为末，取白茅根汁打糊为丸，梧子大。空心，盐汤下七十丸。

分消汤　治中满成鼓胀满闷。

苍术　白术　陈皮　厚朴　枳实　赤苓各一钱　香附　猪苓　泽泻　腹皮各八分　缩砂六分　木香三分

姜、灯心，煎服。

养营汤　治脾肺气虚，荣血不足，惊悸健忘，寝汗发热，食少无味，身倦肌瘦，色枯气短，毛发脱落，小便赤涩。

人参一钱　白术一钱，土炒　茯苓七分　广皮一钱　炙草一钱　熟地七分　当归一钱　白芍钱半　黄芪一钱　肉桂一钱　志肉五分　五味七分

姜、枣，煎服。

是方调养营气，循卫而行，不使其行之度数，疾于卫也。故于十全大补汤中，减川芎行血之品，独用血分填补收敛之药，则营行之度缓；于气分药中加广皮行气之品，则卫行之度速。观其一减一加，便能调乎营卫，使其行度不愆。复加远志、五味者，经言营出中焦、心经主之，以远志通肾，使阴精

上奉于心；佐以五味，收摄神明，一通一敛，则营有所主而长养矣。

鹿茸丸　治肾虚消渴，小便无度。

鹿茸二两　麦冬　熟地　炙芪　五味子　苁蓉酒浸　鸡肶胵面炒　枣皮　牛膝　破故纸　人参各七钱半　白苓五钱　地骨皮五钱　元参五钱

为末，蜜丸，梧子大。空心，米饮下五七十丸。

二仙膏　鹿角十斤　龟板五斤　枸杞二斤　人参一斤

先将鹿角、龟板锯截刮净，水浸，桑柴火熬炼成胶；再将人参、枸杞熬膏和入。每早酒服三钱。

是方治瘦弱少气、梦遗泄精、目视不明、精极之证，此足少阴药也。龟为介虫之长，得阴气最全；鹿角遇夏至即解，禀纯阳之性，且不两月，长至一二十斤，骨之速生，无过此者，故能峻补气血，两者皆用气血，所谓补之以其类也；人参大补元气，枸杞滋阴助阳。此血气阴阳交补之剂，气足而精固不遗，血足则视听明了，久服可以益寿，岂第已疾而已哉。

保元丸　治老弱诸沉寒痼冷，小便滑数，大便时溏，腰腿脐腹疼痛，困倦虚瘦，食减。

附子泡，去皮、脐　白术　山药　肉豆蔻　赤石脂　干姜泡，各一两　肉桂去皮，五钱

为末，面糊丸，梧子大。每服一二十丸，空心，盐汤下。

保元汤　治营卫气血不足。

黄芪蜜酒炙，三钱至六钱　人参三钱至六钱　炙草一钱
水煎。

四味鹿茸丸　治肝肾皆虚，咳嗽吐血，脉虚无力，上热下寒。

鹿茸酥炙，另捣成泥　五味　归身各一两　熟地二两
酒糊丸，梧子大。每服四五十丸，酒下。

济生鹿茸丸　治肾脏真阴久虚，下体痿弱疼痛，喘嗽，水

泛为痰。

鹿茸酥炙　牛膝盐水炒　五味各二两　石斛　巴戟　附子炮
川楝酒蒸　山药　肉桂　杜仲盐酒炒　泽泻盐水炒，各一两　沉
香另研，五钱

酒糊丸，梧子大。每七十丸，酒下。

归脾汤　治思虑过度，劳伤心脾，怔忡健忘，惊悸盗汗，
发热体倦，食少不眠，或脾虚不能摄血，致血妄行，及妇人
崩带。

人参二钱　白术二钱　茯神二钱　黄芪二钱，炙　炙草五分
当归二钱　枣仁二钱，炒　远志一钱，去心，炒　木香五分　桂圆
七枚

归脾者，调四脏之神志魂魄，皆归向于脾也。盖五味入
胃，必借脾行其津液，以转输于四脏，而四脏亦必先承顺乎
脾，而为气化流行之根本。参、术、神、草以健脾胃，佐以木
香醒脾气，桂圆和脾血，先为调剂中洲；复以黄芪走肺固魄，
枣仁入心敛神，固膈上二焦；当归入肝，苦以悦其魂，远志入
胃，辛以通其志，通调膈下二脏。四脏安和，其神志魂魄自然
归向于脾，而脾亦能受水谷之气，灌溉四旁、荣养气血矣。独
是药性各走一脏，足经方杂用手经药者，以黄芪与当归、枣仁
与远志有相须之理，且黄芪味入脾而气走肺，枣仁味入肝而色
走心，故借用不悖。四君子用茯苓，改用茯神者，以苓为死
气，而神得松之生气耳。

四乌贼骨一藘茹丸　治气竭血结，妇人血枯经闭，男子阴
痿精伤。

乌鲗[1]骨四两　藘茹一两

丸以雀卵，大如小豆。以五丸为度，饮以鲍鱼汁。

───────────────

〔1〕乌鲗：同"乌贼"。

《内经》仅留数方，人多忽置。前人误作蔺[1]茹，殊失其旨。按本草，蔄茹即茜草。二味并走血分，故以之治气竭、肝伤、血枯经闭等症。丸以雀卵，饮以鲍鱼汁，取异类有情，以暖肾调肝，则虚中留结之干血，渐化黄水而下矣。此虽搜血之品，然非若大黄䗪虫丸之猛峻也。如无雀卵，即雀肉，或鸡卵与肝，亦可代。

花蕊石散　治虚劳吐血，五内崩损，涌出升斗者。服此，使瘀血化为黄水，后以独参汤补之。

花蕊石火煅，研如粉

用童便一钟煎，温服。如男，用酒一半，如女，用醋一半，和服。

十灰散　治呕吐咯嗽血，及虚劳、大吐血。

大蓟　小蓟　侧叶　荷叶　茅根　茜根　大黄　栀子　棕榈皮　牡丹皮等分，烧存性，出火毒

研极细。用生姜汁或萝白汁，磨松墨半碗，调服五钱，即止。

又丸方：

黄绢　马尾　藕节　艾叶　蒲黄　莲蓬　油发　棕榈　赤松皮　新棉各烧灰，等分

为末，以醋煮糯米糊和丸，梧子大。米饮下百丸。治崩血，又一切失血。

圣愈汤　治血虚心烦，睡卧不宁，五心烦热。

人参　川芎　当归　熟地　生地　炙芪各一钱

水煎服。

独参汤　治虚劳吐血后，羸弱、气微、少食等症。

人参一两

枣，煎服。

---

〔1〕蔺（lìn 赁）：多年生本草植物，亦称"灯心草"。

异功散 治脾胃虚弱，饮食少进，未能消化，心胸痞闷。

人参 白术 茯苓 陈皮 木香 甘草各一钱

姜、枣，煎服。

参苏饮 治内伤外感，发热头痛，呕逆咳嗽，痰逆中焦，眩晕嘈烦，伤风泄泻，及伤寒已汗，发热不止。

人参 紫苏 甘葛 前胡 半夏姜汁炒 白苓各二钱半 陈皮去白 甘草 枳壳面炒 桔梗各二钱 木香五分

姜、枣，煎。外感多者，去枣，加葱白；肺中有火，去参，加杏仁、桑白皮；泄泻，加白术、扁豆、莲肉。

此手足太阴药也。风寒宜解表，故用苏、葛、前胡；劳伤宜补中，故用参、苓、甘草；橘、半，除痰止呕；枳、桔，利膈宽肠；木香行气破滞，使内外俱和，则邪自散矣。

枳实理中汤 治寒实结胸，膈高起，手不可近，用大陷胸不瘥者。

白术土炒，二两 人参 干姜炮 炙草各一两 枳实面炒 白苓各一两

蜜丸。

小乌沉汤 治诸气，心腹刺痛。

香附制，二两 乌药一两 沉香 甘草各二钱半

为末。每二钱，盐汤调服。

黑神散 治伤损大吐血，口鼻俱出。

百草霜一钱

糯米饮调服。取深村柴火锅底上者为妙。

柴胡疏肝散 治胁肋疼痛，寒热往来。

陈皮姜炒 柴胡各二钱 川芎 枳壳面炒 白术各钱半 香附钱半 炙草五分

玉屑丸 主治肠风脏毒。

椿根白皮晒干，四两 槐根白皮 苦楝根 寒食面各三两 威灵仙一两 生南星 生半夏各五钱

为末，滴水和丸，梧子大。每三十丸，水一盏，煎丸令浮，以匙抄吞送下，不嚼。

五苓散　治暑湿、风寒诸症。

猪苓去皮　茯苓去皮　泽泻　白术　肉桂去皮

为末。以白饮和服方寸匕。渴者，去桂，加黄连。

是方猪苓借泽泻之咸以润下，茯苓借白术之燥以升精，脾精升则湿热散；而小便不利者，又难越膀胱一腑，故以肉桂之热因热用，内通阳道，使太阳里水引而竭之。此专治留着之水，渗于肌肉，而为肿满。若水肿与足太阴无涉者，又非对证之方矣。

导赤散　治小肠有火，便赤淋痛，面赤狂躁，口糜舌疮，咬牙口渴。

生地　甘草梢　淡竹叶　木通等分

导，引也。小肠，一名赤肠，为四脏之一，禀气于三焦，故小肠失化，上为口糜，下为淋痛。生地入胃，而能下利小肠；甘草和胃，而能下疗茎中；淡竹叶皆轻清入内之品，同生地、甘草，则能从广肠导有形之热邪入于赤肠，其浊中清者，复导引渗入黑肠而令气化，故云导赤。

妙香散　治梦遗失精，惊悸郁结。

人参一两　益智仁一两　龙骨一两　茯神五钱，去心　远志五钱，去心　甘草水泡　炙草二钱半　朱砂水飞

每服二钱，空心温酒调服，水煎亦可。《良方》加木香二钱五分，麝香一钱。

是方治有梦之遗精。经言手足少阴之厥令人妄梦，《良方》加以二香通其神明，使人不梦，淫邪泮释[1]，自无精泄之患。而荆公之方，无此二味，或流传日久而脱文耳。夫精之藏蓄在肾，统摄在脾，至疏泄则为听命于心。故用茯苓、远志，

---

[1]泮释：宣散、消散。

通肾以泄邪火；人参、益智，固脾以摄真精；茯神安神，朱砂定气，龙骨秘精，三者皆安镇心经之药；甘草调和阴阳，则心有所主而精不摇矣。

泻青丸 治肝实。

当归 胆草 川芎 栀子 大黄煨 羌活 防风等分

为末，蜜丸，芡实大。每一丸，竹叶汤同砂糖温水化下。一名凉肝丸。

逍遥散 治血虚肝燥，骨蒸劳热，咳嗽潮热，行来寒热，口干便涩，月经不调。

当归酒洗 白芍酒炒 白术土炒 白苓 柴胡各二钱 炙草五分

煨姜、薄荷，煎。

此足少阳、厥阴药也。肝虚则血病，当归、芍药养血而敛阴；木盛则土衰，甘草、白术和中而补土；柴胡升阳散热，合芍药以平肝，而使木得条达；茯苓清热利湿，助甘、术以益土，而令心气安宁；生姜暖胃除痰，调中解郁；薄荷疏肝泄肺，理血消风，疏逆和中，诸症自已，所以有逍遥之名。本方加丹皮、栀子，名八味逍遥散，治怒气伤肝，血少目暗。

脏连丸 治远年近日〔1〕肠风脏毒下血。

川连八两 槐米二两 枳壳一两 防风 甘草 槐角 香附 牙皂 木香各五分

用陈米三合，同香附一处为末，余药共为细末；用猪大肠约长二尺，洗净，入米、香附于内，缚定；以水二大碗，砂锅炭火煮，干即添水，煮烂如泥，取起和药捣丸，梧子大。每早，米饮下七八十丸。忌面、蒜、生冷、煎炙之物。

升阳除湿防风汤 苍术米泔水浸，四钱 防风二钱 白芍白苓各一钱

---

〔1〕远年近日：长期以来。

如胃寒泻泄、肠鸣，加益智仁、半夏各五分。姜、枣，煎。

是方治大便闭塞，或里急后重，数至圊[1]而不能便，或有白脓或血。慎勿利之，利之则必重，病反郁结而不通矣。以此升举其阳，则阴自降矣。此足太阴、阳明药也。苍术辛温燥烈，升清阳而开诸郁，故以为君；白术甘温，白苓甘淡，佐之以健脾利湿而升阳；白芍酸寒，敛阴而和脾也。

抵当汤

水蛭三十个，熬　虻虫三十个，熬，去翅、足　桃仁三十个，去皮、尖　大黄三两，酒浸

是方破无情之血结，诚为至当不易之方，毋怪乎药之险也。然水蛭非熬化，即煮熟糜烂，亦能复生，未可轻用。

生脉散　治热伤元气，气短倦怠，口渴多汗，肺虚而咳。

人参五钱　麦冬三钱，去心　五味三钱

凡曰散者，留药于胃，徐行其性也；脉者，主于心而发原于胃也。然脉中之气所赖以生者，必资借于肾阴，故《内经》言君火之下，阴精承之也。麦冬清肺金治节之司，五味收先天发水之源，人参引领麦冬、五味都[2]气于三焦，归于肺而朝百脉，犹天之云雾清、白露降，故曰生脉。

按：仲景抵当汤、代抵当丸，用治干血劳之血枯经闭。内用水蛭，但此物最易化生，虽以火炙焦研末，若投水中，露一宿，必复变生许多小蛭，此则未可轻用。惟《千金》一方，用发灰、杏仁等分，熬令紫色，捣如泥，以猪膏和为丸，如梧子大。每以酒下三丸，日三服，甚良。然窃意以桃仁易杏仁，更佳。又一古方，用白鸽子一只，去肝、肠净，入血竭于内，病

[1]圊（qīng 青）：厕所。
[2]都：汇聚。

一年者用一两，二年者二两，三年者三两，以针线缝住，用无
灰酒煮热，令病人吃之，瘀血即行。如心中恍乱者，食白煮肉
一块，即止。此二方有同气相求之妙，较抵当汤丸甚远，用之
可无虞也。然此病已过三年，必不可治矣。

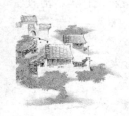

卷 六

内伤虚损方法[1]

援瘵汤 当归 炒芍 熟地各一两 枣皮 茯苓 鳖甲炙，各五钱 白薇二钱

服三月全愈。

此肝肾两治。鳖甲、白薇杀虫，能补能攻，杀虫于无形。而诸药大补肝肾，其痰自化，何用消痰逐秽伤脾胃也。

健脾杀虫汤 白术五钱 人参 白薇 车前各二钱 万年青一片 熟地一两 麦冬一两 枣皮 生枣仁各三钱 贝母一钱

服三月愈。

此补胃不助阳，消肾不损液，肾足制心不刑肺，实妙法也。

安肺汤 麦冬五钱 元参五钱 桔梗 苏叶 款冬各二钱 生地 白芍 天冬 黄芩 熟地 茯苓 枣皮各三钱 紫菀一钱 贝母五分

二剂愈。

此肺肾同治。何名安肺？盖子母同气，安肾正所以安肺也，倘但祛邪，因伤益伤矣。

---

〔1〕内伤虚损方法：原脱，据目录补。

助功汤 人参二钱 茯苓三钱 麦冬五钱 甘草 桔梗半夏各一钱 黄芩五分

三剂全愈。

此肺胃同治，助胃即助肺，泄肺火即泄胃火。邪入肺必入阳明，肺邪散，宁遁入阳明乎。

利肺汤 紫苏 甘草 桔梗 半夏各一钱 人参二钱 白术三钱 茯苓五钱 神曲五分

三剂全愈。

此不见利水，水自从膀胱出。因内伤致邪，故不必治外感。

卫主生气汤 人参三钱 白术 麦冬 北味 枣仁炒 白芍 元参各一两 白芥子二钱

二剂愈。

此五脏兼补也，倘补心不补各脏，反致偏胜矣。

定神汤 人参 黄芪各一两 茯神 白术 丹参 枣仁生 当归各五钱 丹砂末 远志 柏子仁 甘草各一钱 巴戟 怀药各三钱 白芥子二钱

十剂愈。

此脾胃肺肝同治。盖心为孤主，今四脏同治，则扶助有力，心神自旺，劳伤自愈。

通泉饮 枣仁炒 麦冬各一两 天冬 人参 丹参 柏子仁各三钱 北味 甘草 远志各一钱 当归五钱

三剂愈。

此补心气，又生津液，何必补肾以通源也。

卫心汤 人参二钱 白术五钱 茯苓三钱 甘草 石菖蒲 苏叶 半夏 桔梗 丹参各一钱

三剂愈。

此心与膻中俱补，不可分治，况原因喜乐而得忧愁乎，故邪易散。

　　加减小柴胡汤　柴胡　甘草各一钱　白芍一两　茯神五钱
麦冬三钱　陈皮五分

　　三剂邪散。

　　此用柴胡和胆中实邪，佐神、麦、白芍，补胆弱即补心
虚，二经同补，恐惧不畏，又何有于外邪乎。

　　坎离两补汤　人参　生地　麦冬　怀药各五钱　熟地一两
丝饼　枣仁炒　茯苓　白术各五钱　丹皮二钱　北味一钱　桑叶
十四片

　　十剂愈。

　　此心肾两补，水上济心，心无亢炎，自有滋润也。

　　风火两济汤　白芍一两　栀仁炒，三钱　柴胡　花粉　车
前各二钱　甘草一钱　丹皮五分

　　三剂愈。

　　此治肝经之内火、内风，然外之风火，亦可兼治。倘不用
白芍为君，单用柴、栀，虽风火亦能两平，而肝中气血虚未能
骤补，风火散后，肝木仍燥，怒气终不能解，何如白芍能补
肝，又能泄风火之两得。

　　加味逍遥散　柴胡　半夏　甘草　白术·栀仁炒，各一钱
当归　白芍各三钱　陈皮五分　茯苓二分

　　三剂愈。

　　此解郁祛风也，郁解风自难留。加半夏消痰，栀仁退火，
更能相助为理，故奏功如响。

　　又，前方加荆芥三钱，治肝血有损，因大怒而致，此善疏
肝气解郁也。

　　滋肝饮　元参一两　麦冬五分　白术一两　丹皮　沙参
当归各五分　甘菊　茯苓各三钱

　　五十剂愈。

　　此补肾滋肝，肝得水滋则火不发也。

　　顺适汤　白芍一两　茯苓　白术各三钱　人参　甘草五分

白芥　郁金　香附各一钱　当归二钱　陈皮五分　川芎八分

三十剂愈。

此入肝，又入脾胃，舒木宣土，故奏功。

二白散　芡实　怀药四两　万年青四片

各炒，研细末。白糖一斤，滚水调服，遇饥即服，以愈为度。二味健脾尤补肾，万年青杀虫于无形，入二味中，虫亦不知何以消藏，但不可责近效，加人参助胃尤妙。

清欲汤　当归　白芍　葳参　元参　熟地各一两　柴胡钱半　丹皮三钱　骨皮五钱　白芥子一钱

十余剂愈。

此补肝兼补肾，水旺木荣，木平火息，尤妙补中仍有开郁药，若徒补血泄火，尚隔一层。

益脾汤　人参　扁豆炒　神曲各一钱　怀药五钱　芡实　巴戟　白术各三钱　砂仁一粒　半夏三分　茯苓二钱　肉蔻一枚

服三月，胃开；六月，脾健。此补胃自益脾。

助火生土汤　人参　茯苓各三钱　黄芪炙　白术　巴戟各五钱　甘草　肉桂各一钱　石菖蒲　神曲各五钱　山楂十粒　志肉八分

三十剂愈。

此上补心包，下补命门，中补脾胃，火生土而食消。倘补火不知命门、心包之异，故健脾脾不健，开胃胃不开，不至痨不止。

补中益气汤加半夏、神曲，三剂愈。

此益脾圣药，况睡卧既久，脾气下陷，正宜提之，半夏、神曲最醒脾，故加之。

补中益气汤加熟附三分，十剂愈。

参、芪、归、术，得附子，其功益大。

加味四君子汤　白术五钱　茯苓　人参各三钱　甘草　柴胡各一钱　枳壳五分

二剂愈。

此因胃虚，寒热相战，故以健脾为主，佐之和解也。

加味六君子汤　人参　干姜炒，各二钱　白术　枣仁炒
茯苓各三钱　陈皮　甘草各五分　半夏一钱　熟附一片

二十剂愈。

此虽统治脾胃，然枣仁、姜、附补心居重，补脾居轻，宜
偏治胃也。

消酒散　白术　枣皮　苡仁各一两　葛花二钱　肉桂三分
茯苓三钱

三十剂愈。

此脾胃两补，分解酒湿，但酒性太热，宜先解热，何但治
湿，且用肉桂助热。不知湿不行，由命门火衰，真火衰，邪火
自盛；真火盛，邪火自衰；邪火衰，邪水自流；邪水流，邪火
自散。

六君子汤加黄芪三钱、熟附一分、神曲五分，十剂愈。

此补脾胃气，病原伤脾胃，脾胃一转，后天无损，先天自
可接续，故痨瘵易愈。

和顺汤　升麻炒　炮姜五分　防风　白芷　甘草各五分
黄芪　白芍　茯神各三钱　白术五钱　人参二钱

午前服，连十剂，黑色除，再十剂全愈。

此补中益气之变也。凡阳气下陷，此方提之。倘阴气上浮
阳中，则此方以升散阴气，皆奏功甚捷。

护内汤　白术　茯苓各三钱　麦芽　甘草　柴胡　半夏各
一钱　山楂五粒　枳壳三分　神曲八分　肉桂二分

二剂愈。

此消食神剂，又逐外邪，不伤脾气，真治内伤、外感之
良法。

金水两滋汤　麦冬　熟地各一两　天冬　茯苓　白术各三
钱　桔梗　甘草　紫菀各一钱　怀药五钱　肉桂三分　白芥子

三分

十剂愈。

此见肾虚感邪，最难愈，以散邪药不能直入肾经，不知肾虚感邪，邪不遽入肾，仍在肺。散肺邪，仍补肾水，肾得益，肺又无损，正善于散邪也。

脾肾两益丹 人参 白术 巴戟各一钱 茯苓五钱 柴胡甘草各一钱 肉桂五分 枣皮三钱

十剂愈。

此补土又补水，补水又散邪，有益无伤，真神方也。

养阴辟邪方 当归 白芍各五钱 柴胡 甘草 花粉各一钱 荆子五分 茯苓 川芎各三钱

二剂愈。

此原因津亏而邪入，方因补血养阴，津自生，邪自出。况川芎、蔓荆，能祛头风；柴胡、炙草，更擅解纷；花粉、茯苓，消痰利湿，引邪从膀胱出。阴虚内伤外感，莫此为良。倘用攻于补阳之中，则阳旺阴消，邪转炽矣。

补中益气汤加贝母一钱，十剂愈。

此乃东垣一生学问，全注于此。妙在用升、柴于参、归、芪、术内，一从左旋，升心、肝、肾气；一从右旋，升肺、脾、胃、命门气，非仅升上、中二焦气也，阳升阴自降，或疑阳气未必尽陷，反升阴气，干犯阳位，为变非小。不知阳气不陷，未有生病者；阳陷，人始病。升阳而阴降，阴亦何能犯阳哉。

八味地黄汤 此水中补火，补阳兼补阴，故补火无亢，补水不寒也。

起瘵至神汤 熟地 麦冬各一两 枣皮 茯苓 怀药 鳖甲炙，各五钱 芡实 白术各三钱 杜仲炒，一钱 百部二钱 肉桂三分

十剂虫死，服二月愈。

此补肾安心，惟鳖甲、百部杀虫，鳖甲引百部入至阴内，妙在补阳不伤髓，虫死肾无异气，心自受益。又有麦冬、苓、术相扶，自安莫中宫也。

凉髓丹 骨皮 丹皮各一两 麦冬五钱 钗斛三钱 牛膝 茯苓各二钱

服一月愈。

此用地骨、丹皮，不特补肾水，且凉骨髓与消骨外血；骨中热，骨外安有不热，骨中髓热，必耗骨外血，骨外血热，必烁骨中髓；用二味，髓、血两治矣。髓、血既无大热，肾中宁独热哉。况石斛、牛膝，补肾真阴，阴旺则阳平，水盛则火退，骨蒸痨瘵又何能成。

救瘵汤 熟地五钱 白芍 怀药 骨皮 麦冬各二钱 沙参三钱 北味十粒 白薇 人参各五钱 白芥子 鳖甲炙 茯苓各一钱

服一年愈。必断色欲。

此补阴居多，再加人参以助胃气，则补阴而无腻滞之忧，即杀虫亦非毒药。配合精良，治起初瘵神效。

化石汤 熟地二两 茯苓 枣皮 元参各一两 苡仁 泽泻 麦冬各五钱

十剂愈。

此妙不治淋，反补肾，苡苓淡渗解咸味，麦冬、元参散火气，地黄、枣皮滋肾水，又取甘能化石、咸能消石也。又恐滞而不行、留而不走，益之泽泻之咸，咸以入咸〔1〕，且善走攻坚，引群药入肾中，又能出肾外，迅逐于膀胱之里而破块，倘不补肾，惟治膀胱，气不得出，又乌能化水也。

益肺汤 人参 白术 当归 怀药 芡实各三钱 麦冬五

---

〔1〕益之泽泻之咸，咸以入咸：原作"益泽泄咸以入咸"，据《辨证录》"化石汤"改。

钱　北味　柴胡　荆芥各五分

　　二十剂愈。

　　此因伤气、伤肺也。补肺，兼补脾胃，虽益肺，实益气也。肺衰则气衰，肺旺则气旺，气衰乌可不补肺哉，补肺又何能舍脾胃哉。

　　开胃填精汤　人参　麦冬　枣皮　茯苓各二钱　白术五钱　熟地　巴戟各一两　北味一钱　肉蔻一枚

　　三十剂愈。

　　补中益气汤加元参三钱、桑叶二十片，十剂愈。

　　此多用参、芪补气，气旺血亦旺，自能流行。身痒多属火，加元参退浮游之火；汗多发痒，桑叶止汗，痒自止也。

　　加减大补汤　人参　当归　茯苓　白术　白芍　熟地各三钱　黄芪五钱　川芎　甘草　柴胡各二钱　陈皮五分

　　数剂愈。

　　此气血兼补。但原方有肉桂，呼卢斗贝未免火有余而水不足，故易以柴胡、补中和之，邪尤易散。

　　养筋汤　熟地　白芍　麦冬各一两　枣仁炒　巴戟各三钱

　　十剂愈。

　　此心、肝、肾三经同治。凡三经病通治，非独治阳明筋症，在人通变也。

　　充髓丹　熟地　枣皮各一两　石斛　沙参各五钱　骨皮　牛膝　茯苓各三钱　北味一钱

　　此填补真阴，使水足精满，髓充骨健。倘用寒药治胃，热药助阳，愈熬津液，必成痨瘵矣。

　　加味四物汤　熟地一两　当归　白芍各五钱　川芎　柴胡　白芥子各一钱　牛膝三钱　丹皮　钗斛各二钱

　　此用四物补水，亦补髓。邪因虚入，补髓、血，邪自出，故少加柴胡，风邪随散，倘徒散邪，非善治也。

内伤失血方法[1]

固气生血汤　治一时狂吐血。

黄芪炙，一两　当归五分　荆芥炒，二钱

此即补血汤之变。妙在荆芥引血归于气中，引气生于血内，血气之阴阳交，水火之阴阳自济，脏腑经络不致再沸。至于有形之血不能速生，无形之气所当急固，大约此方治初起呕吐狂血最妙，若吐血久，不可以服。

三台救命汤　治肝肾失血。

熟地八两　麦冬三两　丹皮二两

此用熟地补肾滋肝，麦冬清肺治肝，丹皮去肝浮游之火，又引火归肾，使血归经，然非重用不济。至火息血尽，后以地黄丸服之，良法也。

两泻汤　治吐黑血。

白芍　丹皮　骨皮　元参各一两　栀仁炒，三钱

服二剂，血变红；四剂，咳除血止。

此见黑，北方水色，黑血兼属心火，乃火极似水，如火投水中，必为乌薪。方泻肝仍泻心包与肾，火得水而解，血得寒而化，所以神效。

解暑止血汤　治感暑，呕吐血块。

青蒿　石膏各一两　当归　麦冬　元参各五钱　荆芥炒　大黄一钱

二剂愈，不可多。

此用青蒿于解暑中退阴火，则阴阳济，拂逆自除；石膏退胃火，麦冬退肺火，元参退肾火，荆芥引火下行，又得大黄，不再停胃；又恐血既上越，大肠必燥，加当归助速行之势，故

---

〔1〕内伤失血方法：原脱，据目录补。

旋转如环，取效甚捷。

化丝汤　治痰见血丝。

熟地　麦冬各一两　贝母　苏子　荆芥炒，各一钱　元参　茯苓各五钱　骨皮　沙参各三钱

此肺、肾、心三经兼治，加去痰退火，但愈后不可仍服，宜用后方。

益阴地黄丸　熟地一斤　怀药　桑皮八两　麦冬　骨皮十两　丹皮　茯苓六两　北味三两　泽泻四两

蜜丸。日服三钱。

壮水汤　治久吐血不止。

熟地二两　生地一两　荆芥炒，二钱　三七末三钱

二剂不发。

此二地补精，寓止血之妙，荆芥引血归经，三七随断路径，入不再出，火得水消，气得水降，此理为至微也。

平肝止血散　治大怒吐血。

白芍二两　当归一两　荆芥　丹皮各三钱　栀仁炒，二钱　甘草一钱

此用白芍平肝，又益肝，同当归用，生血活血，实有神效；丹皮、栀子不过少凉血以清火，俟荆芥引经、甘草缓急耳。

六味地黄汤　治咯血，加北味一钱，此治水不须泄火也。

又方：治咳嗽失血。

麦冬　熟地各二两　骨皮　丹皮各一两　白芥子三钱

十剂愈。

此肺、肾同治，故麦、地并用；加骨皮、丹皮，盖以咳血必损阴，阴虚则火旺，此火乃阴火，二味解骨髓中热，则肾无煎熬，不索肺金，肺中滋润，自济肾，肾渐濡，养肝治心，外

侮不浸，何有耗散；白芥子消膈膜之痰〔1〕，以阴气虚耗，必有痰，取不耗真阴气也。

止衄汤　治鼻衄不止。

生地一两　麦冬三两　元参二两

一剂止。

此麦冬治肺虚，生地、元参解肾火，火退气自顺，气顺血归经矣。

填窍止氪汤　治耳出血。

麦冬一两　熟地二两　石菖蒲一钱

一剂效。

此用熟地补肾，麦冬息心包火，菖蒲引二味直透耳中也。

护舌丹　治舌上出血不止。

丹皮　麦冬　桔梗各三钱　人参　甘草　北味各一钱　元参五钱　熟地一两　黄连三分　肉桂一分

四剂愈。

此专交心肾也。

六味地黄汤加麦冬五钱，北味、骨碎补各一钱，四剂愈。

此用六味补水，水足火自降，火降血不妄行；加麦、北补肺，水尤易生；碎补透骨补漏，血欲不止，得乎。

两止汤　治脐中出血。

熟地三两　枣皮　麦冬各一两　北味一钱　白术五钱

四剂除根。

此用熟地、枣皮补水，麦、味益肺，白术利腰脐，腰脐利，水火流通，各取给于肾而不争矣。

加味补血汤　治九窍出血。

当归一两　黄芪三两　人参　荆芥炒，各三钱　白术　生地各五钱

---

〔1〕之痰：原无，据文意补。

二剂愈。

此见血妄行，火已泄，不必清火，而辄补气。盖其妄行，由气虚不能摄血也，倘用止抑，则一窍闭安，必众窍尽闭。况又加行气凉血，兼清火，有不奏功哉。

三地汤　治大便出血。

生地　熟地　当归各一两　地榆三钱　木耳末五分

二剂愈。

此精血两补，肠中自润，既无干燥，自无渗漏。况地榆凉，木耳塞，有不速效哉。

水火两通汤　治尿血痛涩。

车前子三钱　栀子五钱　茯苓　当归各五钱　木通　黄柏　萹蓄各一钱　白芍　生地各一两

三剂愈。

此通利水火，又平肝补血。盖血证再惧肝木克脾胃，脾胃气下陷不能升，血又何从升散乎。今平肝，肝舒脾胃亦舒，脾胃气舒，小肠水火两通，败精速去矣。

肺肾两益汤　治毛孔出血。

熟地二两　人参　麦冬各一两　三七根末三钱

一剂血止，再用六味地黄加麦冬、北味调理，全愈。

此金水相资，肺肾火息，血自归，何至走入皮毛外泄。况三七根原止血，故宜效之捷也。

滋脾饮　治唾血。

人参三分　茯苓三钱　元参　芡实　白茅根　怀药　丹皮各三钱　熟地一两　沙参五钱　甘草五分

二剂愈。

此轻治脾，重补肾，探本也。倘止泄脾火，必伤胃土，胃伤脾更伤，然后补肾，则不能生肾水，何能制脾胃火，毋论唾血难止，吾恐胃关不闭，血且倾盆，此滋脾饮所以效耳。

助心丹　治两目流血。

熟地　麦冬各一两　志肉二两　茯神　元参　丹皮　当归各三钱　枣皮　芡实五钱　莲子心一钱　柴胡三分

二剂愈。

此心、肝、肾药，补肾生肝即补肾生心。或疑肾火动，不宜补肾，不知火动乃水衰，况心火必得水资乃旺，心、肝、肾火自平也。

补液丹　治舌上出血。

人参　生地　怀药各三钱　麦冬　当归　元参各五钱　丹参二钱　北味十粒　黄连　贝母各一钱

外用炒槐花、三七根末等分，搽之即愈。

温经汤　治妇人经断。

熟地　白术各一两　怀药　当归各五钱　枣仁　生白芍沙参各三钱　丹皮　人参各二钱　柴胡　杜仲各一钱

八剂经通，一月受孕。

此心、肝、脾、肾同治。妙在补水以通之，开郁以解之，倘徒补则郁不开生火，徒散则气益衰耗精，或用攻坚并辛热之品，无益反害。

荡邪丹　治室女月经不来，如娠。

雷丸　大黄各一钱　桃仁三十粒　当归　丹皮各五钱　甘草生，二钱

一剂下秽物半桶，再用：

调正汤　白术　苍术　苡仁各五钱　茯苓三钱　陈皮　甘草　贝母各一钱

四剂经渐行。或疑鬼胎，必伤血，故血枯经闭，今堕其胎，何不补血，反补胃气。盖鬼气中人，正虚可知，且血不骤生，补气自易生血。二术补阳气，阳旺阴自难犯。倘徒补血，则阴以招阴，恐胎虽下，鬼气必再种也。

固本止崩汤　治血崩，目暗昏晕。

熟地　白术各一两　人参　黄芪各三钱　当归五钱　干姜

灰，二钱

十剂愈。倘畏药重减半，必不能止。

此妙补血，更补气，且补火。盖血崩至黑暗昏晕，则血必尽去，仅存气一线。若不急补气，则有形血不速生，无形气必尽散，故补血先补气。然补气不补血，血不易生；补血不补气，血自凝滞，不能随气速生。况干姜引血归经，补中有收，故妙。

补血汤加三七末三钱、桑叶十四片，治老妇血崩。

此用三七根止血，桑叶滋阴又收敛。但年老阴精既亏，此补精药尚少，其后宜加白术五钱、熟地一两、怀药四钱、麦冬三钱、北味一钱，多服。

固气汤 治受娠，血崩胎堕。

人参 白术 熟地各五钱 当归 杜仲各三钱 茯苓 甘草 枣皮各二钱 远志一钱 北味十粒

十剂愈。

此固气兼补血，凡因虚血崩，皆效。

引精止血汤 治交感，血涓涓不止。

人参 枣皮各五钱 白术 熟地各一两 茯苓二钱 车前荆芥炒，各三钱 黄柏五分 干姜炒，一钱

十剂愈。

此用参、芪补气，地、枣补精，精气旺，血管自流动；加苓、前利水，水利血窍自利；加黄柏直入血管，引出凤精；加荆芥引出败血；又益黑姜止血管之口。此实有调理曲折之妙，然必慎房事三月，乃善也。

平肝止血汤 治血崩，作渴吐酸。

白芍二两 当归 白术各一两 柴胡一钱 三七根末 丹皮生地各三钱 甘草 荆芥各二钱

四剂愈。

此妙白芍平肝，得柴胡而郁尽解；白术利腰脐，血不积

注；荆芥通经络，血自归还；丹皮凉骨髓热，生地清脏腑热，当归、三七补中止血，自郁散血止耳。

逐瘀止崩汤　治跌仆，血下如崩。

大黄　龟板各三两　生地一两　当归五钱　白芍二钱　丹皮一钱　枳壳五分　桃仁十粒

不必四剂。

清海丸　治每交感即如血崩。

熟地　桑叶　白芍　白术　元参各一斤　枣皮　石斛各八两　北味三两　麦冬　沙参　骨皮　丹皮　怀药各十两　龙骨煅、醋淬，二两

蜜丸。滚水下，早晚各五钱。半年愈。

此补阴无浮动，缩血无寒冷，潜移默夺，子宫清凉，血海自固。

内伤备用选[1]方

香砂平胃散　主治伤食。

苍术二钱　陈皮去白　香附制，各一钱　枳实面炒　藿梗各八分　厚朴姜汁炒　缩砂姜汁炒，各七分　木香另研　甘草各五分

姜，煎。

腥[2]脾育胃汤　治中气不足，饮食不化，虚痞吞酸。

人参　白术炒　白苓各一钱　半夏　苍术　缩砂姜炒　白芍炒　麦芽炒　厚朴姜汁炒　藿香　陈皮去白，各八分　枳实面炒，五分

姜、枣，煎。

健脾保和丸　消导饮食，有补有化，不致伤脾。

---

〔1〕用选：原脱，据目录补。
〔2〕腥：《外科正宗》卷一作"醒"。

白术二两　枳实面炒　楂肉　陈皮　麦芽炒，各一两　神曲炒　白蔻　木香各五钱

为末，粳米饭和丸，梧子大。白汤下五七十丸。

养脾丸　治脾胃虚冷，饮食不消，或腹胀呕泄。

干姜炮　缩砂姜汁炒，各四两　炙草二两　麦芽炒　白苓　人参　白术各一两

为末，蜜丸，每两分作八丸。姜汤下。

滋脾丸　滋脾养胃，消化饮食。

神曲炒　麦芽炒　半夏　陈皮　莲肉去心　枳壳炒　缩砂姜汁炒　甘草各一两

为末，陈米饭和丸，梧子大。米汤下百丸。

葛花解醒汤　治饮酒过伤，呕吐痰逆，手足战摇，精神昏乱，饮食减少。

葛花　缩砂姜汁炒　白蔻各五钱　青皮三钱　白术　干姜　神曲炒　泽泻各一钱　人参　猪苓　白苓　陈皮各钱半　木香五分

为末。每三钱，白汤调服。

对金饮子　治酒食伤，和胃消痰。

陈皮三钱　厚朴姜汁炒　苍术　甘草

姜，煎服。加甘葛二钱，赤苓、缩砂（姜汁炒）、神曲各一钱，尤好。

人参散　治饮食酒伤房劳，酒入百脉，令人恍惚失常。

熟地二钱　人参　白芍　天花粉　枳壳　茯神　枣仁炒　甘草各一钱

水煎。

龙脑汤　醒酒消食。

缩砂姜汁炒，二两　甘草两半

为末。每五钱或一钱，茶清下。

葛花散　饮酒令不醉。

葛花　小豆花等分

为末。每三钱，白汤调服。一名双花散。

三豆解醒汤　治中酒头痛，呕吐烦渴，善解酒毒，多饮不醉。因酒消渴，尤宜服之。

葛根二钱　苍术钱半　陈皮　赤苓　木瓜　半夏各一钱　神曲炒，七分　泽泻五分　生姜三分　黑豆　绿豆　赤小豆各二钱

夏月及酒渴者，加川连五分。

人参汤　人遇劳倦辛苦，用力过多，即服一二帖，免生内伤、发热等疟。

炙芪钱半　人参　白术　陈皮　麦冬去心，各一两　茯神八分　炙草七分　五味二十粒

姜、枣，煎服。一名补气汤。

二曲丸　治脾虚痰盛，食不入，妙甚。

神曲炒　半夏等分

为末，以姜汁糊丸。服。

香砂养胃汤　治胃寒，饮食不思，痞闷不舒。

白术一钱　苍术　缩砂　厚朴　陈皮　白苓各八分　白蔻　人参　木香　甘草各五分

姜、枣，煎服。

守中金丸　治内伤脾胃虚冷，腹中痞痛，或肠鸣自利，不思饮食。

苍术　桔梗　干姜泡　炙草各一两

为末，蜜丸，弹子大。每一丸，醋汤嚼下。

不换金正气散　苍术　厚朴姜汁炒　半夏　陈皮　藿香　甘草

姜、枣，煎服。或加苏叶、缩砂。

参苓白术丸　养元气，补脾胃，进饮食，清火化痰。

白术二两半　桔梗　薏仁　白莲去心，各二两　人参　山药　白苓　陈皮　半夏　扁豆炒　当归　香附　远志去心，甘草汤泡

甘草各一两　缩砂五钱

共为末，姜、枣煎汤，打神曲一两煮烂和丸，梧子大。白汤下百丸。一方有黄连、石菖蒲。

参苓白术散　治内伤脾胃虚弱，饮食不思，或吐泻。

人参　白术　白苓　山药　炙草各三钱　薏仁　白莲　桔梗　扁豆　缩砂各钱半

为末，每一钱，枣汤调服。或锉一两，姜、枣煎服。

瑞莲丸　治内伤，脾胃虚弱，少饮食，或泄泻。

山药　白术　白苓　芡实　白莲　陈皮　白芍炒，各一两　人参　炙草各五钱

为末，用猭猪肚一个，洗净煮烂，和药捣丸，梧子大。每早，米饮下百丸。

参术调元膏　扶元气，健脾胃，进饮食，润肌肤，生精血。

白术一斤　人参四两

并锉片，入砂锅内，净水十碗，熬取汁二碗，滤渣；又添水熬取汁二碗，去渣；将二次汁滤净，和合，慢火熬至二碗，加入蜜半斤，再熬至稠酽，埋土中三日，取出。日服三四次，白汤调下。

又方，白术一味，不拘分，如此熬法，三次去渣，和匀原汁，慢火熬至滴水成珠为度，或加蜜或不加蜜，取出，入瓷瓶收贮，退火毒，每日白汤调服三四次，甚妙。大人，可加黄芪熬膏。

九仙王道糕　养精神，扶元气，健脾胃，补虚损，生肌肉，除湿热。

莲肉　山药　白苓　薏仁各四两　麦芽炒　扁豆炒　芡实各一两　柿霜四两　白糖二十两

为末，入粳米粉蒸糕，晒干。任意食之，米饮送下。

白雪糕　治内伤，补养脾胃。

　　山药　芡实　白莲各四两　粳米　糯米各一升

共为粉，砂糖斤半拌匀，蒸糕。食之，妙。

天真丸　治内伤，脾胃俱虚，津液枯竭，形体羸瘁。

肉苁蓉　当归　山药　天冬各十两

四味为末，用精羊肉七斤批开，入上药末入内，扎紧，入糯米酒，置瓶中，煮令酒干，再入水二升，又煮，候肉烂如泥，乃入黄芪末五两，人参末三两，白术末二两，熟糯米饭（焙末）十两，拌匀，同捣作丸，梧子大。每服百丸，日三服。久服滋血添精，生津液，润燥涩。

以上俱饮食伤用。

大补阴丸　降阴火，壮水要药。

黄柏盐酒炒　知母酒炒，各四两　熟地　龟板炙，各六两

为末，猪脊髓和炼蜜为丸，梧子大。每盐汤下五七十丸。

加味补阴丸　补阴虚，泄阴火。

黄柏　知母酒炒，各四两　牛膝　杜仲炒　巴戟　熟地　枣皮各三两　肉苁蓉　白苓　枸杞　远志　山药　鹿茸　龟板炙，各二两

为末，蜜丸，梧子大。盐汤下五七十丸。

虎潜丸　治阴虚劳症。

龟板炙　黄柏炒，各四两　熟地　知母炒，各三两　白芍　当归　锁阳各二两　陈皮　虎骨[1]炙，各一两　干姜炮，五钱

为末，酒糊和丸，梧子大。盐汤下五七十丸。

一方，煮羊肉汁和丸，名龙虎丸。

补天大造丸　壮阳光，滋肾水，为天地交泰。若虚劳之人，房室过度，五心烦热，服之神效，久服延年益寿。

紫河车一具　熟地　当归　茴香酒炒　黄柏酒炒　白术炒，各二两　生地酒炒　天冬　麦冬　牛膝酒洗　杜仲炒，各两半

────────────

〔1〕虎骨：现为禁用药。

枸杞　五味各七钱　陈皮　干姜炮，各二两　侧柏叶向东枝者，
焙，二两

为末，入河车共捣丸，梧子大。米饮或酒下百丸。

入门大造丸　治气血虚，阳痿面黄。

紫河车一具，蒸　生地二两半　白苓二两　缩砂六钱

后三药以纱绢包之，入瓷缸内，酒煮，再添酒，煮七次，
取出，去苓、砂不用。盖地黄得砂仁、茯苓，则入胃经故也。
与河车，加前方药料捣丸，服同法。

以上俱阴虚用。

参芪建中汤　治虚损少气，四肢倦怠，饮食少进。

当归钱半　人参　黄芪炙　白术炒，一钱　白苓　白芍炒，
一钱　生地酒炒，一钱　甘草五分　五味三分

姜、枣，煎。

鹿茸大补汤　治虚劳少气，一切虚损。

肉苁蓉　杜仲炒，各一钱　白芍炒　白术炒　制附子　人参
肉桂　半夏　石斛　五味各七分　鹿茸　炙芪　当归　白芍
熟地各五分　甘草二分

姜、枣，煎。

桂附汤　治阳虚血弱，虚汗不止。

肉桂　附子炮，各三钱

姜、枣，煎服。

茸附汤　治气血精虚耗，潮热盗汗。

鹿茸　附子炮，各二钱半

姜、枣，煎服。

以上俱阳虚用。

双和汤　治心力俱劳，气血皆伤，或劳役后房室，及大病
后虚劳，气乏、自汗等症。

白芍二钱半　熟地　当归　川芎　炙芪　甘草各七分

姜、枣，煎服。

一方同名，乃建中、四物合用，治大病虚劳气乏最效。

异类有情丸　治虚劳，气血两虚。

鹿角霜　龟板炙，各三两六钱　鹿茸炙　虎胫骨炙，各二两四钱

为末，用雄猪脊髓九条，同炼蜜捣丸，梧子大。每盐汤下五七十丸。鹿，阳也；龟、虎，阴也。血气有情，各从其类也。如膏粱善饮之人，可加猪胆汁，以寓降火之意。

是斋双补丸　平胃气血，不燥不热。

熟地　菟丝各八两

为末，酒糊和丸，梧子大。酒下五七十丸。

以上阴阳俱虚用。

《究源》〔1〕**心肾丸**　治虚劳，心肾不交，水不济火，怔忡盗汗，遗精赤浊。

菟丝酒浸，三两　牛膝　熟地　肉苁蓉　鹿茸炙　附子炮　人参　远志　茯神　炙芪　山药　当归　龙骨煅　五味各一两

为末，以浸菟丝酒糊和丸，梧子大。枣汤下五七十丸。此主心虚。

黑丸　治虚劳，阴血耗竭，面色黧黑，耳聋目暗，腰痛脚弱，小便白浊。

当归　鹿茸炙，各〔2〕一两

为末，乌梅肉为膏，和丸，梧子大。酒下五七十丸。

滋补养荣丸　治虚劳，气血俱亏，精神短少，脾胃虚弱，专补肝血。

远志　白芍　炙芪　白术各二两半　熟地　人参　五味　川芎　当归　山药各二两　陈皮八钱　白苓七钱　生地五钱　枣皮四钱

〔1〕《究源》：即《究源方》。
〔2〕各：原文无。据《杂病广要》两种药等分而补。

为末，蜜丸，梧子大。米饮下五七十丸。

三方俱主肝血。

无比山药丸 补肾益精血。

五味六两　肉苁蓉四两　菟丝　杜仲炒，各三两　山药二两　赤石脂煅　茯神　枣皮　巴戟　牛膝　泽泻　熟地各一两

为末，蜜丸，梧子大。米饮或酒下五七十丸。

小菟丝子丸 治虚劳肾损，阳气衰少，小便滑数。

菟丝子五两　山药　莲肉各二两　白苓一两

为末，山药糊丸，梧子大，盐汤或酒下。

三味安肾丸 治肾虚，气不归元，变见诸症。用此补肾，令其纳气。

破故纸炒　茴香炒　乳香等分

蜜丸，梧子大。盐汤下三五七十丸。

补精膏 治虚劳，益真气，助胃润肺。

山药八两，另研　胡桃肉四两，研如泥　杏仁去皮尖，炒，另研，四两

雄牛前腿髓四两，蜜一斤，二味同煮，去渣，入三药末和匀，入缸封固，重汤煮半日，取出。每一匙，温酒调服。

卫生汤 补虚劳，除烦热，和血脉。

炙芪二钱　白芍酒炒　当归各钱半　炙草七分

水煎，入酒服。气弱，加人参一钱。

救阴理痨汤 治阴虚火动，皮寒骨热，食少痰多，咳嗽短气，倦怠烦闷。

生地姜汁酒炒，二钱　当归酒洗，一钱　白芍酒炒，一钱　五味三分　麦冬去心，一钱　人参六分　炙草四分　莲子去心，三钱　薏仁三钱　陈皮八分　丹皮一钱

枣，煎服。

救阳理痨汤 治劳伤气耗，倦怠懒言，动作喘乏，表热，自汗心烦，遍身作痛。

黄芪酒炒，三钱　人参二钱　当归酒洗，钱半　白术炒，二钱
炙草五分　陈皮去白，八分　五味四分　肉桂七分

姜、枣，煎服。

班龙丸　常服延年益寿。

鹿角胶　鹿角霜　菟丝子　柏子仁各八两　白苓　破故纸
各四两

为末，酒煮米糊作丸，梧子大。姜盐汤下五十丸。

何首乌丸　治男子元脏虚损，填精补髓。

首乌八两　肉苁蓉六两　牛膝四两

将首乌用枣一层，甑内蒸枣软，用竹刀切，焙，同为末，
以枣肉和丸，梧子大。每服五十丸，嚼马蔺子服，酒下，食
前，一服加一丸，日三服，至四十丸即止，其效如神。

麋茸丸　治肾虚腰痛，不能转侧。

麋茸一两　菟丝子一两　硫黄五钱

为末，以羊肾二对，酒煮烂，去膜，研如泥，和丸，梧子
大，阴干。如羊肾不敷，入酒糊佐之。盐汤或酒送服五十丸。

聚精丸　治肾虚，封藏不固。

鳔胶白净者，一斤，碎切，蛤粉或牡蛎粉炒成珠，再用乳酥拌炒
沙苑蒺藜五两，乳浸一宿，隔汤蒸一炷香，晒干，勿炒

为末，炼蜜中加入陈酒，候蜜将冷，为丸，不可热捣，热
捣则胶黏难丸，丸如绿豆大。酒下八丸。忌诸鱼、牛肉。景岳
加五味子二两。

以上皆择录古方。景岳新方如归肾饮丸、左归、右归饮丸
及举元煎等类，亦多可用，前《医学指要》内备载，兹不
赘及。

习医数十年，研穷古圣经旨、先贤名论，因于虚劳失血之
症，裁订方法，加减施治，获效颇多，附此以质高明。

培元养阴汤　纹党参三四钱至一两。若初见血或有火，即用洋
参　泡於术用米泔水泡二日，荷叶包，饭上蒸过，不用土炒，初起不

用，三四钱　怀山药初用生，后用盐水洗、蒸，五六钱至一两　薏苡仁初用生，后用蒸，四五钱至七八钱、一两　霍山石斛另煎浓汁，冲服，一钱至二三钱　丹参酒洗　桔梗泡　广陈皮去白，一钱　藕节水洗，二三钱　炙草一钱　白莲去心，三钱

　　白茅根一撮为引。服数剂，血不止，可加黑姜炭五六分，数服自止。以后去藕节、姜灰，加玉竹（蜜蒸）四五钱至一两、真阿胶（用蒲黄炒珠）三四钱，多服，引去白茅根，加白莲、南枣。服至一两月后，无反复变易，即用温补、滋阴等剂，随服，能加保养，自获安全矣。

　　如咳嗽痰多，加麦冬（去心，米炒）一二钱，或加冬虫夏草一二钱，或加贝母（去心，糯米拌炒）一二钱；若久嗽，肺气虚极，即加北味二三钱，紫菀、百合一二钱亦可，其余止嗽之药切勿妄加。尝见医风寒咳嗽，误用止嗽等药，致成劳瘵而莫救，比比然也，慎之慎之。

　　此体经文补以味、调以甘之意，而扶脾助胃，保肺益肾，兼及之矣。盖详究药性，山药色白味甘，入脾肺，补不足，泻虚热。汪注云：阴虚则内热，补阴故能清热，则山药自能补阴；且肺为肾母，金水相生，故又能益肾阴；脾为心子，子母相助，故又能益心气；且稼穑作甘之本味，可治虚损劳伤，固宜用以为君。而臣之者，则有人参之益土生金，养元泄火，并治虚劳；薏仁之益胃健脾，补肺清热，主治血症；或借茯神之能守，安养心神；或资茯苓之微渗，交通心肾；甘草甘补脾胃，泻心火，养肾阴，共相协和；惟白术苦甘而温，本生津消痰，但燥腻横中，血燥乃不相宜，用之须慎。若其佐使，丹参入心与包络，去瘀生新，除烦热，一味功兼四物；石斛，甘淡入脾而除虚热，咸平入肾而涩元气，益肾强阴，能补虚痨；桔梗入肺心胃，开提气血，载运药力；陈皮入脾肺气分，调中快膈，导滞消痰，用为辅治，自能调剂适中。至于导向，莲子交

水火而媾心肾，安靖上下君相火邪，益十二经脉血气；而藕节涩平，茅根甘寒，皆能止吐衄诸血。合成此剂，不寒不燥，补脾而不伤肾，益肾而不妨脾，彼此相资而有益，以视沾沾于滋阴降火，补阴抑阳，相去为何如耶。

附《素问》浊气归心辨讹

读《素问》，至"食气入胃、浊气归心、淫精入脉"节，此浊气归心，不得其解。因思心者，君主之官，神明出焉。如果浊气归心，焉得虚灵不昧，具众理而应万事者乎。按此心字，必因千百年相传之书，脾字讹为心字。考《灵枢·阴阳清浊篇》曰：受谷者，浊；受气者，清。又曰：营者，水谷之清气也，调和于五脏，洒陈于六腑。又曰：阴清而阳浊。又曰：诸阴皆清，足太阴独受其浊。夫腑为阳，脏为阴，既曰诸阴皆清，则心之受清可知；既曰足太阴独受其浊，则浊气归脾之外，更无一脏再受其浊可知。是浊气归脾，经文无不印合，窃以为一字之讹，愿以质之高明。

附　考正古方权量说

古方自《灵》《素》至《千金》《外台》，所集汉、晋、齐、宋诸名方，凡云一两者，以今之七分六厘准之；一升者，以今之六勺七抄准之。古方权量皆起于律，古律龠容一千二百八十秬黍。《千金》论一撮者，四刀圭也；六十四黍为圭，半之为一刀圭；十撮为一勺，勺即龠也；两龠为一合，合为升字之误，一升共二千五百六十黍也。李时珍沿两勺为一合之误，更增十合为一升，则误以传误矣。幸《千金》及《外台》原文俱无此五字。可证二百四十黍为一两者，《千金》云十黍为一铢。

《图翼》谓十黍当作百黍，非也。六铢为一分，四分为一两，十六两为一斤，此则神农之秤也。

寸匕者，作匕，正方一寸。钱匕者，以五铢钱为之。皆抄散，取不落为度。古人用散药，以刀圭抄取之，匕亦刀圭之意也。一刀圭，为三十二黍。方寸匕者，十刀圭也，方一寸匕之，实容三百二十黍，准今一钱。《千金》论钱匕者，以大钱匕抄之。若云半钱匕者，则是一钱抄取半边耳，并用五铢钱也。按：五铢钱，与开元钱径同。一钱匕者，五分六厘也。半钱匕者，准今一分四厘也。一撮者，以三指为度。《千金》论一撮者，四刀圭也，得一百二十八黍，准今四分。

凡丸药如梧子大者，准药末一分；如弹丸及鸡子黄者，准药末一钱。《千金》论刀圭者，十分方寸匕之一，准如梧子大也。如弹丸及鸡子黄者，以十梧子大准之。

宋林亿以古三两为今一两，古三升为今一升，庞安常亦云然。此误以汉之权墨为凭者，于古方不相涉也。故张介宾惑于郑世子之《乐书》，定为古方一两，今之六钱；古之一升，今之三合三勺者，尤为大谬。李时珍云：古方一两，今之一钱；古方一升，今之二合半。亦非也。

夫以药秤药升，农轩创造之法物，孙真人祖述其意，定《千金方》首。今依四分为一两为定，亦不依隋人以三两为一两之法。其述古药升制度中，即曰今人分药不复用此。继此有王刺史者，辑《外台秘要》，每方必纪其所出。凡六朝所定，四分升合，皆兢兢法守，间有大升大两，必分别具明。今良方具在，顾权量难求。弃若弁髦[1]，强作解事者，从而武断

〔1〕弁（biàn变）髦（máo）：古代男子行冠礼，先加缁布冠，次加皮弁，后加爵弁，三加后，即弃缁布冠不用，并剃去垂髦。后用来比喻弃置无用之物。弁：古代男子戴的帽子；髦：古代称幼儿垂在前额的短头发。

之，而医宗之微旨，势不至堕于地不止。观东垣方，药味多而分量轻。又宋时一切作煮散者，每服皆以五钱为例，可知仍不贵多也，盖慎之也。近世医者，任意重用为能，反以轻剂为胆小，殊不知重用而获济者，幸也；其或不济而致害者，罪何能逭[1]也。此皆不深考究以穷其理也，仁人志士顾如是乎。

---

〔1〕逭（huàn 换）：逃也。

虚劳心传

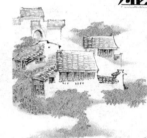

清　何炫　撰

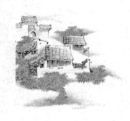

内 容 提 要

　　《虚劳心传》又名《何氏虚劳心传》，由何炫（嗣宗）撰写。何炫为南宋以来何氏医学第十九世传人，学验俱丰，著述颇多，尤其对虚劳病论述甚详，卓有发挥。是书首列虚劳总论、脉法、死候；次述虚劳饮食宜忌及养生之法；再次则详细论述虚劳方剂；最后列有前贤及其本人之医案若干。其论虚劳，认为并无外邪相干，皆由内伤脏腑所致，阐发阴虚成劳之理，如酒、色、思虑、劳倦、郁怒等。条分缕析，详细辨其所以致病之由，特别重视肾阴亏虚，相火旺盛。提出虚劳治法有三大要点，即一为补先天之肾水，二为培后天之脾土，三为谨慎调摄之法。治法上强调补肾阴，遣药方面习用纯甘之味和血肉有情之品峻补真阴。剖析了治劳七误之由等。其立方遣药，自出机杼，实为临床辨治虚劳之准绳。

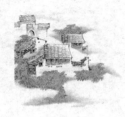

目 录

虚劳总论

　　虚劳之症，无外邪相干，皆由内伤脏腑所致。如酒伤肺，湿热熏蒸，则肺阴消烁；色伤肾，精室空虚，则相火无制；思虑伤身，神伤血耗，则心火易炎；劳倦伤脾，最能生热，热则伐真阴；怒气伤肝，郁怒则肝火内炽而灼血，大怒则肝火上冲而吐血。此五者，皆能劳其精血。道经云：涕、唾、精、津、汗、血、液，七般灵物总属阴。阴虚则内热生而成虚劳之症。大约酒色成劳者多，然有童子亦患此者，则由于先天禀受之不足，而禀于母气者尤多。其师尼、寡妇、室女，思欲不遂，气血郁结，以致寒热如疟，朝凉暮热，饮食不思，经期不准，或闭绝不行，成此病者甚多，多由郁火所蒸而致。方书之言虚劳，皆言气虚、血虚、阳虚、阴虚，混同立治，是以学者漫无指归。不知气虚者，面目无神，语言轻微，四肢无力，脉来微弱；阳虚者，体冷畏寒，手足逆冷，溺清溏泄，脉沉小迟，可投温补。故谓虚劳之可服参、芪受补者为可治，气虚、阳虚之症也；虚劳之不能服参、不受补者，为不可治，血虚、阴虚之症也。虽血脱有补气之法，此指卒暴失血，素非血虚之人。如新产症之类，皆非所论于血因火燥致虚之症。夫火之所以燥者，水虚无以制之也，故经曰一水不能胜五火。五火者，五志之火也；一水者，肾中真阴之水，即精也。人生全盛之数，前后止二十余年耳！故丹溪引日月之盈亏，以为阳常有余，阴常不足。王节斋亦以为阴虚成病，十之八九；阳虚成病，百无一二。盖以节欲者少，纵欲者多耳！夫人但知纵欲劳精，孰知阴精日损，饮食无味，转劳转虚，脉从内变，色不外华。

　　其为病也，在肾则为腰脊腿胫酸软，或攸隐而痛，为骨蒸内热盗汗，或至夜发热，为遍身骨疼，或疼痛如折，为梦遗滑泄，为耳中鸣，足心热；在心则为惊悸怔忡，为掌中干热，为虚烦无寐，为魇梦不宁，为口苦舌干，为口舌糜烂；在肺则为咳嗽多痰，或干咳少痰，为胸满气逆，或喘或促，为两颧红若脂，为鼻中气如火，为咳血衄血，甚则吐白沫，一边不能睡，咽痛喉烂，声嘶音哑；在肝则为寒热如疟，为颈项瘰，为胁肋作胀作疼，为两目或涩或痛，为头晕眼花，为多怒，为吐血；在脾则为饮食少思，恶心呕吐，为胀满腹痛，食不消化，为肠鸣泄泻，肌肉消瘦。皆五脏虚劳之本症。

经云：治病求其本。须审其因何致损？何脏受伤？如因于色者，则知其伤在肾，纵有他经现症，亦当以补肾为主，而兼治他经之症。其因于酒者，又当以清肺为先。标本既审，而病之传变，尤宜熟察。如肾传心，心传肺，五脏相传，必侮而乘之，谓之贼克，大凶之兆。经云：诸病以次传者死。谓五脏克遍也。《难经》云："七传者死。"诸病始于肾，而脾又传肾，谓六经已尽，一脏不可再伤也。如肾病不传心而传肺，此间一脏，以子病及母也；如不传心肺而传肝，此间二脏，以母病及子也；如不传心肺肝而传脾，此间三脏而传于己之所不胜，所谓轻而侮之也。传乘不明，岂能治病！

世医不知阴虚者，多将气血阴阳模糊调治，岂不误哉？试言之，其误有七：

一、引火归元之误

命门之龙火，谓之真阳。如果衰弱，肾中阴盛，龙火不能安其位，浮越于上，而为上焦假热，面赤、烦躁、口渴，甚则舌苔。但口虽渴而不欲饮水，苔虽有而舌必滑软，小便清长，足冷过膝，其右尺必沉小而迟，或浮大无根，此阴盛于下，逼阳于上之假症。如夏至一阴生，水底冷而天上热也。正宜八味之属，引之归元。如冬至一阳生，而地中水暖，龙归大海也。至若虚劳症，是因肾水真阴虚热，水不摄火，火因上炎，而致面赤唇红，口鼻出血，齿痛、齿浮、齿衄，种种上焦虚热之症，虽亦龙火上炎，与浮阳上泛不同，纵有下部恶寒足冷，此因虚火上升所致，非真阳衰而然，故小便必黄赤，脉必带数，有内热的症之可据。误用桂附引火归元之法，是抱薪救火，上焦愈热，而咳嗽燥渴、咽痛喉烂诸症至矣。

二、理中温补之误

如果虚寒，腹痛绵绵，痛无增减，喜热手按、热饮食，虚寒泄泻，水谷不化，而澄澈清冷，必有虚寒之脉症可凭，然后用之有效。今人一见胀满腹痛、食不消化、肠鸣泄泻等症，便认为虚寒，而投以白术之香燥，又济以干姜之辛热。不知虚劳之症，患在伤阴，再补其阳，则阳益亢而阴益竭，是促之也。更有见其胀满泄泻，遂引经文"清气在下，则生飧泄；浊气在上，则生䐜胀"，而用补中益气，以升清降浊，误施升柴，反促阴火上逆，以致咳嗽增、吐衄至，而危亡见矣。

三、参芪助火之误

夫肺脉按之虚而不数，肺中不热，参芪可受，故有土旺生金，弗拘保肺之说。而今火已烁金而咳矣，火蒸津液而化为浓痰矣，君相亢甚，而血随上逆矣，犹引无阳则阴无以生，虚火可补，参芪之属大剂投之，因之阳火愈亢，而金益伤矣。

四、苦寒泻火之误

实火为病，可以苦寒直折之，然须热去即止，不可过用。虚火阴亏，岂知、柏苦寒之剂所可清，非惟不能清火热，抑且有损真阴，徒败胃气，食少泄多，将何疗治？甚者见其大便燥结，则用硝、黄以通之，不知肾主二便，更主精液，肾之精液即竭，自然不能濡润。滋其阴，润其燥，而便自通。彼既虚之阴，岂能胜硝、黄之攻击乎？故士材之论，人徒从其温补，岂知其深戒苦寒之不可妄用也。

五、二陈消痰之误

脾痰为湿痰，滑而易出，或稀如饮水，湿者燥之，半夏为正治之药。若阴水不足，阴火上升，肺受火侮，不得清肃下行，由是津液凝浊，不生血而生痰，此当以润剂滋其阴，使上逆之火得返其宅，而痰自清矣。二陈岂可轻用哉！

六、辛剂发散之误

世之真阴虚而发热者，十之六七，亦与外感无异。火逆冲上，则头胀微痛；火升壅肺，则有鼻塞；阴虚阳陷入里，则洒洒恶寒；阴虚阳无所附，则浮越肌表发热。但其发时，必在午后，先洒洒恶寒，少顷发热，热至鸡鸣，寅卯时盗汗出而身凉，或不微寒，而但午后发热，必现前列肾虚诸症，或兼唇红颧赤，口渴烦躁，六脉弦数，或虚数无力，此宜大剂补阴，如保阴、六味之属。若认为外感，而用风药以表散之，则魄汗淋漓，诸虚蜂起。或有失血之人，表之无汗，所谓夺血者无汗也；若强发之，血必从口鼻中出，为下厥上竭之症，难治矣。今人一见发热，便用表散，更以为邪尚未清，禁其饮食，以致胃气馁败，至于不起，能不为之寒心哉！

七、治疗过时之误

上古治未病，如劳神者常养其心，劳倦者常补其脾，多怒者常滋其肝血，多饮者常清其肺热，好色者峻补其肾水；及病之方萌，即为补救。今人以内热之症而忽之，虚症渐见，犹不求治，自恃饮食如常，毫不加意，迨至病日深而后求治，亦已晚矣。

盖治之甚难，有三大要焉。

一曰补肾水

夫肾主水，受五脏六腑之精而藏之。故五液皆归于精，而五精皆统于肾。肾有精室，是即命门，精藏于此，气化于此。精即阴中之水也，气即阴中之火也，故命门之水火，为十二脏之化源。然火不患其衰，水则患其少。王节斋云：少年肾水正旺，似不必补，然施泄太过，岂能充满？中年欲心虽减，然少年斫丧[1]太多，岂能复实？及至老年，天真渐绝，只有孤

---

[1] 斫（zhuó 酌）丧：伤害，特指因沉溺酒色以致伤害身体。

阳。凡人自少至老，所生疾病，大半由于真阴不足。即童子禀赋弱者，幼即填补，亦有可复之天。所以补阴之药，人生一日不可缺，况虚劳之因入房太甚而得者乎！故保阴、六味、左归之属，皆甘寒滋水添精之品，补阴以配阳，正所谓壮水之主，以制阳光也。滋其阴则火自降，譬之残灯火焰，添油则焰光自小也。然须制大剂长久服之，盖益阴之药，必无旦夕之效，以阴无速补之法也。若因于酒者，清金润荣为主，而保阴之属，仍不可废。何则？好饮之人，仍有不患虚劳者，以肾水不虚也。虚则心寡于畏，而复灼久伤之，肺焉得不病，补北方所以泻南方也。因于思虑者，清心养血为主，而保阴之属，仍不可废，所谓水壮而火熄，弗急急于泻心是也。因于劳倦者，培补脾阴为主，而佐以保阴之剂。经云：有所远行劳倦，逢大热而渴，渴则阳气内伐，内伐则热舍于肾。故知劳倦伤脾内热者，比及于肾也。若忿怒伤肝动血，保阴、六味为正治之品，盖水旺则龙火不炎，而雷火亦不炎，乃肾肝同治之法也。

二曰培脾土

脾胃为后天之本。经云：安谷则昌。盖饮食多，自能化精生血。虽有邪热，药得治之，久则火自降而阴自复。若脾胃一损，则血不生，而阴不足以配阳。故越人归重脾胃，而言一损损于肺，皮聚毛落；二损损于心，血脉不能荣养脏腑；三损损于脾，饮食不为肌肤；四损损于肝，筋缓不能自收持；五损损于肾，骨痿不能起于床。从上而下者，过于胃则不治，至骨痿不能起于床者死；从下而上者，过于脾则不治，至皮聚毛落者死。所以仲景治虚劳，惟用甘药创建中气，以生血化精，为复虚劳之良法。又精不足者，补之以味。味，旨[1]味，非独药也，五谷之味，皆味也。补以味而节其劳，则渐有余矣。经云：阴阳形气俱不足者，调以甘药。盖脾胃之强弱，动关五

---

〔1〕旨：滋味美。

脏，况土强则金旺，金旺则水充。又男子以脾胃为生身之本，女子以心脾为立命之根，故治虚劳者，无论何脏致损，皆当以调脾胃为主。

三曰慎调摄

虚劳之因于酒色者固多，其因于忧思郁怒者亦不少。如僧尼、寡妇、童男、室女及不得意之人，必须消遣情怀，善于自解，非全仗草木之力也。今人患此者，徒恃药力，不知屏欲，间者有知戒酒色而不知节劳逸，能节劳逸而于七情多所难释。不知心有妄动，气随心散，气散不聚，精随气亡。故广成子曰：必静必清，毋劳汝形，毋劳汝精，乃可长生。斯言可谓虚劳调摄之良法也。

今观世人之患之者多，而保之者少，以病者治之不早，医者治之不善也。故特发明阴虚成病之因，次及方书之混列，更推其真阴易虚之故，以及标本传乘并治之误，而终之以治要。其指归如是，非敢矫当世之偏，实本诸先哲及先世之发明，余生平之经验合之，以为心传云尔！

脉　　法

劳极诸虚，浮软微弱（虚症宜见虚脉为顺）。土败双弦（两手俱弦，木克土败。若左手脉细，右手浮大劲急，亦木克土败，而主死也。知之），火炎则数（劳症必带虚数，所以难治，若六至以上必死）。骨蒸发热，脉数为虚（虚数二脉，是其本象）。热而涩小，必殒其躯（发热脉静，不可救药）。脉结或代，亦死何疑！失血诸症，脉必见芤，缓小可喜（身凉脉静易治），数大堪忧（身热脉大者为难治）。

死　候

虚劳不能服参芪，不受补者死。劳嗽声哑者死，一边不能睡者死（皆肺败之征），久泻及大肉去者死（脾败之征），嗽不止而白血[1]出者死（金受火刑，伤极则血竭于肺，乃为白沫、白涎、白液。涎沫虽白，实血所化。一谓白血浅红色，而似肉、似肺者）。劳嗽久而咽痛无声，此为下传上；不嗽不疼，久而溺浊脱精，此为上传下，皆死。吐血若咳逆上气，脉数有热，不得卧者死。

虚劳所宜饮食药物及养生之法

白花百合汤、麦冬汤，取其清肺止嗽。真玉露霜，取其消痰解热。人乳为补阴神品，童便乃降火仙方。甘梨生食能消火，蒸熟则滋阴。苡仁汤，肺热脾虚所当用。莲心芡实粳米粥，遗精泄泻最宜求。扁豆枣汤，专补脾胃。桂圆汤兼养心脾。猪脊髓、鳇鱼胶，填精益髓（同燕窝鸡鸭诸物中熝[2]烂尤妙）。凤头白鸭、乌骨白鸡，补阴除蒸。猪肺煎白及末，保肺止血。

丸如回生、六味、左归、乳金、四圣、固本之属。膏如清金、清宁、白凤、坤髓、集灵、卫生、琼玉之属。或间用汤液以治之。如内热甚，或发寒热，则用保阴、六味，妇女或间用逍遥散。咳甚用清金，或间用噙化。吐血用仲淳验方。心跳善惊，虚烦无寐，则用天王补心丹，或脾胃虚弱，兼用归脾。食少便泻，量用资生。果系干血劳症，审之的确，可用大黄䗪虫

---

〔1〕白血：咳血呈浅红色。《素问・至真要大论》云：“阳明司天，清复内余，则咳衄嗌塞，心鬲中热，咳不止而白血出者死。”王冰注：“白血，谓咳出浅红色血，似肉似肺者。”

〔2〕熝（āo 凹）：古同“熬”，煮。

之属。传尸劳，獭肝无疑也。

虚劳所忌饮食诸物及却病之方

烟为辛热之魁，酒为湿热之最。凡姜、椒、芥、蒜，及一切辛热之品，热能伤阴，断不可用。并生冷、滑肠、坚硬之物宜戒，恐伤脾胃也。又当远色、戒怒、解忧为第一。经言：肾主闭藏，肝主疏泄。二脏皆有相火，而其系上属于心，故欲心一动，相火翕起，虽不交会，精已暗耗，况近色乎？又曰怒则气逆，甚则呕血及飧泄；又曰忧愁则气闭不行；又曰思则气结；又曰烦劳太过，则气张于外，精绝于内，阳扰阴亏之故也。切忌火灸。仲景曰：微数之脉，慎不可灸。火气虽微，内攻有力，焦骨伤筋，血难复也。

选　方

保阴煎

治真阴虚，相火炽而发热，其热在午后子前（属于阴分），或皮寒骨蒸（骨髓空虚，火焰骨中，则热中不已。汗者，乃三焦相火为病；无汗者，乃心包相火也），五心常热，鼻中干燥，唇红颧赤，口苦舌干（皆内热之征也），耳鸣目眩，腰膝酸软，四肢无力，倦怠嗜卧（皆精血虚损内伤之故），大便燥结，小便黄赤（内热），六脉弦数，或虚或无力（皆虚损的症，不必吐血、咳嗽也。故有吐血、咳嗽症，而无上文之内热虚症，脉数仍非虚劳，不可不辨）。若病久饮食少思，大便溏泄（脾胃伤之故也），午后洒淅恶寒，少顷发热，或至鸡鸣，寅卯时分盗汗出而解，并以此方，或六味、左归加减治之。

熟地三钱至一二两　生地二三四钱。二地补肾阴，培其根本　麦冬三四五钱，清肺降火　天冬二三钱。二冬清其母气　牛膝酒蒸，

三四五钱　茯苓二三钱，引火下行　山药蒸用，三四五钱，同茯苓以补脾　玉竹五六钱。治虚损寒热，一切不足，用代参、芪　鳖甲退劳热在骨及阴虚寒热往来之上品　龟甲补肾阴，退骨蒸。二甲酥炙，各三钱至一两　加桂圆肉十枚至三十枚，入人乳、牛乳各一杯

　　骨蒸内热，有汗加骨皮二钱，无汗加丹皮一钱五分；腰痛，加枸杞三钱至八钱、杜仲二钱、余用猪腰子一枚、猪脊髓五钱至八钱、五味子一分至一钱；怔忡不寐，加枣仁，倍桂圆肉。咳嗽，加桑白皮（蜜炙）二三钱、枇杷叶（刷去毛，蜜炙）三大片、白花百合一二两；有痰，加贝母二三钱；有血，加藕汁一杯，或童便一杯。食少，加苡仁（炒）五钱至一两。泄泻，去生地、天冬、乳汁，加白芍（炒）三四钱，大枣、莲肉各二三十粒，萸肉或用石斛煎汤煎药。肺经无热，肺脉按之无力者，量加人参。

　　古方有人参固本丸，人参二两，二地、二冬各四两是也。固本丸加牛膝、枸杞，七味均分，即集灵膏也。

　　此方君以甘寒滋阴添精之品，所谓损其肾者，益其精也。臣以二冬，保金而滋其生化之源，恐太沉阴濡润，而又佐以甘平补脾之剂，顾其中气，备加减之法，以善其用。

六味地黄丸

　　治肾水不足，发热作渴（阴虚则发热，津液少则作渴），气壅痰嗽（肾虚不能纳气归根，故气壅于上，火蒸津液，凝结成痰；嗽者，水湿而火上刑金也），头目晕眩，眼花耳聋（龙火炎，则雷火亦发。肝血虚而为眩为花，阴虚痰火上升，故耳聋），咽燥舌痛，齿牙不固（喉咙、舌本，皆肾脉之所过，肾主骨，齿乃骨之余，肾之标也。精髓枯而龈骨失润，则齿动摇，譬之几败木枯则榫〔1〕宽，湿则紧〔2〕），腰脊腿胫酸疼

---

　　〔1〕榫（sǔn 损）：竹、木、石制器物或构件上利用凹凸方式相接处凸出的部分。此处喻指牙齿。
　　〔2〕紧：原本、抄本均作"繁"，此据大成本改。

（腰为肾之府，肾脉循内踝上内，至股内后廉贯脊，精水竭，故酸软疼痛也），齿衄便红吐血（凡见血为热症，由君火相火亢甚，于是煎迫而越出于诸窍之中也），盗汗失音（寤属阳，寐属阴，阴虚则汗从寐中盗出，闭脏失职也。肾虚脉不上循喉咙挟舌本，故失音），水泛为痰（阴虚火动，则水沸泛上而为痰），小便淋闭（淋者，淋涩而痛；闭者，不通也。肾司开合，虚则失职。《金匮》云：热在下焦者，则尿血，亦称淋闭），梦遗精滑（阴虚而君相妄动也），足心干热，脚跟作痛（肾脉走足心，入跟内故也），经水不调，血枯闭绝（冲任二脉损伤之故也）。

熟地补髓填精，用八两　萸肉补肾气，固元精，四两　山药入手太阴，能润皮肤，清虚热，补水之上源，以金为水母故也，四两　丹皮治手足少阴伏火，三两　茯苓淡渗利湿以降阳中之阳，三两　泽泻咸渗以降阴中之阴，三两

加麦冬（滋燥金而清水源）六两、五味子（上能收耗散之肺气，下能滋不足之肾水也）三两，名八仙长寿丸。再加人参，是合生脉也。

炼蜜丸，如梧桐子大。空心淡盐汤下四五钱。若煎服，则制小其剂。

发热作渴，加鳖甲、二冬、花粉。气壅，加沉香、砂仁、麦冬。痰嗽，加贝母、花粉、百合、麦冬。眩晕，加甘菊、钩藤、枸杞。耳鸣耳聋，加磁石、羊肾、花粉。咽燥舌痛，加二冬、元参。齿牙不固，加麋茸、猪牛脊髓、麦冬、五味。腰痛，加枸杞、杜仲。麋角，汤内镑屑，酒焙亦可。龟甲，汤内炙用，丸中煎膏。腿胫酸疼亦如之，再加牛膝、虎胫。齿缝牙龈出血，加麦冬、童便、骨碎补，麦冬煎汤频频漱之。便血，加麦冬、龟甲、五味、白芍；不止，宜补胃气，更宜加人参。溺血若痛者，为血淋，加牛膝。如阴茎时举，溺管胀痛者，再加黄柏、知母；不痛者，为尿血，加麦冬、白芍、牛膝、降

香，入童便、藕汁、人参、茅根汁各一杯和服。盗汗，加枣仁、五味、白芍、桂肉[1]。失音，加麦冬、生鸡子、人乳、竹沥、梨汁。水泛为痰，倍茯苓。小便淋闭，俱加二冬、牛膝（此味为君）、车前；茎中痛，加甘草梢。梦遗精滑，加莲须、五味、龙齿、牡蛎、鳔胶。相火盛，阳易举者，加盐炒黄柏。足心干热，加二冬、牛膝、龟甲。足跟作痛，加牛膝、鹿角、龟甲、虎胫骨。经水不调，血枯闭绝，参后归脾汤加减法。以上加减诸法，保阴左归仿此。

此纯阴重味润下之方也。纯阴，肾之气；重味，肾之质；润下，肾之性。宋钱仲阳用此方治小儿齿迟、语迟、脚软、行迟，囟门不合，阴虚发热诸症，以皆属肾虚。缘小儿稚阳纯气，故以仲景八味丸去桂、附，而但补其真阴，随手辄效。明薛立斋因之悟大方阴虚，用丹溪补阴法不效，以此代之立效。薛氏加减之法甚多，即如本方去泽泻，加黄芪，以合养血之奇。盖为发热作渴，小便不调，理无再竭，故去泽泻。又入生脉散，以生金滋水，虚则补母之义；复合异功散，以崇土生金，兼母之外家而补之，更其名曰人参补气汤。加减变合无穷，真如游龙戏海之妙，举一为例，学人当善悟其法，而以意通之，则不可胜用矣。

赵养葵《医贯》一书，得力于《薛氏医案》，而益阐其义，触处旁通，外邪杂病，无不贯摄，而六味之用益广。试举其阴虚诸症所用，如云：世之真阴虚而发热者，十常六七，亦与外感无异；余于阴虚发热者，见其火热面赤、口渴烦躁，与大剂六味汤服之而愈。又云：阴虚火动，则水沸泛上为痰，其痰重浊白沫，与火衰水泛为痰，纯是清水者不同。动于肾者，犹龙火之出于海，龙兴而水附；动于肝者，犹雷火之发于地，雷出而雨随。用六味汤以滋阴降火，此不治痰之标，而治痰之本，

---

[1] 桂肉：即龙眼肉。

既治其本，复宜补脾以制水，方为良法。又云：咳嗽必责之肺，以治之之法，不在于肺而在于脾，而又归重于肾。人有咳嗽暴重，动引百骸，自觉气从脐下逆冲而上者，此肾虚不能纳气归原，当以六味汤主之。毋徒从事于肺，以肺司出气，为气之主，肾司纳气，为气之本。又肾为肺之子，虚则补其子也。

大凡阴虚咳嗽，起于房劳，火上刑金，咳则肺金必伤。余先以六味之类壮其水，使水升而火降，然后以参、芪救被伤之肺，兼有虚则补母之义，一举两得之法也。若不先壮水以镇火，而遽投参以补阳，反使阳火愈旺，而金益受伤，岂药之罪哉？此所谓不识先后着者也。如火不降，则参始终难用，治阴虚之所以难也。又云：肾水虚则有火，有火则有痰，有痰则咳嗽，咳嗽甚则喘，宜六味丸加麦冬、五味、牛膝之属，大剂重饮。盖阴症发喘，去死不远，幸几希一线牵带，在命门之根，尚尔留连。善治者，惟以助元元，接直下镇坠之药，俾其返本归元，或可回生，然亦不可太峻也。又云：阴虚喉痛，属少阴之病。少阴之火，烈如奔马，逆冲而上，到咽喉紧要之所，紧锁气郁，结而不得舒，或痛或肿，其症必内热，口干面赤，痰涎涌上，其尺脉必数而无力，须六味加麦冬、五味，大剂饮之。褚氏所谓上病疗下也。又云：阴虚失血一症，分言之，则有呕血、吐血，或出于胃经，或出肝经；咯血，出于肾经，或出于心包；咳血，出于肝经；唾血，出于肾经，或出胃经；衄血，出于肺经，或出胃经；痰涎血者，出于脾经。合而言之，皆属于肾。盖肾中之真水干，则真火炎，血亦随火沸腾，故错经而妄行，越出诸窍。褚氏所谓服寒凉百不一生，饮溲溺百不一死。愚谓六味汤独补肾水，性不寒凉，不损脾胃，久服则水升火降而愈，又须人参补脾补胃药以收功。盖初时忌用人参者，不欲其补助阳气也，及火既归原，人参又所不禁，然亦宜同滋阴药中用之则善。又云：阴虚小便不通，因汗多，五内枯燥，膀胱原无水积，强欲通之，如向乞人而求食，其可得乎？

惟六味滋水，小水自来，切忌淡味渗泄之药。又云：阴虚之人，大便闭结者，是因肾之津液亏少，惟以六味加二冬、人乳、牛乳，滋阴润燥，而便自如常。又云：肾为阴，主藏精，阴虚则精不藏；肝为阳，主疏泄，阳强则火不秘。以不秘之火，加临不藏之精，故梦交即泄。惟用六味补水，总有相火，水能滋木，水升而木火自息。沈氏谓：因君心一动，相火随之，则成梦境，而气摇精泄，治法总不越补肾水、敛元精、安心神为主。余因世人喜用六味之方，而未能尽明用方之旨，故详及之。

左归丸

治症同。

熟地八两　黄肉蒸，四两　枸杞三两　菟丝子酒煮，焙干，三两　牛膝酒蒸，三两　山药人乳拌蒸，四两　龟胶四两　鹿胶四两。鹿角补阳，右肾精气不足者宜之；麋角补阴，左肾血液不足者宜之。节斋云：左尺常虚，右尺常旺。若左右兼补，依旧火胜于水，只补其左制其右，庶得水火相平。余治真阴不足之症，每以麋角代之，若平人调理用之，俱酒化

上用胶丸，如桐子大，空心服。煎膏服亦可。

如真阴失守，虚火上炎者，宜用纯阴至静之剂，去枸杞、鹿角胶，加女贞子、麦冬各三两。火灼肺金，干苦多痰者，加百合三两。夜热骨蒸，加骨皮三两。小水不利，加白茯苓三两。大便燥涩，去菟丝子，加肉苁蓉四两。血虚有滞者，加当归四两。

凡五液皆生于肾，故凡属阴分之药，亦无不走于肾。有谓必须引导者，皆所见之明耳。此方壮水之主，以培左肾之元阴。凡精气大损，年力俱衰，真阴内乏，不能滋溉营卫，渐至衰羸，即从纯补，犹嫌不足，若加苓、泽渗利，未免减去补力，奏功为难，故群队补阴药中，更加龟鹿二胶，取其为血气之属，补之效捷耳！景岳云：余及中年，方悟补阴之理，因推

展其义，而制左归大饮，但用六味之意，而不用六味之方，活人应手之效，不能尽述。

左归饮

治同六味丸。

熟地三钱至三两　萸肉一二钱，畏酸少用之　枸杞二钱，相火盛者去之　山药二钱　茯苓一钱五分　甘草一钱，妙在此味，经所谓调以甘草也

阴虚不宁者，加女贞子二钱。血热妄动者，加生地二钱。脾热易饥及多汗伤阴者，加白芍二钱。心热多燥者，加元参三钱。肾热骨蒸者，加骨皮二钱。津枯热渴者，加花粉二钱。上实下虚者，加牛膝二钱以导之。本方加人参、当归，即补元煎。

回生丸 自制

治虚劳等症。功在六味左归之上，不可忽者也。

熟地八两　萸肉四两　枸杞四两　菟丝子四两　牛膝补肾，酒蒸，四两　山药六两　芡实略炒，四两　茯苓四两，人乳拌蒸、晒，至加倍重用　白芍酒炒，四两　莲肉去心，四两　砂仁略炒，四两　麦冬去心，八两　枣仁略炒，六两　北五味敛肺，蜜水拌蒸，焙干，四两　圆眼肉养心，炙干，六两，煎膏倍用　莲须涩精，固肠，四两　麋角胶补真阴，四两　龟胶八两　鳖甲胶退骨蒸，四两，俱用地黄汁溶化。用甲酥炙，六两　虎骨胶壮筋骨，四两，煎浓，麦冬汤溶化亦可　鳔胶牡蛎粉炒，八两　黄牛肉补脾胃，去油膜，十斤，熬膏　猪脊髓填精髓，三十条，去筋膜，捣烂蜜熬　紫河车膏峻补气血，吴球制大造丸用此，以其有夺造化之权，极夸其功效也。八两，制法：泔水洗净，隔汤煮熟，捣烂，干药拌匀，晒干

共二十四味，诸膏髓丸，如桐子大，空心圆眼汤下，或淡盐汤下，每服三四五钱。脾胃弱而难化者，煎膏服之。嫌其气腥，斟酌去之。熬成，或加人乳、牛乳各十杯，猪髓倍之，麋角留之亦可也。若兼咳嗽者，不时兼服嚼化丸，或清宁膏。有

血兼饮自便（用麦冬、米仁煎汤，多饮小便自清白）。

此方补肾、理脾、保肺，兼而有之。补肾用熟地、萸肉、枸杞、菟丝子、牛膝，有理肺药以佐之，则不嫌其滋润。理脾用山药、茯苓、白芍、莲肉、芡实、砂仁者，以其无香燥伤阴之患，兼能入肾经也。砂仁似燥，然辛能润肾，且肾虚不能纳气归原，非此向导不济，更得滋阴药以君之，用之无虞矣。麦冬清肺，五味敛肺，皆所以保肺也。保肺金正以生肾水，理脾土亦为生金以生水也。枣仁、圆肉养心，一恐水虚而火旺耗血，一恐心虚而下不交肾。莲须涩精固肠，麋角补真阴，龟鳖二甲退骨蒸，猪脊鳔胶填精髓，牛补脾胃，虎壮筋骨，河车峻补精血，是以血肉之物，补血肉之躯也，功效甚速也。嘉言云：虚劳之疾，百脉空虚，非黏腻之物，不能填实；精血枯涸，非滋阴之物，不能濡润。是以治虚劳，纵遇能消丸药之人，亦必兼膏服之，若脾弱者，尤为定法。内热甚重，加除蒸之品一二味，此方凡男妇阴虚欲成虚劳者，急宜服之。

清金散自制

治阴虚咳嗽，或多痰，或干咳，或痰血红，或纯血。

麦冬三四钱　天冬润肺，二钱　白花百合保肺，一两，有血倍用　桑皮泻火，蜜炙，二钱，咳甚倍用　骨皮二钱，内热甚加一钱　薄荷清热，一钱　花粉消痰，一钱　茯苓补脾，二钱　贝母二钱，痰多、痰红倍用　枇杷叶降火，蜜炙，三大片，咳甚加　米仁补[1]肺热，燥脾湿，五钱，食少有血倍用

入人乳、牛乳各一杯。煎成加炼蜜或饴糖数匙，薄荷、贝母研细，亦和匀其内，频频温服。酒客病，加甘蔗汁半杯。有血，加生地三四五钱，茅根四两，藕汁、童便各一杯。

此润燥、清金、降气、消痰之剂。凡阴虚咳嗽，酒客病最宜服之。若热甚痰多，大便燥结者，加梨汁半杯炖滚服。合本

[1]补：疑误。

方人乳，此二味即接命丹也。能消痰降火，补虚生血，治虚损之症，以人补人，其妙无加。

加味清宁膏

治症同。

生地补阴，四两，酒拌略蒸　麦冬四两　白花百合八两，晒干四两　桑白皮蜜炙，三两　款冬花二两　百部三两　玉竹补脾润肺，四两　薄荷清肺，四两　贝母消痰，三两　山药蒸熟，六两，以上三味研细入膏　桔梗一两　枇杷叶蜜炙，八两　橘红一两　米仁炒，八两，泄泻加四两　茯苓二两　白芍酒炒，三两　炙甘草一两　圆眼肉四两　大枣补脾，六两

十六味煎成膏，加饴糖、白蜜各一斤，俱煎极熟收之，俟冷入薄荷、贝母、山药末拌匀。时时挑置口中噙化，或白汤调服亦可。临卧及睡觉噙之更佳。亦可小剂作煎饮。空心兼服保阴、回生之属。

此方补阴、清肺，益脾、降气，消痰之剂。士材云：虚劳之所难者，如脾喜温燥，清肺则碍脾；肺喜清润，补脾则碍肺。惟燥热甚而能食不泻者，清肺为主，而参以补脾之品。尚虚羸而食少泄多，虽喘嗽不宁，但以补脾为要，清润之品，所宜斟酌。以脾有生肺之能，肺无扶脾之力，故制清宁膏一方而兼补脾阴之药。注云：润肺不碍脾，补脾不碍肺，以肺属金而法天，脾属土而法地。曰清宁者，脾肺兼理，取天清地宁之义也。愚以此方另添数味，投之辄效。用方者，弗以品多而去之可也。

按：经言肾病而谓诸阳气浮，无所依从，故呕逆上气喘。盖阳根于阴，肾阴虚则阳无根据，而上升为呕、嗳、喘逆诸症。沈氏谓虚劳咳嗽，皆由阴虚阳盛，气为阳，气有余便是火。火性上炎，势必刑金。肝木挟心相二火上逆，反侮肺金，故咳嗽无度，至于黄昏肺气不能归纳肾间，夜咳愈甚。但肺为娇脏，咳伤肺膜，则痰中见血，火蒸精液，化为痰涎，痰火交

结，咳逆无休，肺阴日衰，以致音哑声嘶，则不治矣。故初病之时，急宜降气消痰，调养脾胃以生营卫，清润肺金以生肾水，俾心火有制，不刑于肺，金水相生，阴火退伏，而咳自宁矣。

古方治干咳嗽有琼玉膏，用生地四两、茯苓十二两、人参六两、白蜜二斤，臞仙[1]加琥珀、沉香各五钱，同参、茯为末，隔汤再煮，自云神效异常。此虽以滋阴药为君，然人参乃肺热所忌，宜酌用之。

噙化丸

治阴虚久嗽。

噙化三冬橘贝杷，柿霜甘桔味天花；桑皮部菀元参薄，炼蜜丸如弹子夸。

麦冬去心，三两　天冬火灼肺燥，则喉中淫痒为咳嗽，故以二冬滋阴润燥，清金降火。去心，二两　桑皮火不乘金，则嗽自缓。故以桑皮泄肺之火。蜜炙，三两　款冬花辛温开豁，却不助火，三两　贝母去心，二两　百部润燥清热，兼能杀虫，去心，三两　薄荷叶辛能散热，凉能清利，三两　柿霜一两　花粉治嗽以理痰为要，故以贝母、柿霜润肺中燥痰，花粉治膈上之热痰。二两　橘红一两　枇杷叶蜜炙，二两　紫菀茸治痰以理气为先，二味皆下气，气降则火清，痰顺而嗽自止。一两　元参治胸中氤氲之气，无根之火，一两　五味咳久必耗气，用五味酸收之品，蜜炙，一两　桔梗一两　甘草咳属上焦，故用甘、桔为舟楫之济。炙，一两

共十六味，蜜丸如弹子大，不时噙化，临卧更佳，亦可作膏服。

此润燥清金，降气消痰而兼收敛之剂。仲淳所制，用治阴虚咳嗽不止者立应。愚谓世人患阴虚者多，如伤风咳嗽，外邪已解，久而不愈，服之甚效。

---

〔1〕臞（qú渠）仙：身体清瘦而精神矍铄的老人。

天王补心丹

治忧愁思虑伤心（心为君主，心伤则神去，顷刻云亡。凡云心病，皆包络受病），心血不足，神志不宁（心藏神，肾藏智，心肾不交，神志不宁），健忘怔忡，心跳善惊（皆心血虚之故。血虚则心生火，火则生痰，痰动心包，故惊跳及梦寐不宁。怔忡者，心中惕惕，恍惚不安，如人将捕之状也），虚烦无寐（肾水不上交，心火无所制，亦心血少之故。仲淳云：不寐，清心火为主），大便不利（心主血，心伤则血燥，而便难），小便短赤（心与小肠为表里，脏移热于腑），咽干口渴（津液被灼），口舌生疮等症（心火上炎）。

人参补心气，五钱，虚者量加也　当归养心血，一两　枣仁炒，四两　五味收心液，五钱　茯神二两　远志五钱　丹参安心神，五钱　生地四两　柏子仁二两　麦冬益心津，二两　天冬二两　元参壮肾水，一两　桔梗引诸药停留上焦，不使速下也，五钱

十三味，蜜丸如弹子大，加朱砂（护心）一两五钱，研细为衣。一方用黄连，心火甚者加之亦可。食远临卧时，竹叶灯心汤或桂圆汤化服，嚼化更佳。

此生精、养血、清热、安神、镇心之剂。劳心之人所宜服之。昔志公禅师日夕诵经，邓天王悯其穷劳，锡[1]以此方，因得名焉。他如安神则有石斛、龙齿、珍珠、琥珀；清热则有犀角、木通、辰砂、益元散；豁痰则有竹沥、贝母、天竺黄、胆星、牛黄；镇惊则有金箔、代赭石；皆可随症选用。

愚按：经文心为五脏六腑之大主，而总统魂魄，兼该志意。故忧动于心则肺应，思动于心则脾应，怒动于心则肝应，恐动于心则肾应。凡喜、怒、忧、恐、悲、思、惊七情，虽分属五脏，然无不从心而发。经云：心主一身之脉。又云：心生血，是心者，血之原。故心不妄役，则其血日生，惟劳心过

---

〔1〕锡：赏赐。

度，心血日耗，由是脏腑无所润，筋脉无所养，营气衰少，邪热随作，所谓阴虚生内热者是也。若肾水不虚，犹能上交，心火不至灼肺为害，虚则心火无制，尤甚刑金为咳而喘，肺阴消灼，身体羸瘦，而危亡可立待矣。此症不得志者多有之，故治斯症者，必兼壮水为主，又须顾虑中气为重。大凡虚劳之人，无论何脏受伤，非内热骨蒸，即不谓之虚劳；非食少泄泻，肌肉消瘦，尚不至死地。所以，孙思邈谓补脾不如补肾，许学士谓补肾不如补脾。二先生深知二脏为生人之根本，故凡病皆宜脾肾，不独虚劳为然也。

归脾汤

治思虑伤心（脾在志为思也），健忘怔忡，惊悸不寐（悸者，心筑筑跳动也），自汗盗汗（汗为心之液，凡汗出，无有不从心液而来。自汗有阴阳之分，盗汗则专属心肾阴虚，故睡则汗出也）。或劳倦伤脾（应酬太烦，奔走太苦，饮食失节，皆能伤脾），肢体酸疼（脾主四肢肌肉，故也。然久立伤骨，久行伤筋，则肝肾亦伤，所以亦有兼筋骨腰酸也），嗜卧少食（脾伤则神亦倦，故嗜卧。又，肾病则嗜卧，精竭者，神倦也。少食者，胃伤也），或心脾虚痛（所谓胃脘，当心而痛是也），大便不调（脾主大便，虚则或滞或闭，是其本病也）。血无主统（心虚则不能生血，脾虚则不能统血。错经妄行，或上或下，皆是），或血虚发热晡热（申酉时，心脾血虚，皆发热晡热），或经不准闭绝等症（心脾受伤之故，亦有房劳伤肾，恼怒伤肝，而损冲任二脉所致）。

人参虚者多用　黄芪蜜炙　白术米泔水浸半日，隔土蒸，晒干再用白蜜调人乳浸，照上法晒，共九次，各一二钱　炙甘草补气健脾，五分　茯神一二钱　枣仁研炒，三五钱　远志安神补心以生神，五分。原方无　当归养血益肝以生心，五分。原方无　圆眼肉甘先入脾，以脾喜甘也。十枚　木香香能快气，以脾喜通也。三五分

他如惊悸怔忡，加辰砂、麦冬；不寐，多用枣仁、圆肉，

加生地、麦冬、石斛、竹叶。如有痰者，再加竹沥、天竺黄。自汗，多用参、芪；盗汗，多用枣仁，加白芍、五味、生地、麦冬，而参、芪、木香等味随症减去。肢体酸疼，加牛膝、续断、秦艽、二地。食少，多用人参；胃脘心痛，倍木香，加砂仁、橘红。大便泄泻，倍白术，加米仁、山药、莲肉。便血，加生地、白芍、麦冬、五味。血热甚者，加地榆。血虚发热晡热，加地冬，而参、木香随症去留。如因肝经血虚而寒热如疟者，则宜逍遥散加减。如肾中阴虚而发热者，则宜保阴、六味之属。经水先期者为血热，色紫黑者热之甚，加二地、白芍、五味、麦冬；热甚者，加龟甲、黄柏，而参、木香随症去留；后期者为血虚，色淡者为虚之甚，倍当归，加地、芍、枸杞、麋角、龟甲，兼服六味、左归；经水或前或后不一，其症气乱，患从虚治，仍照上法，再加四制香附（为气病之总司，女科之主帅，同艾浸，浸二宿，分作四分，一分盐水浸炒，一分酒浸炒，一分童便浸炒，一分人乳浸炒）。经水闭绝，属心脾虚者，倍当归，加地、芍；若因火盛阴虚血枯者，则宜参用六味、左归之属，加柏仁、泽兰、麦冬、白芍；如因气血郁滞或肥人痰多壅闭等症，另消息治之。崩漏，加地、芍、麦冬、五味、萸肉、龟甲、血余。本方加柴胡、山栀，是加味归脾汤也。

此方补气、养血、安神，乃心、脾、肝三经之药，宋严用和所创，以治《内经》所谓二阳之病发心脾，有不得隐曲，女子不月者也。劳倦本以伤脾，脏伤则病连于腑。故凡内而伤精，外而伤形，皆能病及于胃。此二阳之病，所以发心脾也。不得隐曲，阳道病也。夫胃为水谷之海，主化营卫而润宗筋。如经云：前阴者，宗筋之所聚，太阳阳明之所合也。胃病则失生化精血之原，故为阳衰少精，其在女子则为不月。又云：其传为风消，其传为息贲者，死不治。胃家受病，久而传变，则肝木胜土，风淫而肌体消削，胃病则肺失所养，故气息奔急，气竭于上，由精亏于下，败及五脏，故死不治。所以病才见端，即为疗治。原方无远志、当归，薛氏加入以治血虚，又加丹皮、山栀以治血热，而阳生阴长之理乃奋。随手变化，通于各症，无不神应。

赵氏谓凡治血症，须按三经用药。心生血，脾统血，肝藏血。归脾汤一方，从肝补心，从心补脾，率所藏所生，而从所统。所谓隔二之治，其意盖归血分药一边。后人不解，妄为加减，尽失其义，即有稍知者，亦只谓治血从脾，杂入温中香燥劫阴之剂，而严、薛二家之旨益晦。高鼓峰熟于赵氏之论，独悟其微，谓木香一味，香先入脾，纵欲使血归于脾，此嘘血归经之法，然嫌其香燥，反动肝火而干精液，故其用每去木香而加白芍，以追已散之阴。且心血衰少，火必刑金，白术燥烈，恐增咳嗽，得芍药则太阴为养营之用。惟脾虚泄泻者，方留木香以醒脾；脾挟虚寒者，方加桂附以补阳。而外此者，出入心肝脾三经，甘平清润之药。愚谓经期不准，闭绝崩漏及便血等症，本方加减，多所相宜。若呕吐诸血，果属气虚不能统摄，必面色黄白而无神，言语轻微而倦怠，脾胃虚薄而不调，六脉微弱而不数者，亦可用本方。然患气虚失血者甚少，即思虑伤心，劳将成未成之界，未见肾阴虚诸症，而兼脾虚症候，或大便溏泄者，则宜是方。若内热骨蒸已成虚劳，又宜壮水滋阴为要，纵食少便泄，非参、芪、白术助阳之品所宜矣。若劳役而兼劳心者，是心脾俱伤，具前列之症，未见肺肾阴虚诸病者，可用本方加减。然劳倦伤脾，乃脾之阴分受伤者多。故经云：阴虚生内热，因有所劳倦，形气衰少，谷气不盛，上焦不行，上脘不通，胃气热，热气熏胸中，故内热，是宜补脾胃之阴。此劳役太过，阳和之气，亢极化火，火旺则阴虚内热，但非色欲伤肾，真阴虚而生内热之难疗。又云：有所远行劳倦，逢大热而渴，渴则阳气内伐，内伐则热舍于肾。肾者，水脏也。今水不胜火，则骨枯而髓虚。远行劳倦，骨必受伤，逢大热者，或逢天令之热，或阴不足而内热，火旺水亏，故骨枯髓虚，而必肾虚诸症见矣。此平时色欲过度，以致不能劳役而然，急当壮水滋阴为主，亦非本方之所宜也。

逍遥散

治郁怒伤肝，肝血虚少（抑郁多怒，肝火旺而血虚），寒热如疟（必先有微寒，此阳陷入故。肝血少则发寒热，非真如疟之大寒大热也），暮热朝凉（血虚则暮热，起居如常，故此症最能误也），五心烦热，鼻燥咽干（血虚则内热矣），头晕眼花，两目干涩（肝伤血少之本病也），胁肋作痛（肝脉布胁肋也），肢体尽疼（血不能荣筋也），嗜卧少食（子病及母，故嗜卧；肝木乘胃，故食少），月水不调（血热相搏故也），或小腹重坠，水道涩痛，或肿痛出脓（亦有阴中痒者，皆肝火所致，以肝脉绕阴器，抵小腹也），或遍身瘙痒，赤白游风，或瘰结核等症（肝伤火旺，血燥生风。或疱疮瘙痒，或脓水淋漓，或赤或白，游行无定，瘰结核，皮色不变，皆属肝火血燥而筋挛所致。瘰则累累如贯珠，多生于前后胸胁间；结核则如榛如豆，亦有累累如贯珠者，不拘头项肢体皆结也）。

柴胡能散诸经血结气滞　薄荷木不能郁，故用柴、薄之辛以散之。各五钱。此味赵氏加　白芍肝气不可以补，白芍之酸寒者，以泻肝火　当归肝血不可亏，归为血药以养之，如嫌辛温，些少用之，或生地凉血补阴之品，或另代二地、丹参之属　乳制白术木盛则土衰，术以扶之，如嫌香燥，或另代石斛、米仁、山药之属　茯苓木枯则易焚，木火通气，心必不宁，苓以宁之，愚每兼用麦冬，以清心降火　甘草肝为将军之官，火动必猛烈。丹溪云：火甚不可骤用寒凉，盖恐扑之而愈焰，以生甘草泻而兼缓，猖狂自定。各一钱

加丹皮凉血活血，黑山栀泻火，各五分，名加味逍遥散。赵氏以山栀屈曲下行泄水，改用吴茱萸、姜汁炒黄连。吕晚村云：山栀亦不止治水，但不若黄连之运用，在上能达心胃之郁耳！愚谓如见吞酸症，用之如神。

此方辛散酸收，甘缓养血，而兼宁心扶脾之剂，乃肝经之
要药，女科之神剂也。《仓公传》与褚氏论皆云：师尼寡妇，
独阴无阳（阴阳以男女言），欲心萌而未遂，是以恹恹成病，
以致乍寒乍热，而如疟状，久则成劳。愚谓大凡女人多郁，郁
怒则伤肝，气结血凝，火旺血虚而成劳。所以前论云：童子室
女，不生欢笑，及寡妇僧尼，易犯此症也。立斋女科医案，每
用此方，屡屡见功。又云：若因郁怒伤肝而寒热，有怔忡、不
寐、少食等症者，参以加味归脾汤治之。

李时珍云：寇氏乃谓柴胡本草无一字治劳，不分脏腑有热
无热，一概摈斥，殊非通论。东垣则谓诸有热者加之，无热去
之。愚谓劳有五劳，病有五脏。柴胡为肝、胆、心包、三焦引
经之药。故劳在肝，而寒热如疟者，正宜用之；若劳在肺肾
者，不可用耳！沈氏云：若病起于肝，先见胁痛而后咳嗽，乃
木挟心相刑金，先治其本，加清金之药，兼治其标，原有郁甚
舒肝之说也。嘉言谓虚劳畏寒发热，禁用小柴胡汤；又谓骨蒸
发热，热深在内里，禁用一切轻扬之剂，恐引热势外出，而增
其炽，灼干津液肌肉。正与上言劳在肺肾，不用柴胡之说
相合。

此方赵氏极称其用之广，而效之神。凡寒热往来如疟，呕
吐吞酸嘈杂，胸痛胁痛，小腹胀闷，头晕盗汗，黄胆风温，疝
气飧泄，一切郁症，皆对症之方，以此加减出入，无不获效。
愚按：师尼寡妇，欲念一萌，肾中相火必动，动久则水必亏，
郁怒伤肝，火旺血虚，肝木将槁，若非肾水浇灌，则干柴烈火
燎原，不可止遏，虽用本方，必兼壮水为主。

仲淳验方

治吐血如神。

生地补肾，壮水制火，四钱　白芍制肝敛气凉血，三钱　麦冬
清心，心既清宁，妄行者息，五钱　天冬二钱　贝母二钱　桑皮清
肺，肺得清肃，气能下降，二钱　米仁养脾，脾旺则能统血，五钱

苏子炒研，五钱　橘红二钱　枇杷叶降气，气降则血归经，三片　茅根甘寒，可除内热，性又能入血消瘀，一二两　牛膝引药下行，生用则去恶血，二钱　鳖甲肝经血分之药，补阴清热，兼能下瘀，三四五钱　降香降气行瘀，一钱　加藕汁一杯　童便一杯

此方滋阴凉血，清热降气，而兼行瘀之剂，累试辄验。然阴无速补之法，非多服不效。病者欲速其功，医者张皇无主，百药杂试，以致陨身。仲淳即立前方，更发明之云：治吐血有三要法。

一宜行血，不宜止血。血不循经络者，气逆上壅也。降气行血，则血循经络而自止，若止之则血凝，必发热恶食及胁痛，病日沉痼矣。

二宜补肝，不宜伐肝。经曰：五脏者，藏精气而不泻者也。肝为将军之官，主藏血。吐血者，肝失其职也。养肝则气平而血有所归，若伐之则肝虚不能藏血，血愈不止矣。

三宜降气，不宜降火。气即火，火即气，故气降即火降。血随气行，无溢出上窍之恐。若用苦寒降火，则反伤脾胃，脾愈不能统血矣。

今之疗吐血者，其患有三：芩、连、知、柏、硝、黄，此苦寒败脾伤胃，一也；干姜、桂、附，此辛热助阳劫阴，二也；人参、黄芪，所谓肺热还伤肺，三也。亦有用参而愈者，此是气虚咳嗽，不由阴虚火炽所致，乃百不一二也。失血方论平正切用者，莫若仲淳。然诸家皆有治论，不可不考。刘氏云：阿胶、郁金皆治血之神药，患无真者；沙参虽补五脏之阴，其性平淡，未能速效，市中所市，皆近山之土桔梗，误用之，则反提浊气，不可不辨。至若三七、血余、山羊血、人中白之属，皆称药，亦可随宜取用。《本草方》云：吐衄来势甚者，以麦冬一斤，煎浓汁入炼蜜少许，分作二服即止。士材云：凡吐血如脉洪有力，精神不倦，胸中满痛，或吐血块，宜生地、牛膝、赤芍、丹参、桃仁、大黄之属，从大便导之。血

以上出为逆，下出为顺，非大虚泄泻者当行之，以转逆为顺，此釜底抽薪之法。若吐血已多，困倦虚乏者，不可行也。沈氏云：若倾盆大吐不止者乃肾肝真殒伤，木火过旺，脾胃血虚不摄，必须顾虑元气，以防气脱，急当破格挽回，暂用独参汤一两至三四两，入童便温服（赵氏用人参一二两，为细末，入飞箩面一钱，新汲水调如稀糊，不时啜服）。盖有形之血不能速生，无形之气所当急固。恐阴血未尽，阳气先脱而死，俟其大势稍定，再用阴分之药，则万举万当。

赵氏云：凡治血症，先分阴阳。阴虚者，壮水滋阴为主。间有阳虚者，其人平素气虚挟寒，更或身受寒气，口食冷物，脾胃愈虚，寒而不能统血，血亦错行，所谓阳虚阴必走耳！其血必黑黯，其色必白，其身必清凉，其脉必微迟，无内热骨蒸虚劳诸症者，可用理中汤（炮姜炒黑则止而不走，亦兼散凝血）加木香、当归之属，以理中能止伤胃吐血，理中焦之虚寒。若肾中真阳衰弱，下焦寒冷，龙火上炎，血随上出者，必有真寒的症，当用八味冷冻饮料，以引火归原。

既分阴阳，又须分三因。风、寒、暑、湿、燥、火为外因。余曾治一贫人，冬天居大室中，卧大热炕而得吐血。余谓贫人冬居大室，衣盖单薄，表感微寒，壅遏里热，火邪不得舒伸，故血出于口，忆仲景于太阳伤寒，当发汗而不发，因致衄血者，用麻黄汤，遂仿其法以微汗之，一服而愈。盖汗与血一物也，夺血者无汗，夺汗者无血，自然之理也。若伤暑而衄必心烦口渴，眩晕面垢，自汗呕恶等症，其脉必虚，宜竹叶石膏汤清解暑邪，加犀角、生地，以凉血清心。盖暑伤心，心主血故也。又经云：湿淫所胜，民病血见，燥气流行，咳逆血溢。是宜以治湿治燥为本，而兼治其标。盖世人阴虚者多，只因内有阴虚火症，外为风、寒、暑、湿所郁，郁则火不得泄，血随火妄行而越出诸窍矣。

喜、怒、忧、思、悲、恐、惊为内因，是故怒而动血者，火起于肝；忧而动血者，火起于肺；思而动血者，火起于脾；惊而动血者，火起于心；劳而动血者，火起于肾。能明乎火之一字，而于血之理，思过半矣。

斗殴跌扑，负重闪挫，及饮酒过多，炙煿辛热过啖者，随宜施治。此不内外因也。

凡失血之后，必发大热，口渴心烦微汗，六脉豁大空虚，名曰血虚发热。古方用当归补血汤，然不若六味汤加减治为善也。赵氏所论阳虚及真阳衰弱，并外感风寒湿气诸症失血，此非恒有之症，必审察明确，方可根据此施治，不宜漫为尝试。总遇此症，当中病则止，不可过剂。按嘉言云：桂、附引火归原之法，可暂而不可常。观其治猝暴中寒，阳微阴盛之症，用桂、附回阳之后，即改用地、冬、梨汁、竹沥甘寒之属。辛热之药，始先不得已而暂用，阳既安堵[1]，即宜休养其阴。则凡用辛热辛散之剂，其不可过用也明矣。况虚劳失血，的系阴虚，当从仲淳方论为主。前云有吐血而非虚劳者，如上所言诸症是也。

乳金丹

治虚劳等症，久服神效。

香甜浓白人乳，置薄银碗内，隔汤煮热，以竹箸劈开一头，夹上号沉香，线扎，不住手搅之，乳干为度。

众手丸如桐子大，早晚白汤下三四钱，可用参者，参汤下之弥佳。

此方乃营卫之形质，而无寒热阴阳之偏，大补荣卫气血，亦返本还原之上品也。

坤髓膏

补中填骨髓，润肺泽肌肤，安脏平三焦，续绝阳，益气力，除消渴，宁咳嗽。久服增年，虚损更宜。

---

〔1〕安堵：安居。

黄牛脊髓腿髓全用弥佳，去筋膜捣烂，八两　山药蒸研细末，八两　炼白蜜八两

共捣匀，入瓷器内隔汤煎，一炷香为度，空心用鸡子大一块，白汤调服。

此补精填髓，润肺宁嗽之剂，诚简便之良方，虚损之神药也。

白凤膏自制

治虚劳，内热骨蒸，咳嗽痰血。

乌嘴凤头白鸭一只，令饿透。将二地、二冬、青蒿、鳖甲、骨皮、女贞子各四两，共为末。或用八仙长寿丸料为末亦可。每用籼米一升，用药一两同煮，连汤水与食，令极肥，宰血陈酒冲服。将鸭去毛，挖净肚杂如常，用甜白酒加盐少许，煮烂，空心服之更妙。

若作丸服，仍用前药一料，为细末，入鸭腹中，麻线扎定，以清白人溺煮烂，去骨，捣为丸服。

此方滋阴除蒸，化痰止嗽，亦血肉有情之剂。虚劳之人，所宜常服，诚圣品也。

四圣丸

治虚损如神。

紫河车胶十二两　龟甲胶八两　麋角胶四两。以上三味名三益膏　人参十二两，为细末，人乳拌蒸，或晒、烘干，拌重至二十四两为度。若肺间有火，咳甚痰多者，不宜用参，可以茯苓代之，制亦如上法

浓麦冬汤入三益膏，隔汤煮烊，捣匀为丸桐子大，空心白汤送下四五钱，或竟三益膏中加茯苓、乳粉拌匀，麦冬汤化服亦可。

此方峻补精血之神剂，无有更出其右者。好色之人，及本元虚弱之体，或此丸或卫生膏之属，预宜长服。若已成虚劳内热骨蒸等症者，更宜参以壮水滋阴除蒸之品，如二地、二冬、

青蒿、鳖甲、骨皮、女贞子之类也。

卫生膏

治虚劳等症，久服大效。

人参　黄芪二味肺有热者去之　生地　熟地　天冬　麦冬　牛膝　甘枸杞　圆眼肉　五味以上去圆眼肉、五味、黄芪，即集灵膏。熬成膏，再加鹿角胶，真阴虚麋角胶代之　龟甲胶　虎骨胶全俱去尾骨，浸三日，刮去黑秒，煮滚，再刷洗净，煎三日夜，去骨熬膏　霞天膏黄牛肉去皮油，浸去血水，频频换水，乃得不腥气，煎浓汁去肉熬膏　梨汁自煎

上十四味各等分，五味子减半。

此方益气血，生津液，补精髓，壮筋骨。凡虚弱之体，宜预服之，久自神效，老人常服，能御妾生子，诚卫生之神丹也。

资生丸

健脾开胃，消食止泻，调和脏腑，滋养荣卫，神效不能尽述。

人参补脾胃之元气，三两　白术健脾之阳，陈壁土拌蒸，借其土气以助之，蜜同乳九制，制其燥性以恶之，三两　茯苓一两五钱　甘草五钱，炙　扁豆去壳炒，一两五钱　莲肉去心，炒，一两五钱　藿香五钱　米仁淘净，炒，三两　芡实补脾阴，炒，一两五钱　楂肉炒焦，二两　白蔻仁去衣，炒，三钱　橘红辛香以疏其滞气，二两　干山药一两五钱　麦芽炒焦，一两五钱　神曲消导以助其健运，炒，二两　川连泻脾胃火，酒炒，五钱　桔梗为舟楫之剂，焙，五钱　泽泻利脾胃之湿，盐水炒，三钱五分

共十八味，蜜丸如弹子大，重四五钱，开水化服。

此方调补脾胃之圣药。方下所治，非为虚劳设也。然虚劳症最重脾胃，如食少泻多，用补脾阴药不效，上焦不致烦热甚者，必不得已推用参、术，间服此方，庶几近之。临症斟酌暂投，无使有阳旺之害可耳！按嘉言论参术膏一方，谓治虚劳药

品，功效敏速，莫逾于此，然虚劳症之属气虚及阳虚者绝少也。

大黄䗪虫丸

《金匮》云：五劳虚极羸瘦（经云：五劳所劳伤，久视伤血，久卧伤气，久坐伤肉，久立伤，大肉欲脱也），腹满（脾不健运也），不能饮食（胃不容纳也），食伤，饮伤，忧伤，房劳伤，饥伤，劳伤，经络荣卫气血伤（其受病之原不同，皆可以渐而至极），内有干血（诸伤脏腑，则真气不能统血于周身，营血痹着，而不行于经络，是以瘀积不散而内有干血也），肌肤甲错（甲错者，如鳞也），两目黑黯（肝主血，主目，干血之气，内乘于肝，则上熏于目，而黑黯也），缓中补虚，此丸主之（瘀血得去，饮食自进，则气血复，故为缓中补虚）。

大黄酒蒸，三两　土鳖虫三两　䗪虫三两　水蛭炒枯　虻虫去足、翅、炒　蛴螬炙焦　干漆炒至烟尽，各五钱。上四味太峻，去之，或另用去瘀药品亦可也　桃仁去皮尖，炒，三两。皆破血去瘀之品，君以大黄听令于将军矣　黄芩清热，以瘀久必生热也，酒炒，一两　杏仁利气，以气滞则不行。去皮尖，三两　生地四两　芍药收养阴血，酒炒，二两　甘草调和诸药，一两

十三味为末，蜜丸小豆大，酒送五丸，每日三服。

此方破血行瘀，乃世俗所称干血劳之良治也。内有干血瘀积之久，牢不可拔。新生血不能周灌，与日俱积，绝无生理。仲景施活人手眼，以润剂润其血之干，以蠕动唼血之物，行其死血，峻药缓图，陆续渐除，俾瘀积去而虚劳庶可复，死里求生之方也。嘉言云：有劳之之极，血滞不行，惟就干涸，皮鲜滑泽，面无荣润。于是气之所过，血不为动，徒蒸血热，或日晡，或子午，始必干蒸，候蒸散，微汗而热解，热蒸不已，不死何待？甚有热久则蒸，其所瘀之血，化而为虫，遂成传尸瘵症。又云：童子脏腑脆嫩，才有寒热积滞，易于结癖成疳，待其血痹不行，气蒸发热，即女子血干经闭，发热不止，劳瘵之

候更多，待其势成，纵有良法，治之无及。倘能服膺仲景几先之哲，于童子、女子、男子瘵病将成未成之候，胃气尚可胜药，急宜导其血，同人参以行之。如琼玉膏中加桃仁泥、大黄末之属，或用此丸，以琼玉膏润补之药送之。行瘀退热，全生保命，所关甚大，第率常者勿能用耳！愚按：此方乃攻击之剂，因干血而设，非虚劳常用之方，若见之不真而误投，返速之毙矣。

獭肝散

治传尸劳瘵。

獭肝一具，炙干

为末，水服二钱，每日三服，以瘥为度。

此杀虫之剂也。《紫庭方》云：传尸劳瘵必有虫，须用乳香熏病患手，以帛覆之，良久出毛劳也。又法：病患吸安息烟嗽不止者，乃属传尸，不嗽者，非传也。盖虚劳热蒸积久，则生恶虫，食入脏腑，同气连枝，多遭传染，甚至灭门。法当补虚以复其元，杀虫以绝其根，能杀其虫，虽病者不生，亦可绝其传疰。《金匮》之于虚劳门后，附獭肝散一方，岂无意哉！他如獭爪、雄黄、桃仁、雷丸、青蒿、百部皆劳症杀虫之品，不可不考。刘氏云：凡童子室女，不生欢笑，及鳏、寡、僧、尼，情志抑郁，郁则热蒸，久而生虫，虫侵脏腑骨髓之中，遂难疗治。

此症初起，只宜畅达情志，恬淡静养，内服宣发郁热，如逍遥散之剂，不使内蒸。外用桃、柳头、生艾头，捣烂，入麝香、雄黄末拌匀，烘热，擦脊骨四肢关节之处，以杜生虫之害。更用百部一斤、生艾叶四两煎汤，四周密围，不使有风，中生炭火一盆，然后洗浴，早晚洗面。房中常烧玉枢丹，鼻闻此气，可以杀虫，如法调治，以图万一之侥幸！

凡近视此病者，不宜饥饿，虚者宜服补药，宜备安息及麝香，则虫鬼不敢侵也。

长春广嗣丹

大补真阴壮肾阳，固精填髓骨筋强；百龄能御青娥女，此是人间第一方。

生地半斤　萸肉六两　菟丝六两　杞子半斤　牛膝六两　杜仲六两　山药六两　白茯苓六两　人参量加　麦冬八两　天冬六两　五味六两　柏仁八两　归身六两　骨脂六两　巴戟肉六两　肉苁蓉八两　莲须六两　覆盆子六两　沙蒺藜八两　鹿角胶一斤　元武胶一斤　虎骨胶一斤　鳔胶一斤　猪脊髓一斤　黄牛肉八斤，熬膏　精羊肉一斤　黑猪肉八斤　紫河车十具　驴阴茎四条　狗阴茎四条　雄蚕蛾八两

共三十二味，诸胶、髓丸如桐子大。空心淡盐汤，饥时陈酒各送下四五钱，美食压之。

若肥人内多湿痰，以七宝美髯丹全方，用赤白首乌（黑豆拌蒸，晒九次）各一斤，赤白茯苓各八两，枸杞、菟丝、牛膝、当归、破故纸各八两（原方故纸只四两），仍加人参、莲须、覆盆、蒺藜，再入於茅术各八两，沉香、砂仁各四两，后龟鹿等药同上。

异类有情丸，只用（上方）后十二味，加嫩鹿茸一对，羊内外肾一斤（干），狗内外肾一斤（干），牡蛎半斤。

俱用鳔胶拌匀，诸胶为丸，二阴茎不用，麋角霜代之亦可。与古方稍异。

此方峻补其肾为主，而兼调其五脏为佐。经曰：肾者主蛰，封藏之本，精之处也。真阴之脏，乃先天之本，性命之根，故肾之精贵欲其藏，然精又化生于脏，肾特受而藏之耳！故五脏和而精自日生，肾得补而封藏称职，所谓精盈则气盛，气盛则神全，神全则身健，身健则无病，可以长春广嗣矣。凡丈夫中年觉阳衰精薄，便可服饵。药虽三十二味，俱同类有情之物，并无错杂之品，譬如韩侯之兵，多多益善耳！相火易动，及阴虚内热者，切不可服，服之则反生别病也。

按：此方非为治劳而设，而乃附于后者，以人之致虚者由于欲，故虚而火旺者，既有保阴、六味、左归、回生之属以治之。若虚而火衰者，虽不多得，然此方不可不备也。他如八味、右归之属，皆可随宜选用。惟无故而服此纵欲则不可。若阳事短少，易痿易泄，精薄精寒，因无子嗣者服之，不惟无损，且大有益，润而不燥，温而不热，较房术方一派辛热杂霸之剂，相去天涯矣。

治　　验

一人患阴虚内热，仲淳曰：当用甘寒，弗用苦寒，非百余剂不效。用二冬滋阴清肺，苏子、杷叶、贝母下气消痰，桑皮泻火，骨皮、鳖甲除蒸，白芍、五味收敛。果百剂而安。

一妇彻夜不眠两月，饮食俱废，形体日削，皆谓不治。余诊治之，许以可救。盖此症虽属虚，幸脏腑无损，心经虽有火，不至灼肺，况久病脉调，身不发热，岂有他虞？服补阴收敛之剂，自然水升火降而愈。用生脉散加茯、枣、远志、归、地，大剂饮之，因虚甚气怯，佐以琥珀、辰砂、金银器之类，约百余剂而瘳。

一人患目珠痛如欲堕，胸胁及背如槌碎状，昼夜咳嗽，眠食俱废，自分不起。仲淳令日进童便三大碗，七日下黑血无数，痛除，嗽热如故。再投二冬、桑皮，通便以清肺热；苏子、鳖甲，以治肝火。久之未痊，病家疑其虚，促用参、芪。仲淳不可[1]。乃自阴[2]以黄芪二钱入药尝之，竟夕闷热，目不交睫。始固守前方，兼服嚼化丸不辍，逾月而平。盖此病本于亲丧过哀，更触恼怒，肺经热甚，肝血上冲所致，故不宜

---

〔1〕不可：不准许。
〔2〕阴：暗中，暗地里。

参、芪耳！

一童子，年十五，患寒热咳嗽，面赤，鼻塞，夜剧。家人以为伤风。仲淳视之曰阴虚。盖伤风面色宜黯，今反赤而明；伤风发热，必昼夜无间，今只夜剧。鼻塞者，因火上升壅肺，故鼻塞，是以其阴虚也。投鳖甲以除寒热，生地以补肾阴，麦冬、桑皮、贝母、沙参、百部清肺降火，五味收敛肺火，不四剂而安。

一人气喘自汗，昼夜不眠不食，医以外感治之，益甚。仲淳曰：此肾虚气不归原，故火上浮，喘汗交作；脾虚，故不思食。亟以麦冬、枸杞、五味滋阴敛肺；苏子、橘红降气消痰；茯苓、白芍、枣仁，补脾敛肺，不数剂而愈。

一人客邸耽于青楼，且多拂意之事，至冬底发热咳嗽，医皆用发表和解，以外感治之。神色消耗，脉虚数中时复一结，咳嗽有血，卧不贴席。余曰：此阴虚证也。水亏火旺，故脉虚数；内有瘀血，故脉时一结；肺肝叶损，所以卧不能下。症属不治，况误认外感，多服发散，复蹈虚虚之戒耶！不数日而没。

一人形体单弱，神气衰少，且素耽酒色，时常齿衄。春间，偶患右乳旁及肩背作痛异常，手不可近，扪之如火，日夜不眠。医用桃仁、红花、乳、没、灵脂、延胡等药，廿余剂不效。邀余延医，六脉虚数，肝肾为甚。余断以阴虚火旺之症，当滋阴养血，扶持脾胃，俾阴血渐生，虚火下降，则痛不求其止而止矣。如必以和伤治痛为急，则徒败胃气，克削真元，非所宜也。疏一方付之，用地、芍、杞子、牛膝、麦冬滋阴养血，石斛、甘草扶持脾胃，桑皮、续断、丹皮和调血脉，嘱其十剂方有效，以阴无骤补之法耳！服至八剂后，脉气渐和，精神渐旺，尚未出房室，至此则能步出中堂，但痛处未尽除，然而生机则跃跃矣。惜其欲速太过，惑于群小，弃置余方，复以前药杂进。一月后胃气果败，作呕逆，阴血愈耗，发潮热，脾气伤尽，作腹胀，再半月死矣。

一人患遗精，闻妇人声即泄，瘵甚欲死，医告术穷。仲淳之门人，以远志为君，莲须、石莲子为臣，茯神、龙齿、蒺藜、牡蛎为佐使，丸服稍止，然终不断。仲淳于前方加鳔胶一味，不终剂而愈。

一人因肄业，劳心太过，患梦遗症已三四年矣。不数日一发，发过则虚火上炎，头面烘热，手足逆冷，终夜不寐。补心肾及涩精药投之罔愈。余疏一丸方，以黄柏清相火为君，佐以地黄、枸杞、萸肉、天冬补肾，麦冬清心，莲须、五味涩精，鳔胶填精，车前利湿热之水，使相火安宁，不终剂而愈。病者初时恐黄柏太寒，不欲用也。余谓尊症之所以久而未愈者，正未用此药耳！经曰：肾欲坚，急食苦以坚之。黄柏是也。肾得坚，则心经虽有火，而精自固，何梦遗之有哉？向徒用补益收涩，而未及此，故难取效。

一人病失血，岁二三发，其后所出渐多，咳嗽发热，食减肌削，屡至小康[1]，不以为意。夏秋间偶发寒热如疟状，每夜达曙，微汗始解，嗣后寒热稍减，病转下痢。医谓其虚也，进以参、术，胸膈迷闷，喉音窒塞，服茯苓、山药，预收红铅末，下黑血数升，胸喉顿舒，面容亦转，以为得竹破竹补[2]之法也。加用桂、附二剂，于是下痢，昼夜十数行，饮食难进，神识不清，病转增剧。嘉言诊之，脾脉大而空，肾脉小而乱，肺脉沉而伏，病者问此为何症也？曰：此症患在亡阴，况所用峻热之药，如权臣悍师，不至犯上，无等不已。行期在立冬后三日，以今计之，不过信宿[3]，无以为也。何以言之？经云：暴病非阳，久病非阴，则数年失血，其为阳盛阴虚

---

[1] 小康：稍安。
[2] 竹破竹补：出自道家的"人破人补，竹破竹补"。以气血补气血，同类易相从之义。
[3] 信宿：两夜。

无疑。况食减而血不生，渐至肌削，而血日槁，虚者益虚，盛者益盛，势必阴火大炽上炎而伤肺金，咳嗽生痰，清肃下行之令尽壅，由是肾水无母气以生，不足荫养百骸，柴栅瘦损，每申酉时洒淅恶寒，转而热，至天明，微汗始退，正如夏日炎蒸，非雨不解。身中之象，明明有春夏而无秋冬，用药之法，不亟使金寒水冷，以杀其势，一往不返矣。乃因下利误用参、术补剂，不知肺热已久，止有从皮毛透出一路，今补而不宣，势必移于大肠，所谓肺热于内，传为肠澼是也。至用红铅末下黑血者，盖阳明之血，随清气行者，久已呕出，其阴分之血，随浊气行至胸中，为募原所闭，久瘀膈间，得经水阴分下出之血，引之而走下窍，声应气求之妙也。久积顿宽而色稍转，言笑稍适者，得攻之力，非得补之力也。乃平日预蓄之药，必为方士所惑，见为其阳大虚，放胆加用桂附燥热以尽劫其阴，惜此时未得止之。今则两尺脉乱，火燔而泉竭，脾胃脉浮，下多亡阴，阳无所附，肺派沉伏，金气缩敛不行，神识不清，而魄已先丧矣。昔医云：乱世混浊，有同火化，夫以火济火，董、曹秉权用事，汉数焉能不终也！

一人劳心太过，因食海鲜吐血，有痰，喉间如鲠，日晡烦热。士材诊之曰：六脉不数，惟左寸细而涩，右关大而软，思虑伤心脾也。以归脾汤大剂，加生地、麦冬、丹皮、丹参，二十余剂，而症减六七，兼服六味丸三月，遂不复发。

一人发热咳嗽，呼吸喘急，用苏子降气汤不应，乃服八味丸，喘益急。士材云：两颊俱赤，六脉数大，此肺肝蕴热也。以逍遥散加丹皮一两，米仁五钱，兰叶三钱。连进二剂，喘急顿止。随用地黄丸料，以麦冬、五味煎膏，及龟胶为丸，至十斤而安。

一室女年十七，患瘵久不愈，天癸未通，发热咳嗽，饮食少思。医欲用巴豆、肉桂之类，先禀气不足，阴血未充之故，须养气血，益津液，其经自行。惑于速效，仍服前药。立斋云：非其治也。此类剽悍之剂，大助阳火，阴血得之则妄行，脾胃得之则愈虚。经云：女子二七而天癸至。若过期不至，是为非常，必有所因。寇宗云：夫人之生，以血气为本，人之病，未有不伤血气者。世有童男室女，积想在心，思虑过当，多致劳损，在男子则神色先败，在女子则月水先闭。何以致然？盖忧愁思虑则伤心，心伤则逆竭，故神色先败，而月水先闭也。火既受病，不能营养其子，故不嗜食。脾既虚，则金气亏，故发咳嗽。嗽既作，水气绝，故四肢干。木气不充，故多怒，须发焦，筋骨痿。俟五脏传遍，虽瘁不能死，然终死矣。此种虚劳，最难疗治，若能改易心志，用药扶持，可得九死一生。又张氏云：室女经久不行，切不可用苦寒，以血得冷则凝也。若经候微少，渐渐不通，手足骨内烦疼，日渐羸瘦，潮热，其脉微数，此由阴虚血弱，火盛水亏，不可以毒药通经，宜常服柏子仁丸、泽兰汤。

一放出宫女，年三十，两胯作痛，肉色不变，大小便中作痛如淋，登厕尤甚。立斋云：此瘀，可见在宫久怀忧郁，既嫁又不能如愿，致生此症，愈见流疰瘰，乃七情气血皆已损伤，不可用攻，其断然矣。按：《精血篇》云：精未通而御女以通其精，则五脏有不满之处，异日有难状之疾；阴已痿而思色以降其精，则精不出而内败，小便道涩而为淋；精已耗而复竭之，则大小便牵痛，愈痛则愈欲便，愈便则愈痛。女人天癸既至，逾十年无男子合则不调，不调则旧血不出，新血误行，或溃而入骨，或变而为肿，或虽合而难子。合男子多则精枯虚人，产多则血枯杀人。观其精血，思过半矣。

一妇早孀居，时年三十七，患两腿骨作痛，晡时体倦，月经不调，或发寒热，已数年矣。一日，颈项两侧结核，两胁胀痛。立斋云：此系肝经郁火而致，用加味逍遥散，加生地、泽兰等药，三十余剂，症渐轻安。再用加味归脾等药，年余而痊。

一放出宫人，年四十余，臀腿内股作痛，晡热口干，月经不调。立斋云：此系肝经血少，不能营养经络而然也。用加味逍遥散加泽兰，五十余剂，诸症稍缓。又以归脾汤兼服，二百余剂而痊也。

一放出宫人，臀腿肿痛，内热晡热，恶寒体倦，咳嗽胸痞，月经过期而少。彼以为气毒流疰。宜补者脾也，宜制者肝也。彼不信，仍服前药而毙。

一孀妇内热晡热，腹胀胁痛，肢体酸麻，不时吐痰，月经不调，带下青黄。立斋云：此郁怒伤损肝脾所致，朝用归脾汤以解脾郁，生脾气；夕用加味逍遥散，以生肝血，清肝火。百余剂而痊。

一妇因夫经商久出，时发寒热，经行旬日方止。服凉热降火药，内热益甚，自汗盗汗，发热口干，肢体倦怠，腿痛膝肿，月经不调。立斋云：此足三阴血虚之症也。用六味丸、逍遥散，兼服两月，饮食渐进，形体渐健，膝肿渐消而愈。

一人患阴虚内热，咳嗽有痰。余朝用回生丸，以补肾培其根本；午间临卧，用加味清宁膏以清肺，理其痰嗽。有时脾气不佳，间服资生丸；有时内热或甚，间用保阴煎加减。喜其遵守饮食宜忌，及养生却病之法，年余，虚渐复，热渐除。三年膏丸汤液，未尝一日间断，竟得全愈。又延医患前症，皆用上法，全愈多人。数年淹淹不死者，亦多人。或见吐血，则用仲淳方加减治之；或寒热如疟，则用逍遥散加减治之。

大抵此症伤损未重，内热未甚，初觉即便调治，服药毋使有间，慎勿躁急求功，自然悠久见效。按越人发明虚损一症，优入圣域，虽无方可考，然其论治损之法，如云"损其肺者，益其气"。愚谓参、芪固为益气之正药，然有肺火炽盛日久，必致肺气索然[1]，又当用润燥清金之品。清肺热即所以救肺

---

〔1〕索然：空乏，引申为耗散。

气，亦为益气之法也。凡用药须活泼地如珠走盘，越人所以不立方者，意在斯矣。"损其心者，调其荣卫。"心者血之原，荣卫发动之始。古方如归脾汤，乃调荣卫之法也。"损其脾者，调其饮食，适其寒温。"如春夏食凉食冷，秋冬食温食热，及衣服起居，各当其时是也，然亦不可执定。损其肝者，缓其中。经谓：肝苦急，急食甘以缓之。逍遥散中用甘草，缓其中之谓也。"损其肾者，益其精。"凡黏腻滋湿之物，皆益精之品，经所谓精不足者，补之以味也。此治损之妙法，无有过于是者矣。

虚劳要旨

张生甫　撰

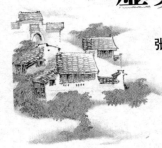

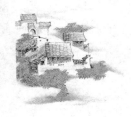

内 容 提 要

　　《虚劳要旨》系民国时期著名中医学家张生甫所著，约1916年成书，1917年刊行。全书2卷，共87则，撰用《灵》《素》《难经》，及《金匮》诸书，下采各家，提出"虚劳，为内伤之重症，以甘温为正治，并须重卫生，静守调养，不然，虽卢扁亦难奏效"。论述颇详，并附有治验。分别从五脏、七情、脉法及临床众多常见疾病等方面论述虚劳证治，举甘温为虚劳正治，推心脾肾为治疗大端，兼以变通。系统论述了虚劳范畴的27种病证的辨治，对当时多见的肺痨、淋浊、眩晕等各种虚损病证阐述其病因、脉症，并备载治法、方药。显示了张生甫对医理研究的深入以及在临床诊治方面的融会贯通。

目 录

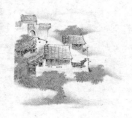

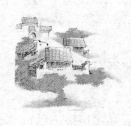

序

　　自西医东渐以来，而我中国之医书，为世垢病久矣。俞荫甫[1]作《废医论》，援古证今，洋洋数千言。其谓《内经》《神农本草》，为不可信之书，此诚愤世嫉俗之谈，然窃以为过矣。往年读《四库全书》简明目录，纪晓岚尝云：《素问》诸书，若出上古，固未必然，然亦周秦间人，传述旧闻，著之竹帛，故通贯三才，包括万变，虽张李刘朱诸人，终身钻仰，竟无能罄其蕴奥，此则通人[2]之论，无可置喙矣。近时湘乡陈介，谓日本至今犹有汉法医。中医盛行于美国，美人信之，多有以此致富者。呜呼，由此而论，中国医书，岂可尽非哉。余谓《素问》诸书，犹五经中之《小戴礼记》。《大学》《中庸》二书，固粹然先贤之言，即《曲礼》《内则》诸篇，亦上古流传遗制，无可訾议。独《儒行》《聘义》数篇，犹羼[3]人汉儒旧说，纯驳互见。是以历代议礼之儒，往往叹为未尽纯粹之书。此论虽迂，亦足为中国医书进一解矣。余老友张君生甫，少年缀学有名，晚不得志而隐于医。所全活不可以道里计，一时医名，与吾友张性如明经相上下。性如尝著《疫痧草》《急治编》以救世，已风行海内外。不谓生甫乃复有《虚劳要旨》

---

　　[1] 俞荫甫：俞樾（1821—1907），字荫甫，自号曲园居士，浙江德清城关乡南埭村人。清末朴学大师。
　　[2] 通人：学识渊博，贯通古今的人。
　　[3] 羼（chàn 阐）：掺杂。

之作，荟蕞〔1〕旧说，间出新意，足补《金匮·虚劳篇》之所遗。往时闻生甫孤灯一室，不治家人生产，独著斯书以济世，殆司马子长所谓非穷愁不能著书者耶。然武进费伯雄，著《医醇賸义》，谓人生得几句文字流传，大关福命。生甫闻之，其亦破涕为笑矣乎。吾邑同人劝生甫刊以问世，余虽愧囊涩，薄助刊资以为之倡，略溯医书源流，并述美人学中医之说以广其意，俾世之读是书者，知中国医书之别有在也。是为序。

丙辰冬日同邑愚弟童祥春梧叟序

时年六十三岁

---

〔1〕荟蕞（zuì 最）：汇集琐碎的事物。唐代杜甫《八哀诗·故著作郎贬台州司户荥阳郑公虔》："贯穿无遗恨，荟蕞何技痒？"仇兆鳌注："荟蕞，谓杂撰多。"

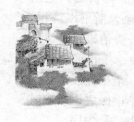

序

　　余夙不解夫西人目吾国曰病夫，今读张君生甫《虚劳要旨》一书，而不禁恍然悟焉。夫国曰病夫，则其国之积弱可知。人病虚劳，亦何独不然。虚劳之病，虽不尽由内伤七情，而六淫外感，亦能致之。盖本实先拨，而外物得以乘之，此张君所以推原立论，谓先天本肾，后天本脾胃，心为君主。其意谓人苟先后天无损，则君主泰然，神气洋溢，何致虚劳。犹之国家元气充足，实业振发，商务兴盛，金融流通，无论外人如何攘夺，必无积弱之由。然则张君此著，虽为世之治虚劳者设，然不仅为治虚劳者言也。张君之志，盖可知矣。张君本粹然儒者也，抱济世之志，穷而无所设施，不得已而托以医见。倘所谓愤激〔1〕，不平则鸣者，非耶。由此言之，人苟取其治虚劳之法，以通治法，道固不外他求，以之治虚劳也可，以之治国家也亦无不可。惜余不文，又不知医，不能推张君之志，而阐发之，此则余之所耿耿也夫。是为序。

民国五年丙辰葭月

同邑弟费绍冠撰

---

　　〔1〕愤激：愤怒而激动。

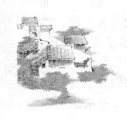

序

  自社会进化，人事日繁。角智逞能，物竞愈烈。人之劳精疲神，殚思竭虑，以求其所以生存于世，而重以风寒暑湿，天时之感触，声色货利，人欲之嗜好。人生百年，精力几何，其能供此内外交求，而得跻康寿、免夭扎者，盖诚难数觏[1]。于是有因虚而损，因劳而伤，虚劳之症，日见其多，虚劳之治，日趋于杂，而虚劳之书，亦日出而不穷。充栋汗牛，载籍冗杂，七情劳伤，病情变幻，患者苦沉疴之缠绵，治者叹要旨之莫得，不亦重可慨乎。余友张君生甫，绩学士也。有鉴于此，爰有《虚劳要旨》之辑，上溯《灵》《素》，下逮百家。凡古籍中撷其精华，去其糟粕，抉择精严，采取切实。不惑前人妄分二十三蒸、九十九种诸谬说，而独抒己见，推原于先天本肾，后天本脾胃，而归本于心主明暗，神气存亡，为治虚劳立说。诚道人所未道，发人所未发也。其治法一宗经旨，以甘温为正治，而又采录《金匮》以下各方之切而堪用者。复自撰新方，次于劳伤症因之后，加以方论，纲举目张，会得其要。呜呼，美矣！余究心医学，亦二十余年矣。独怪虚劳之候，偏多于他症。虽其间致病之因，人事容有未修，而亦足以觇[2]气候之变，世风之不古若矣。惟临症审治，要不外肺脾肾三经为

---

〔1〕觏（gòu 构）：遇见。
〔2〕觇：看，偷偷地查看。

治之扼要。立方虽不概用甘温，师古而不泥古，每以斯旨而变通之、化裁之，投辄获效。居恒私幸，以为此独有之秘，倘得手辑一编，以救世急，亦仁者之用意。不谓张子竟先获我心，闭户著述，阅数月而竟告成功。寿诸梨枣，以供世好。其救济之心，可谓挚哉。夫著书不难，著书而切于用则难。吾知张子此书之出，譬诸离照当空，爝火〔1〕不明。庶几遵法施治，虚劳之候，可以稍衰已，抑亦社会之幸也。

　　民国五年丙辰秋慈谿严鸿基书于修竹居之南窗

─────────────

　　〔1〕爝火：炬火，小火。

序

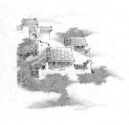

　　张君生甫，携其所著《虚劳要旨》，来征余序。余维医学之不讲久矣。负下者流，读医书二三年，施方立案，便名通人。其于虚实阴阳之论，固未尝梦见。即有知之，而施药或过不及，始欲攻之，又从而补之，始欲补之，又从而攻之，此惟救误而犹恐不赡，奚能治根本上之痼疾哉。今观张君所言，皆在虚劳，其所以为根本上之痼疾计者，至精且详。呜呼，其有裨于虚劳为何如耶。夫近人体格，视古为逊。斯虚劳之患，于今尤烈。处竞争之世，际浇薄〔1〕之风，声色货利，纵情嗜欲。虽人事之不谨，亦世风之递变，正赖有人焉亟起图之。况虚劳即内伤之一大部分也。内伤与外感，本医中一表一里之大纲。闻《伤寒论》及《时病论》《温热经纬》《条辨》等书，诚为善本，然皆特治外感而设也。至内伤虚劳之善本，殊未闻见。医籍虽众，惟散见于各书者有之。而欲精求要旨，特出心裁，专编一书，诚抱缺憾。不谓张君有鉴于此，煞费苦心，会得其要，特起而笔之以济世。元元本本，补前人所未备，为后学之指南。呜呼，孰谓此书可少乎哉。余故乐为之序以应之。

　　　　　　　民国五年丙辰秋日　　慈南郑鸿元撰

---

　　〔1〕浇薄：（人情、风俗）刻薄，不淳厚。

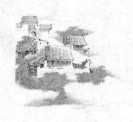

序

　　张君生甫，儒而医者也，著有《虚劳要旨》一书，行将付
梓。其高足弟子陆澄怀，谓余宜为之序。余惟序书者之学识，
必与著书者相称，然后书中之精奥，皆了然于心。其为序也，
乃亲切有味。譬游山然，凡岩壑之幽深，木石之奇秀，必身履
其境，则见之确而言之详。若徒眺望于十百里之外，其所见
者，不过烟岚杳霭之大致而已。而欲标举名胜，以为游览者之
先导，所言容有当乎。余去年来馆谿上，与陆澄怀同事，因澄
怀得友张君，张君之居，距余馆仅咫尺，时相过从。其谈医
也，若危崖幽谷，莫究其底。维是冬余患疮疡，经张君医治，
药数投，病若失。见其治肢体疮疾，如此神速，敢断其治脏腑
沉疴，必有根据也。张君多门下士〔1〕，而澄怀致力于医者久
且专，告余曰，吾师著是书，耗十余年之心血焉。本古参今，
提元钩要，以心得立论。实验施治，补刘李张朱所未及，洵治
虚劳之要旨，是可谓知张君者深矣。余以序张君书，莫如澄怀
为宜。若余则不足与谋救济之业，且寻章摘句，所为文如培
楼〔2〕小邱，一览辄尽。盖学识之所限，有不能强同者。又况

---

　　〔1〕门下士：门生，学生。
　　〔2〕培（pǒu 棓）楼：应为"培塿"。小土丘。本作"部娄"。《左
传·襄公二十四年》："部娄无松柏。"汉代应劭《风俗通·山泽·培》
引《左传》作"培塿"。《晋书·刘元海载记》："当为崇冈峻阜，何能为
培塿乎。"《永州八记·始得西山宴游记》："不与培塿为类。"

于医中奥境，茫乎未窥，而欲序张君济世之文，精微之学，何异强城市之人，而使言山林之胜。虽蹊径犹不能尽识，况于深焉者乎。无已，姑述其烟岚杳霭之大致，以塞澄怀之请，而答张君之苦心。至岩壑之幽深，木石之奇秀，览者当自得之。余固不能言，亦无待余之言也。

丙辰夏镇海胡镜如撰

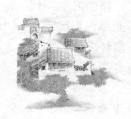

自　序

　　窃维上古之人，恬淡虚无，真气从之，精神内守，人皆康强乐业，固无所谓虚劳也。然黄农犹燮理阴阳，教医药以垂后，诚欲保康强而免羸弱。夫何后世人心不古，以妄为常，百端丛集，内外交困，致虚劳之疾，于今为烈。乃患者多而愈者寡，是岂症多不治欤，殆亦治未尽善耳。大抵开口辄云阴虚火旺，动手率用滋黏苦寒。然滋黏久多滑肠，苦寒卒至败胃。况虚有阴阳，劳岂实火。实火可泻，虚火可温。苦寒性乃肃杀，甘温法能生养，理最易明。即不然，或甘寒咸寒之法，亦较用苦寒戕伐中土者有别，故苦寒殊非虚劳正治。间有不可偏废之处，亦有时暂治其标，以备甘温诸法之偶有未逮，未可奉为虚劳之圭臬也。盖虚劳之证，生气已伐。若见劳热，概投苦寒，是病方肃杀，而医复肃杀之矣，其能疗乎？此无他，由未识根本上之研究耳。故识者谓与其用阴药，如阴柔小人，暗受其误，因循苟安，卒莫能挽，何如用阳药，如阳明君子，苟或有过，彼此具见，犹可改图。言虽近于愤激，实为恣用阴药之折中也。余因参考旁求，窃欲阐其要旨，为治虚劳权衡。历久略有所得，撰用《灵》《素》《难经》及《金匮》诸书，援古酌今，参以管见，辑为虚劳之要旨者，亦区区仁术之意也。医为强种之前提，余尝有志而未逮，今此编苟有裨于虚劳，则拯羸起弱，推之尚可为强种前途之一助，种强而国强寓焉，私愿亦庶乎深慰也矣。

丙辰春张生甫撰于费村寄庐

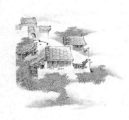

凡　例

一是书上下两卷。本拟自作揣摩，非为问世起见。因友人劝梓公世，热心协力提倡。余今感愧交深，犹冀高明纠正。

一是书上述《灵》《素》，下采名家，以表宗经师善之意。

一是书以五劳七伤为大纲，以虚劳范围内之各症为条目，合论说以参陈管见。盖大纲固为必要，而条目亦当备及。间有症治可通者，概不琐录，以归简要。

一五劳七伤之症治，虽出自管见，然皆一本经旨，非敢杜撰，阅方论自知。

一是书窃备虚劳之症治，然亦贵疾尚未深，图之于早。以虚劳为根本上内伤之重症，并须慎重卫生，静守调养。不然，虽卢扁亦难奏功。语云，瘵病医头，良有以也。

一是书虽以甘温为正治，至间当变通之处，亦从权宜。

一是书间有未曾载明之方，可于虚劳备用方查阅。

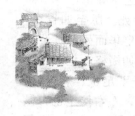

上 卷

《内经》虚劳脉因

《平人气象论》曰：春弦多胃少曰肝病，夏钩多胃少曰心病，长夏弱多胃少曰脾病，秋毛多胃少曰肺病，冬石多胃少曰肾病。脉小弱以涩，谓之久病。臂多青脉，曰脱血。安卧脉盛，谓之脱血。尺寒脉细，谓后泄。泄而脱血，脉实难治。病心脉来，喘喘连属，其中微曲。病肺脉来，不上不下，如循鸡羽。病肝脉来，盈实而滑，如循长竿。病脾脉来，如举鸡足。病肾脉来，如引葛，按之益坚。

《玉机真脏论》曰：真肝脉至，中外急，如循刀刃，责责然，如按琴瑟弦，色青白不泽，毛折乃死。真心脉至，坚而抟，如循薏苡子累累然，色赤黑不泽，毛折乃死。真肺脉至，大而虚，如以羽毛中人肤，色白赤不泽，毛折乃死。真肾脉至，抟而绝，如指弹石，辟辟然，色黑黄不泽，毛折乃死。真脾脉至，弱而乍数乍疏，色黄青不泽，毛折乃死。诸真脏脉见者，皆死不治也。又其脉绝不来，若人一呼五六至，其形肉不脱，真脏虽不见，犹死也。

《三部九候论》曰：七诊虽见，九候皆从者不死。形肉已脱，九候虽调犹死。

《大奇论》曰：脉至浮合，一息十至以上，是经气予不足

375

也，微见九十日死。脉至如火薪然，是心精之予夺也，草干而死。脉至如散叶，是肝气予虚也，木叶落而死。脉至如省客，省客者，脉塞而鼓，是肾气予不足也，悬去枣华而死。脉至如丸泥，是胃精予不足也，榆荚落而死。脉至如横格，是胆气予不足也，禾熟而死。脉至如弦缕，是胞精予不足也，病善言，下霜而死。不言可治。脉至如交漆，交漆者，左右傍至也，微见三十日死。脉至如涌泉，浮鼓肌中，太阳气予不足也，少气味，韭英而死。脉至如颓土之状，按之不得，是肌气予不足也，五色先见黑白垒发死。脉如悬雍，悬雍者，浮揣，切之益大，是十二俞之予不足也，水凝而死。脉至如偃刀，偃刀者，浮之小急，按之坚大急，五脏宛热，寒热独并于肾也。如此其人不得坐，立春而死。脉至如丸滑，不直手，不直手者，按之不可得，是大肠予不足也，枣叶生而死。脉至如华，令人善恐，不欲坐卧，行立常听，是小肠气予不足也，季秋而死。

《内经》虚劳症治

《邪气脏腑病形篇》曰：忧愁恐惧则伤心；形寒寒饮则伤肺；有所堕坠，恶血留内，有所大怒，气上而不下，积于胁下则伤肝；有所击仆，若醉入房，汗出当风则伤脾；有所用力举重，入房过度，汗出浴水则伤肾。

《宣明五气篇》曰：久视伤血，久卧伤气，久坐伤肉，久立伤骨，久行伤筋。

《举痛论》曰：怒则气上，喜则气缓，悲则气消，恐则气下，惊则气乱，思则气结，劳则气耗。

《本神篇》曰：因悲哀动中者，竭绝而失生。喜乐者，神惮散而不藏。忧愁者，气闭塞而不行。盛怒者，迷惑而不治。恐惧者，神荡惮而不收。又心怵惕思虑则伤神，神伤则恐惧自失，破䐃脱肉，毛悴色夭，死于冬。脾忧愁而不解则伤意，意

伤则悗乱，四肢不举，毛悴色夭，死于春。肝悲哀动中则伤
魂，魂伤则狂妄不精，不精则不正，当人阴缩而挛筋，两胁骨
不举，毛悴色夭，死于秋。肺喜乐无极则伤魄，伤魄则狂，狂
者意不存，人皮革焦，毛悴色夭，死于夏。肾盛怒而不止则伤
志，志伤则喜忘其前言，腰脊不可俯仰屈伸，毛悴色夭，死于
季夏。恐惧而不解则伤精，精伤则骨酸痿厥，精时自下，是故
五脏主藏精者也，不可伤，伤则神失守而阴虚，阴虚则无气，
无气则死矣。又肝藏血，血舍魂，肝气虚则恐。脾藏营，营舍
意，脾气虚则四肢不用，五脏不安。心藏脉，脉舍神，心气虚
则悲。肺藏气，气舍魄，肺气虚则鼻塞不利，少气。肾藏精，
精舍志，肾气虚则厥。

《决气篇》曰：精脱者耳聋。气脱者目不明。津脱者腠理
开，汗大泄。液脱者骨属屈伸不利，色夭，脑髓消，胫酸，耳
数鸣。血脱者色白，夭然不泽，其脉空虚。此其候也。

《脉要精微论》曰：头者，精明之府，头倾视深，精神将
夺矣。背者，胸中之府，背曲肩随，府将坏矣。腰者，肾之
府，转摇不能，肾将惫矣。膝者，筋之府，屈伸不能，行则偻
附，筋将惫矣。骨者，髓之府，不能久立，行则振掉，骨将惫
矣。得强则生，失强则死。

《阴阳应象大论》曰：喜怒伤气，寒暑伤形。喜怒不节，
寒暑过度，生乃不固。

《脏气法时论》曰：肝虚则目䀮䀮无所见，耳无所闻，恐
惧如人将捕之。心虚则胸腹大，胁下与腰相引而痛。脾虚则腹
满肠鸣，飧泄，食不化。肺虚则少气不能报息，耳聋嗌干。肾
虚则胸中痛，清厥，意不乐，大小腹痛。

《调经论》曰：神不足则悲，气不足则息利少气，血不足
则恐，形不足则四肢不用，志不足则厥。

《汤液醪醴论》曰：精神不进，志意不治，故病不可愈。
又嗜欲无穷，而忧患不止，精神弛坏，荣泣卫除，故神去之，

而病不愈也。

《方盛衰论》曰：肺气虚，则使人梦见白物，见人斩血藉藉，得其时，则梦见兵战。肾气虚，则使人梦见舟船溺人，得其时，则梦伏水中，若有恐畏。肝气虚，则梦见菌香生草，得其时，则梦伏树下不敢起。心气虚，则梦救火阳物，得其时，则梦燔灼。脾气虚，则梦饮食不足，得其时，则梦筑垣盖屋。此皆五脏阴气不足。又形弱气虚，死；脉气不足，形气有余，死；形气不足，脉气有余，生。

《生气通天论》曰：阴之五宫，伤在五味。

《痹论》曰：饮食自倍，肠胃乃伤。

《百病始生篇》曰：卒然多饮食则肠满。起居不节，用力过度，则络脉伤。阳络伤则血外溢，为衄血；阴络伤则血内溢，为后血。

《口问篇》曰：邪之所在，皆为不足。

《评热论》曰：阴虚者，阳必凑之。

《经脉别论》曰：饮食饱甚，汗出于胃。惊而夺精，汗出于心。持重远行，汗出于肾。疾走恐惧，汗出于肝。摇体劳苦，汗出于脾。故生病起于过用，此其常也。勇者气行则已，怯者则着而病。

《玉机真脏论》曰：因而喜大虚则肾气乘矣，怒则肝气乘矣，悲则肺气乘矣，恐则脾气乘矣，忧则心气乘矣。又大骨枯槁，大肉陷下，胸中气满，喘息不便，其气动形，期六月死，真脏脉见，乃予之期日。大骨枯槁，大肉陷下，胸中气满，喘息不便，内痛引肩项，期一月死，真脏脉见，乃予之期日。大骨枯槁，大肉陷下，胸中气满，喘息不便，内痛引肩项，身热，脱肉破䐃，真脏见，十月之内死。大骨枯槁，大肉陷下，肩髓内消，动作益衰，真脏未见，期一岁死，见其真脏，乃予之期日。大骨枯槁，大肉陷下，胸中气满，腹内痛，心中不便，肩项身热，破䐃脱肉，目匡〔1〕陷，真脏见，目不见人，立死，其见人者，至其所不胜之时则死。又形气相失，色夭不泽，谓之难已。又脉细，皮寒，气少，泄利前后，饮食不入，为五虚。浆粥入胃，泄注止，则虚者活。

《调经论》曰：阳虚生外寒。阳受气于上焦，以温皮肤分肉之间。今寒气在外，则上焦不通，上焦不通，则寒气独留于外，故寒栗。阴虚生内热。以有所劳倦，形气衰少，谷气不盛，上焦不行，下脘不通，胃气热，热气熏胸中，故内热。

《阴阳别论》曰：阴阳虚，肠澼死。阴虚阳抟，谓之崩。又二阳之病发心脾。

《厥论》曰：阳气衰于下为寒厥，阴气衰于下为热厥。

《太阴阳明论》曰：阳病者，上行极而下。阴病者，下行极而上。

《口问篇》曰：上气不足，脑为之不满，耳为之苦鸣，头为之苦倾，目为之眩。中气不足，溲便为之变，肠为之苦鸣。下气不足，则乃为痿厥心悗。

《脉要精微论》曰：仓廪不藏者，是门户不要也。水泉不止者，是膀胱不藏也。言而微，终日乃复言者，此夺气也。

《逆调论》曰：荣气虚则不仁，卫气虚则不用。

《通评虚实论》曰：所谓气虚者，言无常也。尺虚者，行步恇然。

《疏五过论》曰：凡未诊病者，必问尝贵后贱，虽不中邪，病从内生，名曰脱营。尝富后贫，名曰失精，五气留连，病有所并。身体日减，气虚无精，病深无气，洒洒然时惊，病深者，以其外耗于卫，内夺于荣。凡欲诊病者，必问饮食居处，暴乐暴苦，始乐后苦，皆伤精气，精气竭绝，形体毁沮。暴怒伤阴，暴喜伤阳，厥气上行，满脉去形。精华日脱，邪气乃

〔1〕匡：眶。

并。诊有三常，必问贵贱，封君败伤，及欲侯王。故贵脱势，虽不中邪，精神内伤，身必败亡。始富后贫，虽不伤邪，皮焦筋屈，痿躄为挛。离绝菀结，忧恐喜怒，五脏空虚，血气离守。尝富大伤，斩筋绝脉，身体复行，令泽不息。故伤败结，留薄归阳，脓积寒炅。

《海论》曰：气海不足，则气少不足以言。血海不足，亦常想其身小。水谷之海不足，则饥不受谷食。髓海不足，则脑转耳鸣，胫酸眩冒，目无所见，懈怠安卧。

《五禁篇》曰：形肉已夺，是一夺也。大夺血之后，是二夺也。大汗出之后，是三夺也。大泄之后，是四夺也。新产及大血之后，是五夺也。

《五癃津液别篇》曰：阴阳不和，则使液溢而下流于阴。髓液皆减而下，下过度则虚，虚故腰脊痛而胫酸。

《根结篇》曰：形气不足，病气不足，此阴阳俱不足也。

《评热论》曰：劳风法在肺下，其为病也，使人强上冥视，唾出若涕，恶风而振寒。巨阳引精者三日，中年者五日，不精者七日，咳出青黄涕，其状若脓，大如弹丸，从口中若鼻中出，不出则伤肺，伤肺则死也。

《痿论》曰：有所失亡，所求不得，则发肺鸣。鸣则肺热叶焦，发为痿躄。悲哀太甚，则胞络绝，阳气内动，发则心下崩，数溲血也。思想无穷，所愿不得，意淫于外，入房太甚，宗筋弛纵，发为筋痿，及为白淫。有所远行劳倦，逢大热而渴。渴则阳气内伐，热舍于肾。水不胜火，则骨枯而髓虚，故足不任身，发为骨痿。治痿独取阳明。阳明者，五脏六腑之海，主润宗筋，宗筋主束骨而利机关。故阳明虚则宗筋纵，带脉不引，骨痿不用也。

《宣明五气篇》曰：心恶热，肺恶寒，肝恶风，脾恶湿，肾恶燥。

《脏气法时论》曰：肝病者，禁当风，平旦慧，下晡甚，夜半静。心病者，禁温食热衣，日中慧，夜半甚，平旦静。脾病者，禁饱食湿地濡衣，日昳慧，日出甚，下晡静。肺病者，禁寒饮食，下晡慧，日中甚，夜半静。肾病者，禁衣食太热，夜半慧，四季甚，下晡静。

《三部九候论》曰：血病，身有痛者，治其经络。

《腹中论》曰：有病胸胁支满者，妨于食。病至则先闻腥臊臭，出清液，先唾血，四肢清，目眩，时时前后血，病名血枯。此得之年少时，有所大脱血，若醉入房中，气竭伤肝，故月事衰少不来也。治之以四乌鲗骨一芦茹丸，饮鲍鱼汁以利肠中。

《血气形志篇》曰：形乐志苦，病生于脉，治之以灸刺。形乐志乐，病生于肉，治之以针石。形苦志乐，病生于筋，治之以熨引。形苦志苦，病生于咽嗌，治之以甘药。形数惊恐，经络不通，病生于不仁，治之以按摩醪药。

《阴阳应象大论》曰：怒伤肝，悲胜怒。喜伤心，恐胜喜。思伤脾，怒胜思。忧伤肺，喜胜忧。恐伤肾，思胜恐。

《刺法论》曰：欲实心，令少思，慎大喜欲情于中。欲实脾，勿大醉、歌乐、劳倦、饱食、久坐，勿食生冷太酸，宜甘淡。欲实肺，要息气，勿大悲伤。欲实肾，勿恐惧流淫，须纳气咽津。欲实肝，勿恚怒疾走，勿过食辛辣。

《阴阳离合论》曰：形不足者，温之以气。精不足者，补之以味。

《至真要大论》曰：劳者温之，损者温之。

《邪气脏腑病形篇》曰：诸脉小者，阴阳形气俱不足，而调以甘药也。

《难经》虚劳脉因

《难经》曰：脉不满五十动而一止，一脏无气者，肾气先尽也。又曰：脉有损至，何谓也？然，至之脉，一呼再至曰平，三至曰离经，四至曰夺精，五至曰死，六至曰命绝，此至之脉也。何谓损？一呼一至曰离经，二呼一至曰夺精，三呼一至曰死，四呼一至曰命绝，此损之脉也。至脉从下上，损脉从上下也。又一呼五至，一吸五至，其人当困，沉细夜加，浮大昼加，不大不小，虽困可治，其有大小者为难治。一呼六至，一吸六至，沉细夜死，浮大昼死。又一呼一至，一吸一至，名曰损，人虽能行，犹当着床。所以然者，血气皆不足也。又再呼一至，再吸一至，名曰无魂。无魂者，当死也，人虽能行，名曰行尸。又上部有脉，下部无脉，其人当吐，不吐者死。上部无脉，下部有脉，虽困无能为害，脉有根本也。

《难经》虚劳症治

又曰：忧愁思虑则伤心，形寒饮冷则伤肺，恚怒气逆而不下则伤肝，饮食劳倦则伤脾，久坐湿地、强力入水入房则伤肾。又曰：脱阳者见鬼，脱阴者目盲。

又曰：损脉之为病奈何？然，一损损于皮毛，皮聚而毛落。二损损于血脉，血脉虚少，不能荣于五脏六腑也。三损损于肌肉，肌肉消瘦，饮食不能为肌肤。四损损于筋，筋缓不能自收持。五损损于骨，骨痿不能起于床。反此者，至脉之病也。从上下者，骨痿不能起于床者死。从下上者，皮聚而毛落者死。治损之法奈何？然，损其肺者益其气，损其心者调其荣卫，损其脾者调其饮食、适其寒温，损其肝者缓其中，损其肾者益其精。此治损之法也。

《金匮》虚劳脉因

脉微涩在寸口，关上小紧，或阴阳俱微，寸口关上微，尺中小紧，为血痹。平人脉大为劳。劳之为病，其脉浮大，手足烦，春夏剧，秋冬差，为阴寒精自出，酸削不能行。脉极虚亦为劳。极虚芤迟，为清谷亡血失精。脉得脉动微紧，男子失精，女子梦交。平人脉虚弱细微者，喜盗汗也。脉浮者，里虚也。脉浮弱而涩，为无子，精气清冷。脉沉小芤迟，或芤动微紧，桂枝龙骨牡蛎汤主之。

人年五六十，痹侠脊行，若肠鸣，马刀侠瘿者，皆为劳得之。

脱气，其人疾行则喘喝，手足逆寒，腹满，甚则溏泄，食不消化也。

虚劳里急，悸，衄，腹中痛，梦失精，四肢酸痛，烦热，咽干口燥，小建中汤主之。

虚劳里急，诸不足，黄芪建中汤主之。

虚劳腰痛，小腹拘急，小便不利者，八味肾气丸主之。虚劳诸不足，风气百疾，薯蓣丸主之。

虚劳虚烦不得眠，酸枣仁汤主之。

五劳虚极羸瘦，腹满不能饮食，食伤，忧伤，饮伤，房室伤，饥伤，劳伤，经络营卫气伤，内有干血，肌肤甲错，两目暗黑。缓中补虚，大黄䗪虫丸主之。

虚劳总论

虚者，虚损也。劳者，劳伤也。概五脏积劳，七情受伤等证而言也。巢氏以志思心忧瘦为五劳，以阴寒、阴痿、精寒、精少、精清、里急、便数为七伤。甚至妄分二十三蒸，《本事方》又分九十九种，名目不正，多歧惑人。不若以五脏积劳，七情受伤为主之名正言顺而可从也。夫曲运神机则心劳，悲哀多言则肺劳，恣睢郁怒则肝劳，昏迷酒色则肾劳，饥饱劳思则脾劳。随劳见证，即随证施治可也。久则积劳成虚，积虚成损，势所必然。故当以防微杜渐为贵。至已成而图之，亦已晚矣。第已成而无以治之，亦无以见医为仁术也。稽考经旨，岐伯出甘温以示法，越人按五损以立法，辞简旨该，并皆精妙。虽仅有法无方，要已方寓法中。仲景师承经旨，尚甘温以补虚，而又合祛风逐瘀为三大纲，可谓继往开来，守经达变者矣。吾观虚劳之症，虽五脏皆有，窃以心脾肾为大端。盖饮食劳倦，酒色情志，此皆人所易犯。一或过度，即易犯而易伤也。伤饮食劳倦首即病脾，伤酒色者即病肾，伤情志者即兼心。大端在此，治可知矣。况元精藏于肾水，为精神之父；谷气化于脾土，为血气之母；神明出于离宫，为君主之官。故土旺而金生，勿拘拘于保肺；水壮而火熄，勿汲汲于清凉；主明则下安，勿纵情以扰心。是三端诚足重矣。其详尚有本论，然其中较尤要者，脾胃是也。先天之元精有限，后天之生化无穷。先天不足，后天能补。精字从米，即精生于谷也。营卫之道，纳谷为宝。久病善后，多在脾胃。又损自上而下者，谓过胃为难治；损自下而上者，谓过脾为难治。即经以甘温而治虚劳，亦何莫而非急急于脾胃之旨哉。至于劳症虚火，五脏之中，肝肾较多。肝木内藏雷火，肾水内藏龙火。劳则二火上炎，劳则其力必疲，此劳字所以从二火与力也。心虽主火，要之君火静而龙雷之火动。故肾中阳虚，而龙火不能安其宅者，是当以引火归原之法，招而安之。譬离照当空，而龙潜海底焉。若肾中阴虚，水不涵木，则龙雷交作，甚或影响及于他脏者，是当以潜阳育阴之法，蛰而藏之。譬时行冬令，而龙雷寂然焉。且东垣所谓内伤者，非虚劳耶。虚则补之，固也。然大虚有盛候，至实有羸状，不可不辨。即内伤之头痛、恶寒、发热等证，亦恐与外感混治。幸东垣辨之甚精，附载于后，俾不至实实虚虚，损不足而益有余也。疑似既辨，而殊途同归之理，亦不可不知。如干血、传尸、冷劳等证，名虽不同，风劳、暑瘵、邪瘵等证，因虽不一，而其同归于虚则一也。又情志偏胜受伤之症，正治之外，亦有以情志相胜治之而愈者。此盖极治法之巧，而其理亦由于经旨也。经谓知其要者，一言而终，不知其要，流散无穷。窃本此旨以继述，故宗经立论，以至症治方案，凡援古酌今，管见所及，均冀简明切当。取法贵上，有合于虚劳之大要已耳。倘有医理精深之士，补弊救偏，匡所未逮，则幸甚矣。

肾为先天本论

无极之真，二五之精，妙合而凝，是为先天。而先天之本，两肾属焉。盖玄黄未兆，天一之水先生。胚体未成，两肾之元先立。婴儿结胎之初，其象中空。一茎透起，形如莲蕊。一茎即脐带，莲蕊即两肾，而命寓焉。由是而天二生火则心成，天三生木则肝成，天四生金则肺成，天五生土则脾成。五脏既成，六腑随之，肢体全之，人形乃具。是未有此身，先有两肾，非先天而何。故《仙经》曰：借问如何是玄牝，婴儿初生先两肾。而《难经》亦曰：肾间动气者，乃脏腑之本，呼吸之门，三焦之原，守邪之神，为人之生命也，而两肾之间即为命门。顾名思义，司命者，当知所重矣。元阳藏于坎府，运用应于离宫。《仙经》曰：两肾中间一点真，逆为丹母顺为人。古之神圣，知肾为先天根本，故谓肾曰作强之官。论脉曰人之有尺，犹树之有根。枝叶虽枯槁，根本将自生。伤寒危笃，所以诊太溪以卜肾气。

夫肾藏精，精能化气，气能化神。年十六而精通，为纯阳乾体。及精泄而乾体已亏，复不知节，则百脉空虚，百病丛生，不危何待。不但此也，凡欲念一动，必扰其肾，虽不交合，精已离宫。譬火之有烟，岂能复返于薪哉。则首贵寡欲。且损精亦非一端，视听言动太过皆能耗精。则次贵节劳。观石蕴玉而山辉，水含珠而川媚。任恭惠公因悟葆精之道，所以老当益壮也。先哲洞窥本源，重肾以固生命之根。治肾而有水火之分，水不足者，壮水之主，以镇阳光；火不足者，益火之原，以消阴翳。肾无泻法，无已则有一法，如或肾火偏盛，泻肝即所以泻肾，此即乙癸同源，亦实则泻其子也。盖肾有水火同具，宛然一太极也。火降水升，可成既济。坎仁填离，可返纯乾。阴阳互根之妙，吾窃于肾而得之矣。

脾胃为后天本论

人自一声因地之后，即属后天。而后天之根本，脾胃是也。脾胃属土，土为万物之母。《易》曰：至哉坤元，万物资生。《经》曰：脾胃者，仓廪之官，五味出焉。

食入于胃，长气于阳。饮入于胃，上输脾肺。由是洒陈六腑，而气至焉。和调五脏，而血生焉。化精微，行百脉，畅四肢，充肌肉，而资之以为生者也。故安谷则昌，绝谷则亡。且人之脾胃，犹饷道与财政也。饷与财政交绝，万众立散。脾胃一败，百药难施。上古圣人，见土为后天根本，故其著之脉曰四时皆以胃气为本。有胃气则生，无胃气则死。伤寒困厄，亦诊冲阳以察胃气。李东垣深窥经旨，故独重脾胃立言，醒提聋聩。以为胃气盛则能食而不伤，过时而不饥。脾胃俱旺，能食而肥。脾胃俱虚，不能食而瘦。善食而瘦者，胃伏火邪于气分也。故脾胃不可伤。然思虑内戕，水湿外感，所伤多端，要惟饮食劳倦为最。盖起居失度，饮食失节，未有不伤脾胃者也。经曰：因而大饮，则为气逆。因而饱食，经脉横解，肠澼为痔。又曰：饮食自倍，肠胃乃伤。然伤饥更甚于伤饱，以一日不食则饥，七日不食则肠胃竭绝而死矣。此所谓饮食伤也。经谓有所劳倦，皆损，其气衰少，谷气不盛，上焦不行，下脘不通，胃气热，熏胸中，故内热。又谓劳则气耗，劳则喘息汗出，内外皆越，故气耗矣。气耗凡言语动作，困乏少食等证所由来也。此所谓劳倦伤也。夫劳倦伤脾，脾气下陷阴中，无阳以护营卫，至夜身热恶寒，法宜升阳补中。若饮食则有饥伤、饱伤之分，饥伤则中气大损，法宜大建中气，以复坤元；饱伤则脾土不达，法宜消补兼施，斯胃强而食化。此仲景、东垣，所以超出寻常者耳。然更有进焉，见肝实脾，防其乘也；土虚壮火，补其母也。君子所以不妄作劳，调和饮食，思患而预防之也。则饮以养阴，食以养阳，土强而脏腑俱安，后天之根本不伤，营卫冲和，长有天命矣。

心为君主论

《经》曰：心者，君主之官，神明出焉。又曰：心者，生之本，神之变也。诚以五脏皆系于心，此心为君主，故诸脏皆听命矣。其所关顾，不重要哉。夫心肝脾肺肾，于七情虽各有所伤，然无不兼之于心。心惊怒而肝应之，心悲忧而肺应之，心思虑而脾应之，心恐惧而肾应之。若喜为心之本志者，固无论矣。故劳伤当兼心脏施治，始为得之。养生者，有鉴于此，虚静恬淡，清心寡欲，返观内照，急急以养心为要务者，由此道也。而却病之道，亦在是焉。故虚劳亦当万缘放下，养心保命，以辅二天之不逮，斯心广体泰，不特五脏所损得益，且十二官亦无不俱安。何则？盖君火以明，相火以位。又主明则下安，以此养生则寿，没世不殆，以为天下则大昌。主不明则十二官危，使道闭塞而不通，形乃大伤，以为天下，其宗大危。凡此皆经训之炳炳可考也，故著为秘典，藏于灵兰之室，以传保焉。则心为君主之重要，不益信而可征哉。

神气存亡说

得神者昌，失神者亡。善乎神之为义，乃死生之本，不可不察也。以脉言之，脉贵有神。脉法曰：有力为神。然有力非强健之谓，乃中和之谓。大抵有力中不失和缓，柔软中不失有力，方是脉中之神。若不及无神，即微弱脱绝之无力也。若太过无神，即弦强真脏之有力也。二者均属无神，皆危兆也。盖有神即有气，无神即无气。经曰：色以应日，脉以应月。能合色脉，可以万全。以气色言之，夫精明五色者，气之华也。精明者，所以视万物，别白黑，审长短。以长为短，以白为黑，则精衰矣。五色精微象见矣，其寿不久也。故色见青如草兹者死，黄如枳实者死，黑如炲者死，赤如衃血者死，白如枯骨者死，此五色之无神气故也；青如翠羽者生，赤如鸡冠者生，黄如蟹腹者生，白如豕膏者生，黑如乌羽者生，此五色之有神气故也。生于心，如以缟裹朱；生于肺，如以缟裹红；生于肝，如以缟裹绀；生于脾，如以缟裹栝蒌实；生于肾，如以缟裹紫。无太过，无不及，方是五脏神气所生之外荣也。以形证言之，目光精采，言语清亮，方寸不乱，肌肉不削，气息如常，二便俱调，此为形证神气在也。若目暗睛昏，形羸气怯，喘急异常，二便不禁，大肉已脱，或无邪而言语失伦，或无端而虚空见鬼，或胀满而补泻不得，或寒热而温凉无效，或暴病即昏沉躁妄，或卒倒即瞪呆僵脱，此为形证神气去也。再以治法言之，凡药食入胃，所以能奏效及变动者，赖有胃气施布，则扶正祛邪，始能随药性主治。若无胃气施化，虽有神丹，亦奈之何哉。所以有用热不热，用寒不寒，并求其属而亦不应者；有治表治里而俱不应者；有虚不受补，实无可攻者；甚至药食不能下咽，或下咽而即吐者。所谓呼之不应，遣之不动。胃为五脏六腑之海，以是知胃之神气已败。故一切寒热表里虚实攻补等法，均无所施其技也。是又在于色脉形证之外，而察及治法者。

甘温治虚劳发明

经曰：劳者温之，损者温之。又曰：阴阳形气俱不足，而调以甘药。是经以甘温而治虚劳，辞简旨该，不可不研究而发明也。吾试以五行阴阳之理明之。心火肝木属东南，行阳道多；肺金肾水属西北，行阴道多；脾土界阴阳之中，旁达四维。夫行阳道多者，其治不宜太热；行阴道多者，其治不宜太寒。则欲不寒不热，调阴和阳，酌中而治，则甘温尚矣。然其中尚有窥造化玄微之妙者，盖甘温得少火生养之气，中土为后天万物之母，中央健而四旁如，土气足而万物生。得甘温以建其极，五脏自循环受气矣。经以甘温治虚劳，旨在是乎。况虚劳之火，乃虚火也。甘温能治大热，即虚火可补之理也。譬之以灰养火，得温之用，无温之害，有断然者。故虚劳之宜温补者易治，不宜温补者难治。虽然，守经又贵知权，通常可以达变。经以甘温而治虚劳，亦示人以经常之道，固未尽其变耳。至于经权互用，常变合宜，则又在圆机之士，以理通之可也。

血症不可服参麦辨正并治法阐微

血症不可服参麦之说，是则是矣，而吾以为治有先后变通，特不可概与妄投耳。盖血即离经而为失血，初起未必尽虚。若以为虚而即投之，斯离经之血，得补则留瘀为害。留肺肝即咳嗽寒热，甚则塞金不鸣。留心脾即烦热甲错，倦怠少食。留于肾即骨蒸烦躁，两目黯黑。留于经络筋骨，即攻注疼痛，屈伸不利，甚则偏枯不仁。不特血症不愈，反为留瘀变症，往往劳根于此，其为害诚非鲜浅。参麦如是，而凡与参麦者可类推也。且日久每至干瘀，而为干血劳者有之。甚而蒸变细虫，蚀人精髓气血。由是而虫传人，即谓传尸劳是也。若初起治得其法，气逆降气，郁怒舒郁，表邪解散，虚寒温摄，虚火引导，证虽不一，随证施治可也。惟凉泻施于血热妄行，釜底抽薪，暂治其标则可。不然，血得寒则凝滞，其为害于留瘀等。种种治法，无非欲使离经之血，仍归其经。如或来骤势涌，盈碗倾盆，一时不能使之归经，惟有化血一法为优。轻则十灰丸，重则花蕊石散，使离经之血，急化为水，有劫止之效，无留瘀之害，然后方可参麦益气复阴之法，以善其后。正合血脱益气，气能嘘血之旨，则源流俱清，血不复作而愈矣。然虚者至此，则尚有变通焉。观其形羸气脱，脉微欲绝，不宜于化血者，是当急进独参汤，或当归补血汤，或参麦散等。并服后熟睡，俾益气复阴，嘘枯萎以生新血。盖无形之气不补，有形之血难生。故参麦非不可服，特治有先后变通，不可概与妄投耳。此其旨葛可久得其端，而吾有以阐其微也。然则仲师补虚逐瘀等法之治虚劳，各有深意妙用，亦从可想矣。夫血症日久，每至干咳损肺，肺损失音，而为碎金不鸣；或舌光脱液，而为营阴大亏，类多不治等证。然吾姑尽一法，重扶中土以滋化源，兼白及散以杜其损，或可苟延岁月，勉图幸生于万一耳。

心劳症治

心劳，营血亏耗，口苦或燥，颜舌无荣，烦热神倦，虚汗怔忡，梦寐不宁。甚则眉发槁落，恍惚喜忘，而为血极之证。

治拟益心养荣。

西当归　西党参　辰砂拌茯神　远志　白术　带心麦冬清义芪　净枣仁　清甘草　炒白芍　广木香　桂圆肉　红枣

心劳方论

心主血而藏神。血之源由于中焦受气取汁，故以参、术、甘草补中气，远、枣、茯、麦、天、圆养心宁神，使奉心化赤而为血也，再以归、芪补血，木香、白芍嘘气和营，即损其心者，调其营卫也。

肝 劳 症 治

肝劳，气逆损阴，面青不泽，烦热胁痛，目昏头眩，恐惧耳鸣。甚则转筋筋惕，爪甲干痛，筋节痿躄，而为筋极之证。

治拟涵木养荣。

西当归　新定　净枣仁　砂仁捣生地　白芍　甘草　鳖血拌柴胡　西党参　橘络　盐水炒远志　女贞子　秦艽　煅石决明　红枣　鲜桑枝二两煎汤代水

肝 劳 方 论

肝为将军之脏。气通风木，主于筋络，当柔以济之，不可使亢。故肝气不可补，肝血自当养也。血主濡之，故归、芍、远、枣、参、地安神养荣以濡之，桑枝、艽、橘通肝舒络，女贞、决明、柴、甘平而缓之，即损其肝者，缓其中也。

脾 劳 症 治

脾劳，脾阳下陷阴中，故洒寒烘热，面黄形羸，劳倦痰多，食减无味，大便燥湿不调。甚则失血，饮食不生肌肉，肢体瘦脱，而为肌极之证。

治拟补中升阳。

清义芪　炒白芍　新会皮　党参　当归　甘草　白术　茯苓　炮姜　升麻　柴胡　红枣

脾劳方论

兹为劳倦伤脾，脾气下陷阴中而设。故用升、柴、归、芪于补益中气参、术、甘草之中，提其下陷阴中之阳，以护营卫。脾性恶湿，故以陈皮、茯苓、白芍理气化痰调脾，则土强而营卫冲和，寒热自除，饮食亦化。《难经》谓损其脾者，适其寒温，调其饮食，盖言慎寒暑而节饮食，此方已寓其意。尚有饮食伤脾之证，治宜大建中气，与消补兼施，随证酌用。

肺劳症治

肺劳，肺气虚耗，面白力乏，咳嗽痰喘，洒寒烘热。甚则喉舌干燥，失血声怯，倦言皮悴，而为气极之证。

治拟益气补肺。

人参　黄芪　新会皮　玉竹　白术　清甘草　麦冬　京杏仙半夏　百合　茯苓　五味子

肺劳方论

兹方用参、芪、术、草补中，以土为金母，滋其化源，杏、玉、麦、味、百合滋补肺气，而又得陈皮、苓、夏化痰利气以调之，则肺气自更得益。此其旨观《金匮》虚劳门黄芪建中汤内，谓补气加半夏，疗肺虚损加茯苓，自知。肺损益气，即《难经》治肺损之法也。如肺气虚耗而有寒痰者，五味子须姜水泡过用之。但麦、味滋敛，于津损气散者宜之。如咳嗽痰多，或痰火与血症有不宜于滋敛者，均去麦、味，易桑皮、紫菀、款冬花、金石斛、茅根、藕节之类，择用可也。

肾劳症治

肾劳，阴虚精损面黯，口干舌燥劳热，腰脊酸痛，小腹里急，或小便黄浊，时有余沥，囊湿，或大便难。甚则亡血失精，骨蒸烦躁，颧红舌光脱苔，液枯骨痿，而为骨极精极之证。

治拟益精补肾。

淡苁蓉　甘枣杞　砂仁捣熟地　潼蒺藜　白术　盐水炒故脂[1]　陈萸肉　怀山药　粉丹皮　茯苓　泽泻　北五味　核桃肉　白果仁

肾劳方论

肾中水火同具，兹方但使阴平阳秘，故以六味地黄加苁蓉、杞、萸、潼蒺藜以益精，山药、白术运脾以输精，故脂、核桃入补肾命。五味子，其味有五，能收纳五脏之精气，而藏之于肾。有白果仁通任督以固精，则精可不失。如相火旺者，或用龙、牡佐之。肾恶燥，急食辛以润之。砂仁味辛，所以使润肾致津液通气也。尤妙得丹皮平火，茯、泽分水，则肾中之真水真火更获益矣。损肾益精，此方仿之。又水火偏虚之治，即引火归原，与潜阳育阴法也，方见下卷。至血肉有情之品，补阴益精者，亦补之以味，与食养尽之之旨耶。

喜伤症治

喜则气缓。志畅欲遂，似乎无伤。然过喜伤心，心气大

---

[1] 即补骨脂。

开，阳浮经纵。经谓喜乐者，神惮散而不藏，甚则伤魄狂妄。治拟敛神正心。

柏子仁　北五味　辰砂拌茯神　酸枣仁　粉丹皮　西琥珀屑　白芍药　石决明　青盐陈皮　牡蛎

喜 伤 方 论

心为君主之官，神明出焉。不宜纵喜无节，致流荡淫佚不正，反伤其神。故以二仁、珀、茯清神正心；心苦缓，丹、味、白芍以收之；心欲软，牡蛎、决明、青盐陈皮以软之。则神敛心正，而君主无恙矣。

怒 伤 症 治

怒则气逆伤肝，胁痛悸惕，烦躁不寐，屈伸不利等证。经谓盛怒者，迷惑而不治，甚则伤志。

治拟和肝解怒。

柴胡　粉丹皮　桑叶　白芍　条芩　橘络　当归　黑山栀　甘草　白术　薄荷　红枣

怒 伤 方 论

肝木性喜条达，又通风气，故用柴胡、薄荷、桑叶舒散以遂其性，归、芍养之，丹、栀、条芩、橘络清肝平之；肝苦急，欲乘脾，故兼术、草实脾以缓之。则情怀逍遥，肝木自和。

忧 伤 症 治

忧则气抑伤肺，愤郁不乐，微寒潮热，咳嗽痰涎等证。经谓忧愁者，气闭塞而不行，甚则伤意恍乱。

治拟疏气开郁。

制香附　砂仁　六神曲　广郁金　苏子　玫瑰花　白茯神
贝母　合欢花　炒蒌皮　玉竹　金针菜煎汤代水

忧 伤 方 论

上方以香、砂、郁金疏气开郁，苏子、贝母、蒌、茯豁痰
理肺，兼神曲调脾以发越陈气。经谓诸气愤郁，皆属于燥，故
用玉竹调和以滋香燥。金针菜即萱草花，萱可忘忧，与合欢花
等同用，庶可忘忧愁而为欢悦。

思 伤 症 治

思则气结伤脾，致烦热倦怠，减纳无味，大便不调等症。
甚则正气留而不行，又伤神。

治拟调气理脾。

党参　甘草　广木香　白术　陈皮　远志　茯神　砂仁
贝母

思 伤 方 论

伤脾故用异功散为主，以调脾。气结故以香、砂调气，远
志、贝母通心开结。

悲 伤 症 治

悲则气消，悽怅不乐，形志痿靡，诸证与忧伤相同。甚则
叹息，涕泣不已。经谓悲哀动中者，竭绝而失生，且伤魂。

治拟舒心扬气。

沙参　知母　旋覆花　贝母　白芍　老式猩绛　陈皮　茯
神　青葱管　麦冬　甘草　玫瑰花

悲伤方论

悲则心系急，肺叶举，上焦不通，荣卫不散，热气在中，
故气消矣。今以沙参、贝母、陈皮、芍、草调卫和荣，猩
绛[1]、旋覆、葱管舒心系而扬气，知母、麦冬甘寒，能清热
益气。又神不慈，志不悲，玫瑰花、茯神所以豁达心神，使志
不悲而气不消也，疾自瘳矣。

恐伤症治

恐则气下，伤肾与精，致骨酸、悸、眩、痿厥等证。甚则
如经谓恐惧者，神荡惮而不收。
治拟强肾壮志。

淡苁蓉　茯神　淡附子　甘枣杞　远志　化龙骨　陈萸肉
白薇　煅决明　熟地　砂仁

恐伤方论

恐无所触而然，不比惊有所触而致，本属肾虚。肾藏精，
在志为恐，谓恐伤肾是也，故以苁蓉、杞、萸、熟地益精强
肾；心为七情总司而主神，故以远志、茯神安神宁志；白薇、
附子、龙骨、决明、砂仁等同用，能温存下元，通肾气以安肾
志，诸症自治。

---

〔1〕猩绛：即茜草。

396

惊伤症治

惊则气乱，虑无所定，神思恍惚而不安，梦寐悸惕，或虚汗昏热等证，甚则失魂伤胆。

治拟安神宁胆。

柴胡　枳壳　辰砂拌茯神　条芩　甘草　鲜淡竹沥　半夏　真胆星　蝉衣　橘络　嫩钩藤

惊伤方论

惊则心胆不宁。盖虑无所定者，胆怯气乱，不能取决也。梦寐悸惕恍惚妄语身热等证，胆气不舒化热，胆涎乘神虚而沃心也。故以柴、芩舒胆清热，茯神、枳壳、竹沥、夏、橘豁痰安神，蝉衣、钩藤、真胆星者，所以宁胆而理惊惕也，甚者用人参以定魂魄。

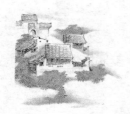

下 卷

虚劳潮热咳嗽痰血

若因肺金亏损，木火刑金，肺络受伤，致干咳失血，喘息潮热，痰气黏滞不顺，其证面浮鼻红，烦热少气，脉弦或数涩。治宜清金宁络。用沙参、玉竹、杏仁、石斛、桑白皮、紫菀、花粉、川贝、橘络、藕节、青竹茹、鲜枇杷叶（毛刷净）。又，肺露饮、雪梨膏、百花膏（即百合、款冬花）及黛蛤散（即青黛、蛤粉），或参乳粉、燕窝等，均可择用。

若因脾虚不能生金统血及化湿，致痰嗽失血潮热，其证面黄、体倦、食少、胸满痰多，脉迟缓或软大。治宜甘温调中，如归脾、香砂六君，或归芍六君等，加益智、广木香之类择用。

若因心营亏耗，包络之阳妄动，金被火刑，致咳嗽失血。其证面赤不泽，痰少烦热，甚或舌燥喉涩，梦寐不宁，脉寸口洪数或虚。治宜清营安神，如天王补心丹等；调卫和营，如归脾、养荣等。

若因肾肝亏损，致咳嗽痰涎失血，当分阳虚阴虚为治。肾阳虚，不能镇水宁血，痰血因之上泛者，犹龙起水随也。甚或咳嗽腰背引痛，证多日轻夜重，面或戴阳微红，内寒外热，右尺脉细数或虚大。治宜温存下元，如金匮肾气。余加沉水香、五味子、龙骨，即引火归原之法。又镇阴煎，亦可择用，方即熟地、牛膝、炙甘草、附子、桂心、泽泻。至肾阴虚，水不涵木，不能制火养血，痰血因之沸升者，犹龙起雷随也。证多日轻夜重，咳嗽腰胁引痛，五心烦热，甚或骨蒸盗汗面黯，或午后日晡两颧如朱，左尺脉豁大无力，或关尺弦数。治宜滋水涵木，如壮水丸，即六味地黄加麦冬、五味，或杞菊六味，或壮水丸合滋肾丸，暂熄其焰。又潜阳育阴法，亦可核用，方即余新定以六味地黄加龙骨、牡蛎、龟版、鳖甲、石决明，以介属潜其亢阳，则阴自育。肝与肾乙癸同源，大略相仿，可类通而化裁之，故从简。

察五脏虚热

肺热者，轻手即得，略重反无，肺主皮毛也。心热者，按皮毛之下，肌肉之上乃得，深反不热，心主血脉也。脾热者，轻按重按俱不热，热在不轻不重肌肉之分，脾主肌肉也。肝热者，按至肌肉之下，筋骨之上乃得，肝主筋也。肾热者，须重按至骨乃热，肾主骨也。

治血症各法

血症初起，虽未必皆为虚劳，往往因治之不善，致劳根于此，故不得不预计及之，以为防微杜渐之法。

气逆降气。方用沙参、苏子、桑皮、蒌皮、杏仁、陈皮、郁金、降香、浮海石、旋覆花（包煎）。或定喘汤，即苏子、款冬花、桑皮、半夏、炙麻黄、甘草、杏仁、条芩、白果仁。

郁怒舒郁。方用逍遥、越鞠，详后疬症。或涵木养荣，亦可核用，方详前肝劳。

表邪解散，须必有表邪见证。热则用清宣金脏，杏仁、大力子、贝母、蒌皮、桑皮、马兜铃、紫菀、荆芥炭、枇杷叶（毛刷净）。寒则用加味香苏饮，制香附、紫苏、陈皮、甘草、杏仁、荆芥炭、当归。

虚寒温摄。阳虚者阴必走，用固元汤，参、芪、归、草、炮姜、桂枝、白芍、广木香、五味子。或理中加味，即参、草、姜、术，加广木香、当归、益智仁，但姜须用炮姜。又归脾或四生丸，亦可择用。四生即侧柏、生地、艾叶、荷叶。虚火引导，轻则用姜草汤加味，即炮姜、甘草，加荆芥炭、青竹茹或镇阴煎，方见前；重则用肾气丸等。

热则凉泻。必有壮火见证则可，方用鲜生地汁一盅，煎三沸，入生大黄末一小匙，甚者日三服，极效。重则用犀角地黄汤，犀角、生地黄、芍药、丹皮。此皆釜底抽薪，急则治标，权宜之法也。

止血化血。轻则十灰丸，即大蓟、小蓟、荷叶、侧柏、茜草根、山栀、大黄、丹皮、棕榈、白茅根，等分，烧存性，研细末为丸。用时或生藕汁，或生莱菔汁，磨好陈墨二盏，调前药二钱，食后服即止。如失血盈碗倾盆，一时不止者，用花蕊石散止之。即花蕊石煅存性，研极细末，绢筛筛过，用童便调服一钱，多则二钱。

血脱益气。凡失血见有脱证，当用独参汤，即重用独味人参汤救之。前用花蕊石散之后，亦当用此补之。无力用参，当归补血汤，或保元汤，即参、芪、桂、草也。

逐干瘀。用大黄䗪虫丸。

若肺损而失血失音，因此者，用白及粉，米饮调服一二钱，极神效。或用阿胶汤调服，即名白胶汤。

各经血症大略

呕吐与牙宣血，属于胃经。鼻衄与咳嗽血，由于肺经。痰涎血，本于脾经。咯唾血，属于肝肾。舌衄血，属于心经。崩漏血，关于冲任，亦关于督，以冲任血海督司权也。便血，关于肠、胃、膀胱，又关于肾，以肾开窍于二阴也。又上血宜降，下血宜升者，亦视其症之何如耳。若血淋、血痫等，凡下血而属实症者，均不在此例，不可妄升。

妇女血与男子有别

血既有别，治亦略异。审经不调者，当先与调经，使血循其常道多效。如冲任虚损崩漏之症，甚者须兼治督脉，用断红丸。即修园谓续断三钱，同侧柏，鹿茸一具，断红丸是也。

干咳治肺

以肺为燥金与清道也。故肺液虚损燥痰之咳，治宜清润和中，扶土生金。方用参、术、苓、甘、款冬花、紫菀、玉竹、石斛、贝母、花粉、鲜枇杷叶（毛刷净）、杏仁；或肺露饮、雪梨膏、燕窝等，亦可随用。又咳不止而吐白血者，法在不治，即痰涎带粉红色是也。今得一方，用鲜藕、糯米、红枣煎汤频服，久自效验。此系正白旗迟维新传。

痰嗽治脾胃

以脾为湿土，胃为浊道也。健脾运胃，痰湿自化。故脾胃痰饮之嗽，治宜温化温补，如桂苓甘术汤，或香砂六君等。进一层治，则有土虚壮火之法。虽脏腑皆有咳嗽，大旨要在聚胃关肺一语，故经特揭之耳。又，肾虚水泛水沸之痰涎咳嗽，其治详名医论痰之内。又，咳嗽有饮症者，参麦之类，多非所宜。

久嗽虫蚀肺症

张远公三年久嗽，治之无效，委命待尽，一日往李士材诊治，云饥时胸中甚痛，视其上唇白点如粟者十余处，此虫蚀肺也，幸未至肺痿失音，即用一味百部膏与服，不十日痛失咳止，下寸白虫数十枚而愈。附之以备参考。

名医论痰

脾为生痰之源，肺为贮痰之器。而柯韵伯则谓脾为胃行其津液，以灌四旁，焉能凝结为痰，惟肾为水脏，又为胃关，关门不利，故聚水为痰者有之，当曰肾为生痰之源。经云受谷者浊，受气者清，清阳走五脏，浊阴归六腑。肺受诸气之清，不受有形之浊，何能贮痰，惟胃为水谷之海，消化失职，则湿聚酿痰，随气升降，当曰胃为贮痰之器。此义惟王隐君知之。柯氏此论颇超，然余以为痰总不离水湿，于治法脾肺却有关系。盖痰之行，气也，治肺是行治节，而通水道。痰之生聚，胃与肾也，治脾是兼制肾水，而胃湿亦化。治肾是理水归壑，不致沸泛。故赵养葵曰：肾非水沸为痰，即水泛为痰。水泛是肾阳虚并土虚不能制伏其水，致水泛为痰，如肾气丸、六君等，益火补土择用。水沸是肾阴虚，并水不涵木，不能制伏其火，致水沸为痰，如六味丸，壮水滋肝核用。此治虚痰之本，而非治标也。

又，虚劳往往多痰，痰之变幻百出，古人谓顽痰多怪症是也。人多疑难不识，治每无效，惟秘加滚痰丸每获奇效，王隐君《养生论》中详之，方即滚痰丸加百药煎为丸，如小绿豆大，每服三四十丸，量人加减，能敛痰尽从肠胃而下，并不大泻。盖痰不祛，是姑息养奸，祛莠所以安良，亦犹仲师䗪虫丸治五劳，逐瘀之不嫌其峻，但须勿过，过则伤正，《神书》沉香消化丸仿此。

又，虚劳亦往往多饮。《金匮》云气短有微饮，当从小便去之。呼气短为心肺虚，桂苓甘术汤化其太阳。吸气短为肝肾虚，肾气丸通其前阴。若上下俱虚，余拟间用理中或香砂六君，理其中枢，则上下自一气承运，斯饮化而呼吸亦调矣。尚有一种似饮非饮，脾虚不能约束津液，时吐白沫，不甚稠黏，宜六君加益智仁、元精石以摄之。

虚　劳　遗　精

夫精藏肾，而蓄泄听于心。凡欲动必扰其肾，暗中精已离宫，此谓暗遗。故遗精多端，心肾每有连带关系。但治法不可尽拘，有因劳心过度，心虚不能摄肾，宜归脾或四君加远志、枣仁，或天王补心丹择用。有因神志不固，为美色所摇，宜新定敛神正心法，方详心劳，兼吞秘真丸，方即龙骨、诃子皮、砂仁、辰砂。有因心肾不交，宜交通心肾，方用茯神、远志、枣仁、参、草、龙、牡、石莲、芡实、官桂、川连。盖官桂与川连同行，能使心肾交于顷刻。有因脾肺气虚不能摄精，宜补中益气或加麦冬、五味。若因肝肾阴虚火扰有梦者，其遗在天将明，宜暂用龙胆泻肝汤治标，即龙胆草、木通、泽泻、柴胡、生地、甘草、当归、山栀、条芩、车前，或封髓丹，即砂仁、黄柏、甘草，继用六味丸或壮水丸等治本。如兼胆虚挟痰者，宜间用温胆汤为加减，本方即夏、橘、芩、草、竹茹、枳实。若因肾阳虚而无梦者，宜肾气丸加龙、牡等，或山药丸，即山药、熟地、萸肉、泽泻、巴戟、茯神、杜仲、五味、淡苁蓉、菟丝子、牛膝，内加赤石脂一味，今无真故不用。若遗精日久，每致阴阳大亏，寻常之剂无效者，必须大剂峻补任督，如龟鹿二仙膏等是也。

附案：曾治慈北一人，久患遗精，云服滋补固涩均无效，且遗亦非因欲念劳倦而致。惟每遇潮湿天时，其夜必遗，若晴爽无之。余曰：得之矣。然则无怪前药无效，由未得病源耳。此证为肾虚挟湿。人身一小天地也。遇潮湿必遗者，身中湿火，被外引动也。法当寓清利于滋肾中，则精自固。遂以六味地黄合封髓丹与服，效果如神。

又，附脱精救法：有色欲过度，往往纵情交合，致走阳不止，谓之脱精。急令本妇紧紧抱定，下则勿令阴茎离户，上则急须对口，连呵热气，以续元气。用指捻住尾闾，或用头上银针销刺臀股，令其惊痛便已，亦能止阳。药用大剂独参汤哺入，有得生者。如复汗出肢冷，脉微欲绝者，用参麦散加附子，勉图万一。参麦散，方即人参、麦冬、五味子。

神验遗精猪肚丸

治遗精梦泄不愈，不思饮食，肢瘦气弱咳嗽，渐成劳损，服此自能肥健而愈。方用土炒白术五两，苦参肥白者三两（去红皮），左顾牡蛎（煅研净末）四两，共为细末。以雄猪肚一具，洗净煎极烂，捣和为丸，如小绿豆大。燥则量加热蜜，湿则炒山药粉和丸。早晚以米汤送下各二三钱。忌食猪肝、羊血、番茄，遗泄立止。最好务须清心寡欲，为澄本清源最上乘之法。

有诗云：培养精元贵节房，更祛尘累最为良；食惟半饱宜清淡，酒止三分勿过尝。

虚劳浊症

总因心淫于欲，肾伤于色，或强忍房事，败精内留，或淫方强战，败精流溢，乃为白浊。法宜分清导浊。日久虚滑，血不及化乃为赤浊，此虚之甚也，宜固本涩精。所以青年天癸未充御女，及壮年施泄无度，多有此症，他日甚且骨痿。以是知湿胜热为白，热胜湿为赤者，特指湿火流注而言，故治亦有别，未可概论于虚损也。因心气虚，赤白浊，四君加远志、丹参。欲念炽，清心莲子饮为加减；本方即石莲子、麦冬、参、芪、甘草、条芩、赤苓、车前、地骨皮、生枣仁、琥珀屑，并治劳淋。心脾虚，归脾、补中益气择用。火衰败精为浊，肾气丸加菟丝子、石菖蒲，以引导之。水虚精滑为浊，六味地黄合封髓丹等，以滋固之。大抵初起未必尽虚，当分清导浊，以萆薢分清为加减，即萆薢、石菖蒲、甘草梢、益智仁、乌药、赤苓。或导赤散加味，即生地、甘草梢、淡竹叶、木通，加怀牛膝、琥珀屑、车前子择用。久后总以心脾肾等剂为收功，又当与遗精参看。妇女虚劳带症，亦可仿此变通。

虚劳淋症

惟劳淋、冷淋、败精淋，却与诸淋不同，小便虽亦短涩而痛，大虚有盛候类也。劳淋因劳役思虑过度者，宜五淋汤与心脾之药合治。因强力入房无度者，五淋汤与肝肾之药兼治。五淋汤，即赤苓、白芍、山栀、当归、甘草。冷淋因三焦阳气虚衰，肢体口腹恶寒喜热，以肾气丸治之。败精淋有过服金石热药，伤阴败精者，有老人阳痿思色降精者，每有此症，其证似淋非淋，状如米泔鼻涕，甚或大小便牵痛，愈痛愈便，愈便愈痛；其治始宜五淋汤，加生地、萆薢、石菖蒲、远志、菟丝子导之，继宜六味地黄加元参、麦冬、杜仲、杞子、淡苁蓉，育阴化气善后，当与浊症参看。

虚劳小便不利

不可概用通利。《金匮》用肾气丸，所以治肾中阳气之不足。若水虚火炎，不能育阴化气，当暂用滋肾丸或与六味地黄合用。若脾气虚不能升清降浊，即经谓中气不足，则溲便为之变，宜补中益气加茯苓、泽泻治之。肾开窍于二阴，肺为肾之化源，若肺气虚不能滋化源而通调水道，以参、麦、桑白皮、紫菀、知母、杏仁、广木香、甘草、茯苓加陈海蜇治之。盖金匮肾气丸蒸肾气，治阳虚不利之法；滋肾丸滋肾阴，治阴虚不利之法。若点滴不通，甚则喘胀或痛，即为癃闭，虚劳中亦间有之，其治大略相仿，当参看而类通之。滋肾丸，即知母、黄柏佐肉桂少许，蜜丸。

附案：一男年四十余，曾因酒色所伤，始患白浊。后浊愈，而小便欠利，溺时不能一气如注，溺后复多余沥，脉弦大。此阴虚不能化气，宜育阴化气。余遂以参麦滋其化源，知母、黄柏、生地佐官桂少许，滋肾而达膀胱，紫菀、郁金清肺而调水道，用广木香利气，得气化则水道出焉之妙，服之果效。继以壮水丸加官桂、黄芪、广木香、车前子善后。

虚劳自汗盗汗

《金匮》虚劳附方，用二加龙骨汤治之，方详《金匮》。大抵以自汗畏寒属阳虚，宜补阳固表，以芪附、参附、术附等择用，或补中益气加附子、桂枝、麻黄根、浮小麦。盗汗内热属阴虚，宜滋阴降火，仿当归六黄汤；或用叶氏酸甘化阴法较妥，方即参、草、熟地、茯神、五味、湖莲。复有自汗责心阳虚，不能卫外而为固；盗汗责肾阴虚，不能内营而为守。然亦不可泥者，如肺虚当固表，脾虚当补中，心虚和营卫，肝虚禁疏泄，肾虚助封藏，此按证施治之道也。有阳虚治阴，阴虚治阳，此阴阳互根之妙也。汗以元气为枢机，关系甚大。大汗身冷，六味回阳饮治之，方即四逆散加参、归、地。无力用人参，重用太子参、姜、芪代之，或参、麦回阳亦可，即参麦散合四逆汤，或外加茯苓一味。惟善读仲景书者知之。又，汗出坏证，如汗出而喘甚，汗出而脉脱，汗出而身痛，汗出发润至巅，汗出如油如珠，见此不得妄为用药。

虚劳怔忡

胸中怦怦，悸跳不宁，多因心肾两虚不交所致，或过汗营卫两虚，均宜归脾去木香，加桂枝、白芍、麦冬，或兼吞都气丸，方即六味地黄加五味子。如兼挟痰火水气等证，照兼证法治之。

又，瞤惕，即筋惕肉瞤，乃血虚不能荣养肝脾，宜归芍六君加桂枝、远志、钩藤、香附。

附案：一妇曾因过汗虚甚，致日夜虚汗、怔忡不止，闻声走动更甚，不食，言动困乏，畏寒不欲揭帐。邀余诊治，脉迟无力。余曰：此大伤心液与胃阳也。盖汗为心液，又阳之汗，以天之雨名之。急宜阳药温补止汗，则诸恙自愈。遂用黄芪、附子、东洋参、辰砂拌茯神、远志、枣仁、桂枝、白芍、白术、甘草、五味子，煎服数剂，即得汗止、怔定、食进，能起动而愈矣。

虚劳喘促

慌张气怯，声低息促。升降不利，劳动则甚。大抵肺脾肾之症居多。肺虚，参麦散加减。脾虚，香砂六君或归脾加减。肾虚，六味地黄或肾气丸加减。但当辨阴虚、阳虚施治。如宜肺脾肾三焦兼治，则有全真一气汤，即参、麦、五味子、白术、熟地、牛膝、附子，能治上焦虚热，下焦虚寒，为清上理中实下之方。有兼挟痰等证，照兼证法治之。至真阳暴脱，阴火逆冲，气喘痰鸣之重要症，非黑锡丹不可。但此丹当随身佩带，借人气温养备用。徐灵胎为治喘镇纳元气必备之药，当与咳嗽痰饮参看。

　　附案：一妇年五十余，久有虚损痰嗽，一日忽大喘痰涌，汗如油，似命绝之状，急用人参、麦冬、五味子数剂，即喘定、汗止、痰少，继以前方加苓、术、甘草、白芍、陈皮，脾肺双调，十余剂全愈。

虚 劳 眩 晕

　　前人谓虚之外，有火风痰各症，而不知三者虚劳中亦每有之，特火为虚火，风为内风，而痰固无论矣。盖男子多因酒色劳役，女子每由抑郁气恼。劳役伤脾者，火动痰升也，治宜六君为加减。酒色伤肾者，阴虚火升，本损而末摇也，即经谓肾虚则头重高摇之义，或水亏则木燥，虚风内动者亦有之，俱宜壮水柔肝，如参麦六味，涵木养荣，潜阳育阴择用，郁怒伤肝者，肝阳上升也，宜加味逍遥散佐夏枯草、左金丸等。或动风挟痰，迷乱清气者亦有之，宜柔润熄风，用桑、菊、钩藤、竹沥，再加二陈。合而言之，欲荣上者必灌根，乙癸有同源之妙，治肾即所以治肝，治肝即所以熄风，熄风即所以降火，降火即所以治痰。神而明之，存乎其人。清晨眩晕多阴虚，晚间眩晕多阳虚，肾命阴火逆冲，致眩晕呕恶厥逆者，酌用黑锡丹。又，上虚甚者，修园谓当用鹿茸。若男妇脱血过多，一时眩晕昏倒，此与恶露上冲之血晕不同，急用独参汤大剂救之。又，虚劳头痛，大略与兹相仿，可参看而酌治之。

虚劳腰痛

大旨肝脾督带虚损，皆有此症。而肾为腰之府者，固无论矣，按证治之可也。

虚劳腹满飧泄

《金匮》虚劳门，未出方治。余略备理中、升阳、平肝、实脾、补肾、壮火诸法，以听善用者之取择焉。脾虚，宜理中加减。脾虚而清气下陷，宜补中益气加减。若土虚木乘，以前方加防风、白芍，或合戊己丸，即吴萸、川连、白芍。脾肾两虚，胃关煎，即白术、熟地、山药、炮姜、吴茱萸、炒扁豆、甘草；或与四神丸核用，即炒故脂、五味子、吴萸、肉豆蔻（去油净）。虚甚须兼壮火，金匮肾气加减。

附案：曾治一妇，患胸腹胀满飧泄，食后胀甚或喘，水饮吐出稍宽，二便利则水饮少吐，舌苔带丝而润，有时略带细腻微白，脉弦迟无力，卧床不起，已三年矣。此脾肾火土两虚，火虚不能生土，土虚则水泛胀。前医未中病情，故多无效。大便久溏后变不通，致吐胀更甚，盖火上虚而便曾久溏，又为阴阳两大亏之重症也。余即重用温补脾肾法治，硫黄、半夏、枳壳、炒白术、小茴香、炒当归、砂仁拌熟地、党参、淡苁蓉、杞子、大茴香、川椒、附子、桂心，十余剂，后又服鹿角、驴皮二胶，诸恙随瘥，自此身康。

虚劳噎膈

噎膈有属于虚劳者，即《血气形志篇》所谓形苦志苦，病生于咽噎，治之以甘药是也。其肠胃血液枯槁，食全不入，无谷可吐，致呕吐涎沫，便如羊矢，亦大虚有盛候类也，法在不治。如用滋润无益者，姑尽二法治之。一为吴茱萸汤加当归，大辛以开其膈，大甘以培其中，辛甘化阳；又得人参益气生津，以驯诸药之性，阴阳和而雨泽降，顷刻间，有万里沃泽之景象矣。一为金匮肾气加淡苁蓉、杞子，作汤煎服，蒸动肾气，使云腾致雨，上荫肠胃。以肾为胃关，关门利而肠胃润，则上下通降矣。

虚劳反胃

有劳伤中土，土虚不能消受，治宜理中加半夏。土虚木乘，反出带酸，宜理中加川连、半夏，理中即参、草、姜、术也，或香砂六君加减，又逍遥、越鞠、左金亦可择用。如兼痰饮阻逆，宜二陈加枳、术、桂枝、泽泻。有肾脏虚损，食后即吐，是无水也，宜壮水。朝食暮吐，或不酸腐，是无火也，宜益火。

虚劳虚烦不得眠

《金匮》用酸枣仁汤，所以治心神与肝魂不宁。若因心脾气血虚少，宜归脾汤；因肝胆虚，宜桂枝龙骨牡蛎汤加黄芪、鳖甲、枣仁；因胆虚挟痰，温胆汤加味。

虚劳痿躄

痿者，萎也，痿弱而不能行动也。虚损之痿，其源多因劳伤先后二天。胃为脏腑水谷之海，其经阳明，主润宗筋，虚则脏腑失养，宗筋失润，而肺热亦由此起矣。症虽分五脏，故经独取阳明为主治者，由此道也。然清金壮水养血坚骨等品，亦可随宜佐之，并清心戒欲为要。《难经》谓骨痿不能起于床者死，此指自上损下已达极点故也。至湿痰、湿热、食积、死血等因之痿，不在此例，亦未可概论。

虚劳骨蒸

有风邪内陷，为风劳之骨蒸，治详风劳。或因蕴热未清，及内有瘀血延为骨蒸者亦有之。好色者每多瘀，以阴虚多内热也。始尚可治，若阴竭液涸，虚劳极点之骨蒸，不可为矣。

虚劳失音

咳嗽日久失音者，肺痿肺损也。病后失音者，肾怯也。二者均属难治，所谓碎金不鸣是也。若初起及误治失音，非关虚损者，为塞金不鸣，不可概论，当随其所因而治之，不在此例。

虚劳瘰症

《金匮》谓马刀侠瘿，皆为劳得之是也。大抵此症多起于郁劳，部位每属于肝胆。如血虚肝旺，宜逍遥散，即白芍、当归、柴胡、茯苓、白术、甘草、丹皮、山栀、薄荷，或越鞠丸，即香附、苍术、川芎、山栀、神曲，或消瘰丸，即元参、牡蛎、贝母之剂择用。气滞血亏，宜归脾、养荣、补中益气之类。若虚寒血气不和，痰凝经络，宜龙宫阳和汤，即麻黄、炒熟地、鹿角胶、白芥子、桂心、炮姜炭，兼吞加味二陈丸，即二陈加炒白芥子为丸。

411

冷　劳

肢寒喜温，清谷，失精梦交，面青痿，舌无荣，少气懒言，脉多迟弱细小。徐忠可曰：劳无不热，而独言冷者，阴寒之气与邪为类。故鬼疰阴邪，得以依附为患。入肝抟其魂气，使少阳生气渐绝，药力不易及，故难愈。《金匮》虚劳附方，用獭肝散治之，盖獭肉寒，惟肝独温，且肝叶应月，尤得太阴之正，以肝入肝，阴邪自化。方即真獭肝一具，炙干为末，开水送下一匙，日三服，神效。又，脏硫丸亦治，方用矮硫黄入猪肠内煎烂，去肠，捣和蒸饼为丸，绿豆大，每服十四丸，量人加减。

邪　瘵

因邪成瘵，夜魇梦交梦食，致胸脘不爽呆纳，失精失血，气乏力疲，面青不泽，惟下午颧颊戴阳带赤。此虚阳上炎，宜桂枝去桂二加龙骨汤，方详《〈金匮〉虚劳方论》。若夜梦魇交，诘问不肯吐真情者，可用鹿角屑酒下一匙，问之自说。邪瘵之症，一为阴邪，即鬼疰侵人，梦交梦食，淹缠日久，其结果终归泄泻而毙，以阴邪侵内甚深故也，须早用平胃散或脏硫丸、獭肝散之类治之。平胃散，妙在苍术一味，以苍术得正阳之气，方即苍术、川朴、陈皮、甘草。一为阳邪，如狐獭迷人，梦交梦食，吸人精气，须用珠兰根捣烂，涂其前阴，邪自远矣，再用备急丸，即干姜、大黄、巴豆（去油净），共研细末为丸，下其恶物数次，冷劳止之，后用扶正却邪之剂，随证调治。

干　血　劳

其因已详《血症辨正篇》，然亦有阴虚生内热，血被蒸热而干瘀者。外证肌肤甲错，入暮五心烦热，或咳嗽声嘎，身体疼痛，面目黯滞，舌苔无荣，脉多沉涩，妇女经水不至，此症尤多。治以大黄䗪虫丸，方详《〈金匮〉虚劳方论》。又四乌鲗骨一芦茹丸，妇女更宜，饮鲍鱼汁以利肠中，其雀卵如无，以雀肉及鸡肝煎捣代之。此方以搜血之品，为补血之用，治干血劳甚妙。大黄䗪虫丸，亦本于此。善后宜归脾、养荣等汤调补。

传　尸　劳

其因亦详于《血症辨正篇》。然亦有因飞尸、鬼疰而致者，乘人正虚，凭依为患，借人气血，渐至生虫。其证沉默，渐就羸瘦，苦难名状，死又传人。须早用苏合香丸，或獭肝散、脏硫丸、平胃散，祛鬼杀虫，随宜核用，迟则不及。此虫依气血而化，故灵于他虫。每五日一作止，作时神气昏闷，止时乍静，过五日复然，最防传染。甚者宜固本祛虫，加减芎归血余散治之，用室女活发一团，约有四五钱血余可煅，洗去油垢，纸包泥固烧存性，芍、归、桃仁各用三钱，雄精、安息各一钱，无安息，或以苏合香代之，鳖甲醋炙一具，獭肝炙一具，白雷丸、川椒各三钱，锦大黄四钱，共研细末，分作四服。每服用井水一满茶碗，煎至十分之七，入降真香细末四分。须月初旬头，五更空心煎服，午时再服，覆被取汗。软帛拭之，恐有细虫，即焚其帛。泻下恶物，即远弃僻处，免致害人。后再调理。且衣服器皿，皆能触染，亦须谨防。又病妇思男，病男思妇，睹面即防触染。元虚体倦腹饥之人，亦勿入其家，以正虚邪更易凑也。能慎七情六气，酒色劳倦，正足则邪难侵。当与邪瘵、干血劳参看。

验劳虫法

用乳香焚熏患者手背，以帛密覆其上，良久揭看，若手背有毛长至寸许，白黄色可治，红者难治，青黑即死。熏至一二时无毛者，非也。

灸劳虫法

以癸亥日二更时，解去下体衣服，直身平立，腰上两旁微陷处，谓之腰眼，用笔蘸墨点定，然后和衣卧床，惟留灸处灼小艾炷七壮。劳虫或吐或泻而出，即远弃僻处，不传而安。但灸须兼温和之天。

擦劳虫法

用生矮硫黄一钱，原麝香、冰片各一分，轻粉八分，辰砂、雄精各五分，共研极细末，再过绢筛，入独蒜头捣和极烂，须临用修合。如无新鲜独蒜头，将药用如意油蘸擦代之。自百劳穴擦至尾闾，及左右肺俞、膏肓穴，以药尽为度。擦过见有青黑处，即劳虫为患处也。须晴暖日时行之，风雨阴寒之天勿行。此药能开窍透关，杀虫神效。擦过避风寒、戒酒色调养。

情　欲　劳

少男处女，情窦已开，婚姻失期，相火妄动，所欲未遂，致精神暗损，色夭肌瘦，梦交，僧尼及鳏寡亦每有之。对面千里，所愿不得，意淫于外，发为白淫，即带浊类也。甚者骨蒸内热，血风攻注，脉症俱是相火情欲为病。治用麦煎散神效，方即小麦一百粒，酥炙鳖甲、桃仁、柴胡、石膏、当归、生地、赤苓、贝母、熟锦纹各一两，土炒白术、甘草各五钱，有汗加麻黄根一两。共为极细末，每服三钱，米汤调下。盖少男想有女而不得，则有留精；处女思有男而不得，则有留血；鳏寡僧尼有所思而不得，则气郁结而有留瘀。其理一也。留者，阻塞气与精血流行之道也。气为阳闭则积阳为热，故令骨蒸内热；精血为阴阻则积阴为疰，故令四肢攻注，或浮肿。方中鳖甲、桃仁，攻坚去积之品，所以治精血之留结；柴胡、石膏，解肌清热之药，所以去骨蒸之内热；思则火结心脾，故用贝母开结；郁则气留六腑，故用大黄推陈；归、地生新血，术、草调中州，赤苓导丙丁之邪，浮小麦止骨蒸之汗，加麻黄根尤止汗之捷品。此为少壮男女情欲劳之神方。疗骨蒸肌热盗汗等证，用之得当极效。如相火偏盛，暂用龙胆泻肝治标，或知柏地黄平火，再加琥珀、龙骨，定心镇肝，使相火不致妄动，继以潜阳育阴，及归脾、补中益气等，择用善后。

童　子　劳

先后二天为病，非关情欲。由禀赋不足者，其治在先天两肾。由饮食不调者，其治在后天脾胃。药饵克伐过剂者亦然。治疗之方，可按证类推，无待赘述。

风　劳

因风成劳，治之不善，或迁延失治者有之。咳嗽潮热等证，日久不止，甚则遗精失血，盗汗骨蒸，肌肉消瘦，脉来弦数。方用秦艽鳖甲汤。盖风性疏泄，在表则表热咳嗽，在里则里热失血，附骨则骨蒸盗汗遗精。久蒸则肌肉消瘦，无风不作骨蒸，故以秦艽、柴胡治肌骨之风，骨皮、知母疗肌骨之热。骨甲阴类，骨以及骨，能为诸药之向导；阴以养阴，能退阴分之骨蒸。乌梅味酸，引诸药入骨而收蒸。青蒿苦辛，使诸药入肌而解蒸。当归入血以养血。罗谦甫此方甚妙。又柴胡梅连散亦可择用，方即柴胡解表里之风，前胡散肺肝之邪，乌梅、胡连治肌骨之蒸，猪髓、鳖甲入骨养阴，地骨、童便清火，少用韭白辛热以为向导，甚者从之之道也。

暑　瘵

盛夏相火用事。暑邪烁肺，复燃阳络，络血上溢，烦热口渴，咳嗽气逆，渐就劳瘵。初起虽非真阴亏损者比，或清宣金脏，或清金宁络之法治之。体弱者，宜却暑调元，标本兼治。方用滑石、鲜生地、鲜石斛泻火，为君；赤苓、半夏消暑调中，为臣；暑热刑金，参、麦保肺，为佐；甘草、粳米调元，为使。如血未止，旱莲、丹皮、藕节、荆芥炭、十灰丸等，均可随加。失血后，咳嗽潮热不止，审脉证阴分已亏者，又当以甘咸养阴治之。方用干生地、炙鳖甲甘寒，阿胶甘平，淡菜咸温，以养其阴；旱莲、女贞甘凉，止血益肾；佐以丹皮、青蒿，清血中伏火，则潮热咳血自愈矣。

情志病以情志治之案

《魏志》载一郡守，华佗以其病本于思，乃受其金而不加治，并留书骂之。守果大怒，令人追捉。其子知之，嘱吏勿追。瞋恚不已，吐黑血甚多而愈。所以然者，经谓思则气结，故用暴怒以胜之，使之归于和而已。

一妇其母甚爱，后母死而思念不已，精神短少，恹恹不起，诸药无效。延韩世良治之，韩曰：此病得于思，吾当以情志所胜治之。乃赂一巫妇，语以故，并嘱其夫谓妻曰：汝念母至切，不识彼在地下亦念汝否，盍召巫妇卜之？妻悦，即召巫焚香，而母灵降矣，言动宛似，女大泣。母叱之曰：我死因汝生命克我，今汝病恹恹，实我所为，生与汝为母子，今与汝为寇仇。言讫，女遂改容大怒，诟之曰：我因母病，母反我害，我何思为？病遂愈。此亦怒胜思，以情病以情破之也。不然，性情偏执，一有所着，即恹恹久病不愈，虽日进医药无益。

一女婚后，夫出外二年未归，因此不食，困卧如痴，向壁不语。其父迎丹溪治之，告以故。丹溪诊曰：此思则气结也，药难独治，须激其怒。不然，得喜可解。于是掌其面，并诬以激之，果大怒，号泣者三时，令解之，则求食矣。以悲则气消，怒则胜思也。复曰：病虽瘥，得喜方已，乃嘱以夫回，疾不复作。

赵知则因喜成疾，巢氏诊之，故为惊异而出，不与之治。数日赵悲泣，辞家人曰，处世不久矣。巢知其将愈，使人慰之。问其故，引经之恐胜喜以对，可谓得玄关者也。

韩魏公疾，时天方不雨，更十医罔效。左友信最后至，脉已，则以指计甲子曰某日当雨，竟出。公疑曰：岂吾疾不可为耶？何言雨而不及药我也。既而其夕果雨，公喜，起行于庭，达旦，疾若脱去。乃召左而问之，对曰：公相之疾，以忧得之，方今久旱，私计公相忠且仁，必以旱为忧，自必以雨而瘳，理固宜然，此《内经》喜胜忧之治也。

一人因闻声惊畏，致魂魄恍惚不安等证。张子和诊治，令人拍门窗，使其人复听之，惊畏遂释。盖惊者，忽然而遇之也。使习见习闻，则不惊矣。

更有一种因情疑而病，必疑解而疗。昔一人会饮于赵修武宅，酒至数杯，忽见杯底有似一小蛇，咽之，后每思而疑之，日久恹恹觉心痛，自思小蛇渐食脏腑，药莫能愈。既而又会酒赵宅，方执杯，又见杯底小蛇，乃置杯细视，见梁上有角弓，知却是弓梢影于酒底，因此解疑，疾遂愈。此皆可治情志病，极治法之巧。备列数则，以辅方药正治之不逮，亦足征医道玄微，学人所当灵变究心也。

内伤似外感辨

内伤恶寒，得温暖即和，外感虽近烈火不除。内伤手心热，外感手背热。内伤头痛，作止有时，外感常痛不休。内伤元气不足，言动懒怯。外感邪气有余，言动壮厉。内伤口不知味，外感鼻气不利。东垣特辨而明之。

虚损中有类疟症

久病成虚，因寒凉损伐浪投，致三阳气虚，痰凝气滞。以调元之剂治之，阳气一动，少阳欲出，前有太阳，与并则寒，后有阳明，与并则热，如成疟状，非真疟也。其太阳气达，或有伤风之状；阳明气达，或有作泻之症。此时不可概作外感，正当调脾补元、和营卫，分别施治，斯病自疗。

虚不受补治法

慎柔书谓损病六脉数，声哑口疮，昼夜发热无间。数则脾虚，此真脾阴虚也。不受峻剂滋补者，可用四君加黄芪、山药、莲肉、白芍、五味子、麦冬，煎去头煎不用，只用第二三煎，此为淡味养脾阴稳法也。服十余日，热渐退，口疮渐好，乃用丸剂，如参苓白术散，亦去头煎，晒干为末，陈米锅焦打糊为丸，如小绿豆大，每日服二三钱，分作二次，开水送下。

煎去头煎，则燥气厚味变成甘淡，补养脾胃甚妙。师师相授，毋轻忽焉。

嘉言论龙雷之火

潜伏阴中，方其未动，不知其为火也，及一发则暴不可御。盖龙雷之性，每阴云四合，则遂其升腾之势。若太阳当空，自退藏不动矣。故凡以水制火之常法，施于龙雷阴火，反助其虐者也。吾特有健脾阳一法，一举有三善焉。一者，脾中之阳气旺，如天清日朗，龙雷潜伏也；二者，脾中之阳气旺，胸中窒塞之阴气自散，如太空不留纤翳也；三者，脾中之阳气旺，饮食运化精微，能生续其精血也。况地气必先蒸土为湿，然后上升为云。若土燥而不湿，地气于中隔绝矣，天气不常清乎。古方每用桂附引火归原，为治阴盛龙雷火升之常法。若治阴虚龙雷火炎之法，须收藏为主，即余所谓潜阳育阴之法，以秋冬则龙雷潜伏也。或收藏未效，则宜略佐辛热为向导，亦同气相求之义，然更有进焉。大病尚须大药，大药者，天地春夏，而吾心寂然秋冬是也。昔人逃禅二字甚妙，夫禅而名之曰逃，其心境为何如哉。

劳损死之迟速

《玉函经》谓从上损下死即迟，从下损上死不长。此言上损死缓，而下损死速也。若证至垂危，死尤甚速。然能食者，或可苟延引日。有能食而即死者，为除中。

损由大略

前人谓损起上者，多由七情；损起下者，多由房帏。然则损起中者，必多由饮食劳倦无疑。此余所以有心脾肾三大端之论也。

虚 劳 危 候

一虚损劳伤失血后，咳嗽不止，而痰多甚者，此脾肺肾虚极，饮食不能化精血而化痰涎，虽非血，实血类。

一小便黄涩淋沥者，此真阴亏极，气不化水也。

一左右者，阴阳之道路。有不得左右眠，而认边难转者，此阴阳之气偏竭而然，难治。

一足心如烙者，虚火烁阴，涌泉涸竭也，难治。

一形瘦脉大，胸中多气者死。身热不为汗衰，不为泄减者死。嗽而上喘下泄者死。

一劳损本系内伤，所以病不溃乱。其有别无邪热，而谵妄失伦者，此心脏败而神去也，必死。

一劳嗽音哑，声不能出，或咽痛喘急气促者，此肺脏之败也，必死。

一劳损大肉脱甚者，此脾脏之败也，必死。

一劳损至甚，多有筋骨疼痛。若痛极不可忍者，乃血竭不能荣筋，此肝脏之败也，必死。

一劳损既久，再泄泻不止者，此肾脏之败也，必死。

七 情 脉 法

过喜伤心，气缓而脉散。过思伤脾，气结而脉结。怒伤肝，其气逆而脉促。惊伤胆，其气乱而脉动。忧伤肺，脉必涩而气沉。恐伤肾，脉多弱而气怯。悲伤肺，脉短涩而气消。

虚劳脉法总诀

《中藏经》谓甚数甚急，甚细甚弱，甚涩甚滑，甚短甚长，甚浮甚沉，甚弦甚紧，甚洪甚实，皆生于劳而伤也。而景岳谓无论浮沉大小，但渐缓则渐有生意。

若弦甚者病必甚，数甚者病必危，若弦细而再加紧数，百无一生。又，左右关俱弦，死期不远。结者，三年内死。代者，至远三月内死。弦数紧数之脉，难进甘温，故多不治。

虚劳通变须知

虚劳虽属内伤，然其起初未必尽由于内伤，未必即成为虚劳。往往有因调治失宜而累虚者，亦有因外感或杂症而迁延及之者，亦有既内伤而又兼外感或杂症者。此从标从本，或标本兼治，权变缓急，必须脉证参合，神而明之，存乎其人，是又不能以言尽也。故其方亦不胜备载，免碍活法，只可举端，略言大意。如风劳、暑瘵之类，俾知通变，以示门径。至于妇女虚劳，亦与男子大同少异。大旨要不外二阳之病发心脾，八脉皆丽于肝肾。总之，苟能错综变化，触类旁通，则于虚劳思过半矣。但虚劳之治，如王道之无近功。以虚劳为根本上之证，故不能责以速效。虽以慎选医药为主治，又必须养心保命，静守调理，与医药相辅而行，庶失之东隅，尚可收之桑榆。不然，不慎酒色情志，不节饮食劳倦，杂药乱投，妄希速效，其能疗乎。虽卢扁复起，不易吾言。言念及此，所以为虚劳计者至矣。

《金匮》虚劳方论

黄芪桂枝五物汤　治血痹。外证身体不仁，如风痹。

黄芪　桂枝　白芍　生姜　大枣

经云：阴阳形气俱不足，勿刺，而调以甘药。兹方和营之滞，助卫之行，辛甘中亦寓针引阳气令脉和之意。

桂枝龙骨牡蛎汤　治失精家，小腹弦急，阴头寒，目眩发落，脉极虚芤迟。为清谷亡血失精，脉得诸芤动微紧。男子失精，女子梦交。

桂枝　白芍　甘草　龙骨　牡蛎　生姜　大枣

看似梦交失精之专方，其实亦为调和阴阳之方。自失精家至此汤主之止，隐承脉大为劳意，言虚阳盛而真阴虚者，故以脉之浮大边为主，而间有沉弦微紧者，仍露出阳衰之象。盖阴根于阳，阴病极则并伤阳也。故以桂枝汤调和阴阳，加龙、牡以专翕[1]其阴，深得阴阳互根之妙。

小建中汤　治虚劳里急，悸衄，腹中痛，梦失精，四肢酸痛，手足烦热，咽干口燥。

桂枝　白芍　甘草炙　饴糖　生姜　大枣

尤在泾曰：阴阳和平，百疾不生。若阳病不能与阴和，则阴以其寒独行，为里急，为腹中痛。阴病不能与阳和，则阳以其热独行，为手足烦热，为咽干口燥。皆非阴盛与阳炽也。今建中汤建中气，调阴阳，和营卫，则阳就阴而寒以温，阴就阳而热以和。医所以贵识大要也。四肢酸痛烦热为脾虚，悸为心虚，衄为肝虚，失精为肾虚。咽干口燥为肺虚。甘温建中，五脏俱循环受气矣。

黄芪建中汤即小建中汤加黄芪　治虚劳里急诸不足。

气短胸满者加生姜，腹满者去枣加茯苓。及疗肺虚损不足，补气加半夏。

尤在泾云：里急者，里虚脉急，腹中当引痛也。诸不足者，脉证阴阳俱不足，而悸眩喘咳失精亡血等证，相因而至。

---

〔1〕翕（xī 西）：本义是闭合、收拢。此为聚集之义。

急者缓之必以甘，不足者补之必以温。而充虚塞空，黄芪尤有专长也。

八味肾气丸　治虚劳腰痛，小腹拘急，小便不利者。

干地黄　山药　陈萸肉　泽泻　粉丹皮　茯苓　桂枝　淡附子

共研细末，炼蜜为丸，每服一钱或二钱，盐汤送下。

《金匮》此方凡五见。一见于第五篇，治脚气上入小腹不仁；再见于第六篇，即治前证；三见于第十二篇，治短气有微饮，当从小便去之；四见于第十三篇，治男子消渴，小便反多，饮一斗，小便亦一斗；五见于第二十二篇，治妇人转胞不得溺，但利小便则愈。盖肾者，水脏也，凡水病皆归之，故用茯苓、泽泻、山药利水实土；水过利而肾恶燥，故用熟地、萸肉等滋补；又水为寒邪，故用附、桂温阳通痹之药，相济而相成。大旨总以温补下元，化育肾气，祛痰饮，利小便等为治。

薯蓣丸　治虚劳诸不足，风气百疾。

薯蓣　人参　白术　茯苓　甘草　当归　芍药　白蔹　川芎　麦冬　阿胶　干姜　大枣　桔梗　杏仁　桂枝　防风　神曲　柴胡　大豆卷　干地黄

此治虚劳内外俱见不足，不但如上节所谓里急诸不足也。虚则补之，前有建中及桂枝加龙牡、八味肾气等法。然前法补虚有余，而去风不足。凡人初伤风邪，多不以为意，久则或邪渐微自愈；或有余邪未净，或治之不善，邪正混合，又邪伤其正，致或偶有发热，及盗汗咳逆痰嗽等证。妇女经产之后，尤易招风。皆为虚劳之根。补虚去风，不可偏着，此丸风虚两得，去邪安正兼之矣。

酸枣仁汤　治虚劳虚烦不得眠。

酸枣仁　甘草　知母　茯苓　川芎

此方治虚人烦劳，心神与肝魂不宁，致不得眠之法。

大黄䗪虫丸　此方能缓中补虚，祛虫逐瘀，治五劳虚极羸瘦，腹满不能饮食，食伤，忧伤，饮伤，房室伤，饥伤，劳伤，经络荣卫气伤，内有干血，肌肤甲错，目黯黑。

　　大黄　黄芩　甘草　桃仁　杏仁　芍药　干地黄　干漆　䗪虫　水蛭　蛴螬　䗪虫

　　制研细末，炼蜜为丸，黄豆大，酒服五丸，日三服。干漆宜炒至烟尽，或以川三七代之。兼治血臌，并去蓄血。虚劳证有挟外邪者，如上所谓风气百疾是也。有挟瘀郁者，即此所谓诸劳伤证，内有干血是也。风气不去，足贼正气，而生长不荣。干血不去，致留新血，而渗灌不周，故当急去，不可因循。此方润以濡干，虫以动瘀，通以去闭，又以地、芍、甘草和虚，其攻血而不专主于血，一如薯蓣丸去风之不着意于风也。

　　附：二加龙骨汤　治虚弱、浮热、汗出等证。

　　即桂枝龙骨牡蛎汤去桂枝，加白薇、附子。

　　桂枝升发，非阴虚火亢所宜。汗因虚阳鼓而外出，必得白薇之寒，泻火即是养阴；附子之热，导火亦是养阴。且附子与白薇、龙、牡同用，颇得潜阳固阴之意。

　　附：天雄散　天雄无真，以大附子代之。

　　陈修园曰：方中白术，为补脾圣药，最得土旺生金，水源不竭及纳谷者昌，精生于谷之旨。又有桂枝化太阳之水府，附子温少阴之水脏。水体本静，而川流不息者，气之动，火之用也。更佐以龙骨者，以龙属阳而宅于水，同气相求，龙性至动，今龙骨化至动而归至静，可以敛纳散漫之火而归根，以成阴平阳秘之道。

　　附：炙甘草汤　治虚劳不足，汗出而闷，脉结，悸，行动如常，不出百日，危急者十一日死。

　　炙甘草　人参　麦冬　桂枝　麻仁　生地黄　阿胶　生姜　大枣

　　阴虚热极而燥，为虚劳之坏证。兹方于救阴滋养之中，又用姜、桂以鼓气，以气至水亦至焉，气能致水也。

虚劳备用方论

人参养荣汤　治营卫两虚，色夭，肌瘦体倦，毛发脱落，惊悸，健忘，恶寒发热，食少，作泻，小便赤涩等证。

人参　白术　当归　黄芪　五味　白芍　甘草　地黄　茯神　远志　桂心　陈皮　炮姜　红枣

阳春至而万物荣，肃杀行而万物槁。以上所列之证，亦犹夫物之槁也。参、术、芪、草、五味，温养肺脾；陈皮、桂心、地、芍，温养肝肾；当归、茯神、远志、红枣，温养其心。温者，阳春之气。阳春一和，而身中有不欣欣向荣者乎。薛立斋谓气血虚而变见诸症，莫能名状，弗论其脉，但用此汤，诸症自退。

天王补心丹　治劳伤心血，神志不宁，津液枯槁，健忘、怔忡、不寐、便难，或口舌生疮等证。

人参　元参　丹参　茯神　远志　五味　麦冬　天冬　生地　归身　枣仁　柏仁　桔梗

心主神门。过于忧思，久成心劳。心劳则血虚少，神明渐伤。此以上之证所由来也。心血虚而心火炎，火不欲其上炎，故以生地滋水，以三参、二冬清火；远志交其心肾，使水火既济；当归、枣仁、柏子仁、茯神养心血以安心神；五味子收其耗散津气；桔梗载诸药上浮。斯心得所养而何有以上诸证。

归脾汤　治思虑伤脾，不能摄血，或健忘、怔忡、盗汗、不寐，或心脾作痛，嗜卧、少食，大便不调，女子不月，带下赤白，男子遗浊等证。

人参　黄芪　白术　甘草　茯神　远志　当归　枣仁　龙眼肉　木香

此方心脾兼治。心血不足，故健忘怔忡，盗汗不寐。脾气不足，不能摄血，故血妄行。嗜卧少食，心脾郁结，故心脾作痛，经带遗浊。兹用参、芪、术、草甘温补脾，枣仁、远志、茯神、当归、龙眼濡润养心；佐木香者，因思则气结，借其舒畅，则气调而血和。且平肝可以实脾，斯气血悉归中宫调摄矣，故曰归脾。若劳倦伤脾，脾气下陷阴中，形气衰少，谷气不盛、烦热、恶寒头痛，表证颇同外感，倦乏、少食、肌瘦，或阳虚自汗，或气不摄血，或疟痢脾虚，久不能愈，一切中虚阳陷，或内伤而兼外感，东垣用补中益气汤治之，甚妙。其方即参、术、黄芪、当归、陈皮、甘草、升麻、柴胡、炮姜、大枣是也。此方兼调营卫与肝，惟肾阴肾阳虚于下者不宜。

香砂六君子汤 治脾胃气虚不和，胀满少食，痰饮咳嗽，大便不实，肌瘦力乏等证。

人参 白术 茯苓 甘草 陈皮 半夏 木香 砂仁

经谓壮者气行则已，怯者则着而为病。人在气交之中，因气而生。而生气总以胃气为本，食入于胃，长气于阳，周行内外，一息不运，便有结滞。或胀满不食，及生痰留饮，咳嗽喘呕，变生诸证，而神机化绝矣。

方中参致冲和，术培中宫，茯苓清治节，甘草调五脏，再以行气之品佐之，陈皮有行滞进食之效，半夏成化痰利气之功，木香调三焦之滞气，砂仁通脾肾之元气，而愤郁可开也。若加归、芍以和营血，而血气可调也，即为归芍六君矣，调和血气之方本此。

参术膏 治虚劳脾胃亏损，或胀满泄泻等证。

人参 白术 米仁 莲肉 泽泻 黄芪 甘草 茯苓 神曲

共熬膏服。此方能补土实脾调胃。

参乳粉 能补气血津液。

真人参研末，同人乳粉和服。取乳粉法，择壮年无病妇人之乳，用银瓢或铜瓢，倾乳少许，将瓢浮滚水上，再浮冷水上即干，刮取粉用，如摊粉皮法。

肺露饮　治肺脏劳损，木火刑金，干咳劳嗽失血；能清润肺气，止嗽宁血。

元参　玉竹　百合　知母　桑皮　紫菀　青蒿　贝母　百部　陈皮　地骨皮　玉荷花有鲜更好，或一二十朵不拘。余各等分四五钱

用猪白肺一具，入花露蒸内，同前药分作二三次蒸吊其露，每饮二三盏。天寒用隔汤温服，正合肺受诸气之清，不受有形之浊旨也。

六味地黄丸　治肝肾不足，腰膝痿弱，筋骨疼痛，小便淋数，遗浊带下，水泛为痰，失血消渴，虚汗眩晕，耳鸣齿浮等证。

熟地　萸肉　丹皮　怀山　茯苓　泽泻

此滋阴益肾肝之通剂也。

补水丸　即前方加麦冬、五味，能滋水涵木。治肾中阴虚火炎，如上等症，以麦味滋其化源，即壮水之主，以镇阳光法也。

济生肾气丸　即前方附、桂、牛膝、车前子，能引火归原。治肾中阳虚，如齿浮喉痛，日轻夜重，或火不生土，虚寒少食，大便不实，腰冷腹痛喜按，小便不利等证。即益火之原，以消阴翳法也。盖火从肾出者，是水中之龙火也，水中之火，不可以水折。观巴蜀之火井，得水则炽，得火则熄可征焉。故当从其性而伏之，桂、附性热，同气相求，与六味地黄同用，又得牛膝引之走下，能降无根虚火，仍归水中，亦热因热用，从治之妙法也。

正元丹　治命门火衰，不能生土，吐利厥冷。有时阴火上冲，则头面热赤，眩晕呕恶，浊气逆满，则胸胁刺痛，脐腹胀急等证。

方即参、术、茯、甘、山药、黄芪为主。但参用附子汁

制，黄芪用川芎汁制，山药用干姜汁制，白术用陈皮汁制，茯苓用肉桂汁制，甘草用乌药汁制。制毕只用四君、芪、药，焙研，炼蜜为丸。此方亦甘温以补少火之剂。

七珍散　即前方不用制，但加黄粟米，变甘温而为甘平。亦治咯血成劳，土不生金等证。

龟鹿二仙胶　为甘温大补精气神之剂。且阴阳并补，任督兼通。方即鹿角、龟版、人参、杞子煎胶。盖人有三奇精气神，生生之本也。精伤无以生气，气伤无以生神。鹿得天地之阳气最全，善通督脉，足于精者，故多年而寿。龟得天地之阴气最厚，善通任脉，足于气者，故伏息而寿。二物皆气血有情之属，又有人参清食气之火，杞子滋不足之阴。是方也，阴阳无偏胜之虞，气血有和平之美。由是精生而气旺，气旺而神昌，庶几享龟鹿之年，故曰二仙。

十味地黄丸　治虚火，上热下寒，服凉药更甚等证。方即附桂八味丸加芍药、元参。此孙真人《千金翼方》也。芍药能敛木中之火气，以归其根；元参能启水中之精气，以交于上。故加此于八味丸中，所以使附子之下行，防肉桂之上僭。凡劳损虚火口舌等疮，面红目赤，齿牙浮动，服凉药或反甚者，宜此。

圣愈汤　治失血乃血虚渴燥，五心烦热不眠等证。方即地芍归芎四物汤加人参、黄芪。陈修园谓止血在川芎，其退热在黄芪，安睡止渴在人参。凡一切失血之症，皆血不能中行经络，外散肌腠皮毛，故从窍道而出不止。川芎之温行，有当归以濡之，俾血仍行于经络。川芎之辛散，有黄芪以鼓之，俾血仍散于肌腠皮毛。至于血后燥热，得黄芪以微汗之，则表气和而热退。睡卧不宁，血后阴虚所致。人参益五脏之法，则五心之烦热自除，燥渴等证亦愈，合于圣度矣。

叶氏劳损方　用牛骨髓、羊骨髓、猪脊髓、湖莲、芡实、山药、茯神、杞子。当加淡苁蓉、白术、霞天曲，同研为丸。经云：

形不足者，温之以气；精不足者，补之以味。虚劳之极，必归脾肾。故肌肉消瘦，精髓亏耗。叶氏以血肉有情之物充养者，亦药以治病、食以养人之义。且虚劳病极至久，人每常困药中，禾黍之肠，改充杂草。肠胃之所恶者，药也。若长此以投，恐肠胃亦重困而不堪矣。今用莲肉、芡实、山药，取果类以悦脾胃之性情；牛羊猪髓，略佐杞、蓉、曲、术，以充脾肾之亏耗。其法本于《十药神书》白凤膏、补髓丹之类。参看自知。

人参蛤蚧散　治肺损咳嗽痰血。

人参　茯苓　甘草　杏仁　桑皮　知母　贝母　蛤蚧

久咳痰嗽肺损，蛤蚧能补，且引参、苓而入肺系；桑、杏、二母，清润之品；重用甘草使调和诸药，扶土生金。

知柏地黄丸　治壮年婚姻失期，相火狂炽。凡失血咳嗽，梦交遗浊，口渴烦热，其脉洪或弦数，而属壮火食气，渐成劳损者，不得不从权宜。

方即六味地黄加知母、黄柏。盖人非学道，不能持满，人情多为形役。或壮年婚姻失期，或久客于外，又为物诱，一旦欲火妄动，五内如焚。若不逆折，势恐燎原。不独消烁肾水，而且耗散元气。但用六味地黄滋阴，尚恐不及，故加知柏纯阴之品，逆而折之，俾得其平，庶咳血、遗浊、口渴、烦热、目赤，凡属壮火食气者自安。

大补阴丸　证治与前相仿，特间寓介以潜阳之法。其方用知母、黄柏退热降火，又用熟地、龟版、猪脊髓，取其以骨入骨，同类相从，能通肾而滋骨髓也。兹与前方皆因壮火食气，或脉弦数等证，特暂治其标，以为权宜之计，备佐甘温诸法之间有未逮耳，学者亦不可不知。

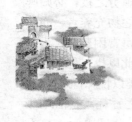

跋

　　张先生生甫者，著有《虚劳要旨》一书，书成赠予，予受而读之，不禁叹曰，学有心得，乃笔之于书以问世，用心良苦矣，岂一朝一夕之事哉，实殚毕生之精力而始克成之。呜呼，世之业医者，纵盛行一时，其虚名不副实学，在在[1]多有。吾知是书之出，彼名世者，不能与寿世者抗衡矣。予非知医者，何敢言医。然医亦理也，揆其理而知其医之精，当不谬谬[2]。爰跋数言，以志心佩。

　　　　民国五年孟夏之月　杭县芃岩叶彭年谨跋

---

〔1〕在在：处处，到处。
〔2〕谬谬：指以讹传讹。

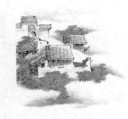

跋

　　术究岐黄，本是难事，三折其肱，始能会意，内症虚劳，尤为不易。张子生甫为后学计，考古参今，标新领异，要而括之，以便诵记，卷帙无多，全旨已备，拯弱起羸，幸毋忽弃。

　　　　丙辰岁夏月　同邑后学旭楼胡晟运谨识

跋

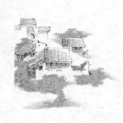

　　昔人称三不朽，而立言亦在其中，则立言之攸关大矣。然吾观世之立言者，类多离经叛道，而未一得其旨，欲世之信仰难矣，推之医学亦然。求其理正词达，有所本而得其要者，盖寡焉。吾师张先生生甫，通儒也。年弱冠，弃举子业，究心医学，已三十年于兹，远近受其惠者甚众。居恒[1]博览旷观，尤注意于虚劳诸症，盖病虚劳之无善本也。故暇辄上述《灵》《素》，下采诸名家言，旁搜远绍，钩元提要，几经劳瘁，始成是帙，名曰《虚劳要旨》。其首列经义，崇本也。次晰五劳六极七伤，举要也。发挥论说，阐秘而不自秘。核定证治，守法而不泥法也。元元本本，言简旨该，洵医门之圭臬，后学之津梁矣。吾知此书一出，治病者，必人手一编。被治者，将邀福于无疆云雨。

　　民国五年丙辰夏月　受业澄怀陆济谨跋

---

　　[1]居恒："在家经常"之义。

方 剂 索 引

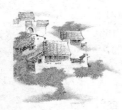

08检